"十二五"国家重点图书出版规划项目

中医药信息学丛书

中医药知识工程

于 彤　陈华钧　姜晓红　编著

U0351383

科学出版社

北京

内 容 简 介

中医药学是一个知识密集型的领域，中医药传承的一个核心任务是中医药知识与经验的保护、诠释与传承。近年来，中医团体使用知识工程的方法与技术，系统实现了中医药经验性知识的结构化，建成了大量富含中医药科学知识的数据库和本体，为中医药知识创新提供了宝贵的资源。本书对如何实施这一项知识工程项目进行了总体性和原理性的讨论，对我们在知识工程领域中所积累的实践经验进行了系统的总结，从中提炼出基本原理、指导原则和最佳实践方法，阐述中医药知识系统的架构和实现过程。本书的内容包括绪论、知识工程技术、中医药知识分析与建模、中医药知识获取、中医药知识组织与存储、中医药知识发现、中医药语义网的构建与应用及中医药知识服务。

本书对中医药知识工程的实施有指导作用，可作为中医药信息学、人工智能、知识工程等领域的科技工作者及研究人员的参考书。中医药知识工程的项目实施人员，以及有志从事中医药学与计算机技术交叉研究的科研工作者，都可以从本书中得到启发。

图书在版编目（CIP）数据

中医药知识工程／于彤，陈华钧，姜晓红编著 .—北京：科学出版社，2017.2

（中医药信息学丛书）

"十二五"国家重点图书出版规划项目

ISBN 978-7-03-051819-4

Ⅰ.①中…　Ⅱ.①于…②陈…③姜…　Ⅲ.①中国医药学–知识工程　Ⅳ.①R2-03

中国版本图书馆 CIP 数据核字（2017）第 031781 号

责任编辑：曹丽英　贾冬梅／责任校对：刘亚琦
责任印制：张　伟／封面设计：陈　敬

科 学 出 版 社 出版

北京东黄城根北街 16 号
邮政编码：100717
http://www.sciencep.com

北京厚诚则铭印刷科技有限公司 印刷
科学出版社发行　各地新华书店经销

*

2017 年 2 月第 一 版　开本：787×1092　1/16
2018 年 4 月第二次印刷　印张：14 1/2
字数：338 000

定价：69.00 元
（如有印装质量问题，我社负责调换）

丛书编委会

主　编　崔　蒙　吴朝晖　乔延江

编　委　王映辉　李海燕　张华敏　赵英凯

　　　　李园白　王　耘　姜晓红

丛 书 序

21世纪是世界科学技术迅猛发展的时期,学科之间的交叉融合成为科技发展的重要趋势之一。其中,信息科学技术产生了广泛而深远的影响,对于医学领域也不例外。医学信息学是医学、计算机科学、人工智能、决策学、统计学和信息管理学的新兴交叉学科,在电子病历、医院信息系统、临床决策支持系统、远程医疗及数据交换标准等方面取得了丰硕的成果,已经在医院管理、教学和科研,疾病的预防、诊断和治疗等方面发挥了不可替代的作用。不言而喻,中医药信息学的发展历程更为年轻,富有潜力。中医中药流传数千年,至今仍然保持旺盛的生命力,在维护生命健康中发挥着独特而重要的作用。纵观中医药发展历程,总是与时代紧密相连,唯其如此,方能历久弥新。当今,现代科技背景之下,中医药学术繁荣复兴,与现代医学乃至其他学科的汇聚、交流、融合、互补,逐渐成为中医药时代发展的显著态势。

中医药文献典籍浩如烟海,学术经验传承异彩纷呈,蕴藏着极为宝贵的学术资源,有待深入发掘。信息科学技术方法为此提供了崭新的机遇,对中医药学术的当代传承与发展发挥了重要的作用,中医药信息学这门新兴的学科也由此应运而生。同时,也当应看到,缘于学科性质、理论钩沉、社会文化背景、语言表述、思维模式、时代变迁等差异,中医药学术内容本身与信息科学技术的融合过程中必然存在重大挑战,中医药信息的获取、转化与共享等面临许多困难。这一点是医学信息学、地理信息学等其他与信息学交叉的学科发展过程中较少遇到的。所以尽管呈现出蓬勃的生机与巨大的潜力,但至今尚少有学者,也无专著对其内涵、外延进行详细论述。虽然已经成为国家中医药管理局重点建设学科,但其具体的学科建设仍是筚路蓝缕,充满艰辛,亟需奠基性著作充实其理论内核,支撑后备学术人才的教育培养。幸而,以崔蒙研究员等为首的学术团队,多年来致力于中医药信息学原理与方法学的研究、中医药信息数据库及中医药信息国际标准的研制,其进行了大量基础性的研究工作,积累了较丰富的经验和学识,很多工作与研究都充实了学科领域,为中医药信息学学科的设置、建设与发展提供了极其坚实的基础和有益的借鉴。

对于一门学科而言,理论与实践工作同等重要。相比中医药信息研究工作的大量开展,学科理论建设工作有所滞后,长期势必会影响与制约学科发展。由此,《中医药信息学》编撰工作的意义与价值显得极为关键。该书从全方位的角度介绍了这门学科的过去、现况和未来,对中医药信息的内涵、外延、研究方法、内容及意义等着墨甚多,阐发明晰而深刻,对中医药信息学下中医药信息标准、中医药科学数据、中医药知识服务、中药信息学、中医临床信息学、中医药图书馆学和中医药情报学等七个分支学科均有系统论述。概言之,其研究内容几乎涵盖了一切与中医药活动有关的信息,如临床、科研、教育、管理、文化、生产经营等领域所产生的信息,提高了对中医药信息获取、转化、传播与利用的能力。

尤其值得一提的是,书中认为中医药信息是认识论层次的信息,具有现代整体性、动态时空性、现象理论等特征,其"主客融合的体验"及"包含本质的现象"等导致了辨证诊断和疗效的模糊，以及相对重视客体的整体变化状态，这些特点与大数据的"整体性"、"混杂性"、"相关性"三大特点不谋而合。如果能够借助大数据研究所获得的成果，从理论、方法学上解决体验信息获取、存储及传播的问题，必将对中医药学发展起到至关重要的推动作用。

目前，欧美发达国家对医学信息学的教育与训练非常重视，认为掌握必要的现代信息技术是医务工作者必须具备的一项基础知识和基本技能。这一点在中医药领域同样适用，但纵观国内临床医疗系统尤其是中医药领域，对此认识还尚待深化，这对拓展中医药工作者的视野、提升其临床水平及科研能力显然不利。我希望《中医药信息学》的问世能够在较大程度上引发学界对此问题的关注与重视，推动中医药信息学术的普及与发展，获得更大范围的学界共识。

相比传承千年、博大精深的中医药学，中医药信息学刚刚起步，尚有很多的工作需要一一完成，还有很多的困难需要一一克服，可谓前路漫长且艰、任重而道远。可喜的是，《中医药信息学》的编撰为万里征程开了一个好头，为这门学科的发展奠定了基础，指明了方向，确立了模式。"前人栽树，后人乘凉"，希望广大中医药信息工作者以此为起点，在全面而深刻把握中医药学术特质与发展规律的基础上，有效借鉴、运用信息科学原理、方法、技术，不断丰富中医药信息学的内涵，探寻其内在规律，为中医药学术的传承、发展乃至创新提供更多的助益，充分发挥其独特作用。

传统与现代的交融总是令人充满无限的遐想与期待，处于高概念和大数据时代的中医药信息学更加深化其学科特质，望能引领中医药学科、事业与产业的发展。对于崔蒙、吴朝晖、乔延江主编及编写团队，我比较熟悉他们的工作，感佩学者们孜孜不倦、辛勤耕耘、认真治学的精神，创建一个崭新的二级学科实在不易，此书乃中医药信息学的奠基之作。书濒脱稿邀我作序，是对我的信任和鼓励，谨志数语乐观厥成。

王永炎

甲午季秋

前　言

中医药根植于中华文化，源于中国传统哲学，是中华民族非常宝贵的知识遗产。近年来，中医药知识工程成为中医药知识遗产保护和知识创造的一种新模式。中医药工作者开始建立各种面向中医药领域的知识工程平台，支持跨学科、跨组织、跨地域的协作式知识加工，建成了一系列的领域本体、知识库及智能系统，推动群体性的知识创新活动，加速知识转化过程，促进知识的传播。

在中医药领域中实施知识工程项目是颇具挑战性的任务。中医药领域的知识相当复杂，对知识工程有独特的需求。传统中医实践者分布于世界各地，为知识的协同加工和共享制造了障碍。中医药知识工程领域还有尚未解决的技术难题。因此，有必要对中医药知识工程的原则、最佳实践方法和核心技术进行系统的总结。《中医药知识工程》对近年来在知识工程领域中所积累的实践经验进行了总结，介绍了中医药知识工程的原理和基本内容，阐述了中医药知识建模、知识融合、知识发现与知识服务的核心方法和关键技术，并结合实际应用案例介绍了知识工程的实施过程。全书共分为8章。

第1章为绪论。本章介绍中医药领域背景和中医药信息化建设的历程，讨论中医药信息学的内涵和外延，阐述中医药知识管理的过程与方法，具体阐述中医药知识工程的概念、意义、价值、发展历程、研究范畴和发展前景。

第2章为知识工程技术。知识工程已经成为知识管理中不可或缺的关键技术，也是当前计算机科学领域的一个研究热点。本章介绍知识工程的基本概念、基本方法、发展历史、研究重点和应用领域，论述知识表示与推理、知识获取、知识运用、知识发现和语义网等方面的背景知识和研究情况。

第3章为中医药知识分析与建模。"取象比类"是贯穿中医知识体系的思维模式，与中医其他的思想方法共同构成了中医"象思维"。本章追溯"象思维"的思想源流，并将其与认知语言学中的"隐喻"进行比较分析，进而对中医"象思维"进行语义建模。在此基础上，讨论阴阳、五行、证候、临床等方面知识的建模方法。

第4章为中医药知识获取。知识获取是任何知识管理和知识工程的基础性工作。在中医药领域中，知识获取是一项复杂的工作，被公认为知识处理过程中的一个"瓶颈"问题。本章介绍通过大量专家虚拟协作和文本挖掘这两种主要的知识获取方法，来突破中医药领域的知识获取瓶颈。

第5章为中医药知识组织与存储。近年来，随着知识创新步伐的加快和中医药信息化工作的推进，在中医药领域中积累了数字化文献、多媒体档案、数据库、知识库等多种形式的知识资源。如何采用信息技术对海量的中医药知识资源进行合理组织和有效存储，以利于知识的检索与应用，成为一个重要的问题。首先介绍中医药知识库的总体情况，包括构建方法和应用范围等，再分别介绍文献库、数据库、知识组织系统、本体、知识图谱这5种广义的知识库，阐述它们的特点、功能和中医药应用。

第6章为中医药知识发现。中医团体开展了将各种知识发现方法（如频繁模式发现、关联规则发现、聚类分析、复杂网络分析等）引入中医药领域的若干探索，用于研究方剂配伍规律，辅助中医开具中药处方，解释中医证候的本质，以及辅助基于中医药的新药研发。本章讨论知识发现方法在中医药领域的各种应用，介绍知识发现在其中发挥的作用和应用的效果。

第 7 章为中医药语义网的构建与应用。针对中医药领域的知识孤岛现象，基于语义网技术，提出一种面向关联数据的知识关联框架，它基于本体实现中医药知识资源的融合，实现语义搜索、语义维基、决策支持和知识发现等应用，使中医药知识接入全球互联的知识网络之中，在中医药研究和医疗保健中发挥更大的作用和影响力。

第 8 章为中医药知识服务。中医药是知识驱动型领域，如何促进中医药知识资源的深度共享与广泛传播，使全球中医、学者都能充分利用这座知识宝库，是非常重要的问题。该领域急需新颖的知识服务模式，使蕴含于数据库中的知识存量得到有效利用。在分析中医药领域特点和需求的基础上，提出知识服务的概念和性质，阐述中医药知识服务平台的技术特点、体系结构、服务模式，讨论发展中医药知识服务的价值和意义。

本书对中医药知识工程的实施有指导作用，可作为中医药信息学、人工智能、知识工程等领域的科技工作者及研究人员的参考书。中医药知识工程的项目实施人员，以及有志从事中医药学与计算机技术交叉研究的科研工作者，都可以从本书中得到启发。

本书出版过程中得到了"国家人口与健康科学数据共享平台——中医药学科学数据中心"项目资助，特此表示感谢。

于　彤

2016 年 8 月

目　　录

1 绪　论

中医药学是一个知识密集型的领域。2000 多年以前的《黄帝内经》奠定了中医学的理论基础。经过 2000 多年的发展，至今已经形成了一个以中国古代哲学为基础，以中医药学理论为架构，以临床实践经验为主体的知识体系。中医药传承的一个核心任务是中医药知识与经验的保护、诠释与传承。近年来，中医团体使用知识工程（knowledge engineering）的方法与技术，系统实现了中医药经验性知识的结构化，建成了大量富含中医药科学知识的知识库、数据库和本体，为中医药知识创新提供了宝贵的资源。

中医药知识工程是指将中医药领域知识整合进计算机系统，以使计算机系统能够解决中医药领域复杂问题的工程学科。它旨在实现中医药知识的"计算机化"，并将计算机技术融入中医药知识的收集、挖掘、整理、更新、传播及转化等环节，从而丰富和完善中医药知识体系，提升中医信息系统的智能水平。中医药知识工程把术语技术（terminology）、本体（ontology）、数据挖掘技术（data mining）及可视化技术（visualization）等技术与中医药领域知识相结合，有助于生产和传播用户可理解、可操作的领域知识。中医药知识工程的关键环节，包括中医知识表示（knowledge representation，KR）方法的研究、中医领域知识的获取、中医知识库系统的建立、中医知识发现的方法的探讨等。

中医药知识工程属于中医药信息学的研究范畴。近年来，中医药信息化建设取得了长足发展，成为保护与传承中医药文化遗产的重要手段。中医药信息学作为一门独立学科应运而生。中医药知识工程是中医药信息化建设的一项重要任务，也是中医药信息学研究的核心主题之一。另外，中医药知识工程也是中医药知识管理的一项关键支撑技术，有助于实现中医药知识管理与服务模式的创新。在本章中，介绍中医药信息化的大背景，分析中医药知识资源的特点及知识管理的发展现状，阐述中医药知识工程的基本概念、意义、作用、研究范畴和发展历程。

1.1　中医药信息化

信息化（informatization）是将新的信息技术用于社会经济发展之中，使一个国家或地区转型为信息社会的过程。在 20 世纪 80 年代，人们亲身感受到了全球信息化的浪潮及其带来的影响，此时恰逢中国实施改革开放的政策。因此，"信息化"一词在中国的广泛使用是在实行改革开放、确立现代化目标这一大背景下发生的。

中医药信息化是中医药现代化事业的重要组成部分。改革开放以来，随着国家信息化和各行业信息化的深入，中医药信息化建设得到长足发展。结合不同时期计算机软件、硬件技术的发展，中医药工作者在信息化建设方面做了大量尝试性、开拓性和基础性的工作。信息技术在中医药行业内的广泛应用，促进了中医药现代化的进程，为中医药事业的跨世纪全面发展奠定了坚实的基础。本节分析了中医药信息化的现状，介绍了语义网、云计算、物联网、跨界服务等信息技术的发展趋势，指出了中医药信息化工作将从以网格技术、搜索引擎为基础的信息共享转向基于云平台、大数据的跨界中医药知识服务的发展趋势。

1.1.1 中医药信息化的发展历程

早在20世纪70年代，中医药工作者就开始将计算机科技引入中医药领域，研发中医专家系统等形式的信息系统。例如，韩济生等开始使用计算机来处理针刺麻醉实验中产生的大量生物电信号。

在20世纪80年代，中医药工作者开始将个人计算机和数据库等技术引入中医药领域，开发中医专家系统、文献检索系统等信息系统，有效促进了中医药知识遗产的获取与保存。例如，1981年，中国科学院、北京第二医学院和首都医科大学附属北京中医医院在中国首次研制成功"关幼波老中医诊断肝病的电子计算机中医专家系统"。中国中医科学院在1987年建成了"中医药学文献数据库检索系统（TCMLARS）"，这是我国第一个综合性的中医药学文献数据库。中医药行业数据库建设也起源于20世纪80年代。这些早期的尝试性工作标志着中医药信息化事业进入探索阶段。

自20世纪90年代以来，互联网技术逐渐得到了中医界的关注。随着万维网（Web）的迅速崛起，在中国中医界也出现了建设中医药信息网络的热潮。1996年，"中国中医药信息网"上线，中医药行业第一个WWW主页就此诞生。1999年，中华人民共和国国家中医药管理局建立了中医药行业主管部门的政府网站。中医药医疗、教学、科研及管理等各个领域初步建立了网络基础设施和万维网站点，促进了中医药信息资源的共享与开发利用。

进入21世纪以来，随着个人电脑的普及和互联网的飞速发展，中医药信息化建设取得了长足发展，对整个中医药事业也产生了重要影响。从基础设施的加强、信息网络的建设，到各类型数据库的研制，各项中医药信息化工作稳步推进。在中医界，远程医疗、网上教育、网上学术交流都已变成了现实。中医也和其他专业人士一样，使用Email进行交流，在万维网上进行信息检索和浏览，访问有关中医诊疗的多媒体资源。中医药信息的载体已不仅限于纸质书本，其数字化和网络化程度不断提高。基于万维网的协同资源共建系统已较为成熟，快速积累了较大规模的数据资源。基于这些中医药数据的知识服务模式和技术，逐渐成为一个研究热点。中医团体还开展了利用这些数据库进行知识发现的若干探索，并尝试将本体、语义网和网格等技术引入中医药领域。中医药信息化工作引起了中医界的广泛关注。这些都说明中医药信息化事业已经从萌芽阶段、探索阶段，走向了稳步发展的时期。

下面介绍作者所在的科研团队在中医药信息化发展中所做的主要工作。浙江大学计算机科学与技术学院早在1998年就开始与中国中医科学院中医药信息研究所合作，建设中医药数据库、大型术语系统及信息系统。例如，双方参与中医药科学数据中心的平台建设工作，合作搭建了基于万维网的数据库共建与共享平台。该平台支持全国数十家大学和科研院所的数百名科研工作者进行数据录入工作，产生了全面的中医药科技数据库体系，包括中国中医药期刊文献数据库、中国中药数据库、疾病诊疗数据库、中国方剂数据库、方剂现代应用数据库、中国中药化学成分数据库等数据库。

至 2007 年我们成功设计并开发了 DartGrid 语义网格平台。DartGrid 是一个基于语义的动态开放的数据库网格平台，能够动态集成大规模异质异构的数据库资源，实现虚拟组织的协同共建和数据共享。随后几年利用新技术不断扩展增强平台功能。经过 10 余年的努力，该平台已发展成为由以下 6 大子系统组成的信息服务平台：DartMapping 语义映射子系统、DartMashup 语义聚合子系统、DartSearch 语义网格搜索引擎、DartOnto 协同知识工程子系统、DartFlow 服务流管理子系统及 DartSpora 数据挖掘平台。利用 DartGrid 技术支撑构建了国际上规模最大的中医药科学数据应用网格，还支撑构建了国家高分辨率对地观测网格服务平台。2008 年，DartGrid 作为亚洲唯一入选国际万维网联盟（W3C）挑选的 10 个最典型语义网技术示范系统。相关研究成果以专著形式由 Springer 出版社出版，是国际上首部语义网格英文专著。

近年来，考虑到大数据时代的跨界融合、人机协同、群体智慧的特点，我们致力于建设基于云计算、知识发现的知识服务平台，设计了知识服务平台的体系架构和服务模式。平台整合中医药领域的知识资源，提供多个层次的服务，包括：①中医药基础设施一体化平台服务，为中医药教学、新药研发科研院所、中医药生产企业提供基于云计算技术的透明的按需可扩的计算、存储等基础设施服务；②中医药信息共享服务，提供基于语义本体、语义搜索引擎、数据挖掘分析技术的信息共享服务；③中医药知识服务，提供软件工具支持的知识抽取、知识存储、知识推理、知识演化、隐性知识发现，为上层应用提供知识服务支持；④中医药知识社区服务，提供集教学、中医药宣传普及、远程监护、远程视诊、电子处方、养生、送药、医病 BBS 等多功能于一体的中医药社区服务，也包括向研究院所、中医药企业提供个性化定制知识服务。中医药知识服务平台为"十二五"期间推进中医药跨界信息化建设提供了强有力的技术支持。

1.1.2　中医药信息化的现状分析

目前，信息技术普及应用到中医药基础研究、医院管理和临床医疗服务、中医药教育等各个中医药领域，成为中医药事业发展的最有力的助推力量。中医药信息化取得显著成效，建成了中医药科技基础信息数据库，中医药科学数据管理与共享服务中心；一些中医院建设了基于电子病历的信息平台，医院信息化管理和临床医疗服务取得了重要进展；初步建立了中医药信息学这一新兴学科，形成了中医药信息化人才培养体系；中医药信息标准体系和规范取得了一定成效。但是中医药信息化尚存在问题，仍不能完全适应中医药事业发展。其主要表现在以下几个方面。

1.1.2.1　信息资源共享和有效深度利用不够

目前的中医药信息资源实现了中医药海量数据的数字化积累，中医药信息的利用局限于中医药基础研究人员的信息查询、搜索与共享，以及简单的统计分析和数据挖掘。隐藏在海量中医药信息资源背后的中医药知识、原理和规律还未被发掘出来。

1.1.2.2　中医药行业内部信息孤岛依然存在

中医药信息资源辐射大多局限于中医药研究人员、医院及中医药教育。中医药文献数据信息、中医药临床数据信息、中医药医院管理信息等尚不能很好地整合，更不用说与中医药的原料生产、中医药生产过程、中医药质量检测、中医药销售等产业链数据整合，其限制了中医药行业管理能力和效率，极大地制约了中医药行业和产业的发展。

1.1.2.3 中医药学的信息标准体系尚需完善

2012年，中国中医科学院中医药信息研究所代表中国向国际标准化组织（ISO）提出了研制"中医药学语言系统的语义网络框架"技术规范的提案并获通过，标志着中医药学信息标准体系建设的一个突破。但中医药行业缺乏统一的术语标准和信息交换标准，极大地限制了中医药信息知识的交换、集成、共享和传播。

1.1.3 中医药信息化的发展趋势

近年来，以大数据、无线通信、智能制造为代表的IT技术的快速发展，催生了大量的互联网应用，对社会生活的方方面面产生了巨大的影响。日新月异的信息技术为中医药信息化建设提供了崭新的解决方案。大数据时代，行业与产业发展呈现大交叉、大综合、大集成的发展趋势，表现为两大特征：①科研创新与产业紧密结合，推动相关产业的快速发展；②跨行业合作普遍，突破行业壁垒，成为相关行业、产业新的经济增长点。这样的发展态势使得跨界信息融合和知识服务需求激增。知识服务就是指基于一切信息资源、以用户需求为目标驱动、面向知识内容、融入用户决策过程并帮助用户找到或形成问题解决方案的增值服务。

根据《中医药事业发展"十二五"规划》，"到2015年，中医药信息化取得明显进展，依托国家综合卫生管理信息平台，基本构建统一高效的国家、省、区域三级中医药信息平台，满足各级中医药管理部门业务应用的需要……"在大数据时代背景下，可利用大数据、语义网、云计算、跨界服务等信息技术实现中医药信息化跨越式发展，中医药信息化建设者要考虑以下几个发展趋势。

第一，建设基于语义云计算平台的跨行业的中医药知识服务大平台，提供跨界知识服务，推进中医药产业发展，提升中医药监管能力和效率。中医药研究需要中医药、生物医学、自然科学、社会科学各相关领域的知识，这些知识分布于跨域、异构的知识资源中，不利于知识的整合与共享。利用语义网、云计算平台技术，可以整合包括基础研究的科研院所、临床诊疗的医院、中药制造企业等在内的整个中医药产业的数据、信息和知识资源，实现数据、信息和知识的跨界集成、共享。首先需要构建共享领域本体实现中医药领域内的资源整合；其次建立中医药与相关领域的知识关联，构成一个完整的知识网络。在这个知识网络中，兼具中医、西医的概念理论，并着重捕捉中西医之间的结合点，如中药与医学、生物学之间的关联，实现中西医两个知识体系的关联，进而实现各种智能应用，支持结合医学研究。

第二，中医药信息服务具有典型的跨界服务特征，以跨界服务思想指导中医药知识服务大平台的建设工作。中医理论最基本的特点就是强调系统观和整体观，强调集成中医典籍、医术及自然科学、社会科学、哲学等多个领域的知识，因而中医药知识具有很强的跨界服务特征。中医药知识模型复杂，需要实现来源不同、领域不同的数据的深度语义关联；在研究中西医结合疗法、生物医学循证研究时，还要与其他学科的数据进行语义关联，因而其具有高度的跨领域特征。中医药信息服务的对象是研究中医药基础理论的研究人员、实施中医临床治疗的中医院、中药制造企业、药材加工生产企业、医药管理部门及培养中医药人才的大专院校，具有强烈的跨行业特征。因此中医药信息化建设必须以跨界服务思想指导中医药知识服务大平台的建设工作。

第三，研究基于大数据的知识表达、分析、融合、推理技术，发现潜在的中医药知识，解决中医专家知识难以获取的老大难问题。"十一五"期间，中医药信息化建设重点是以信息共享为中心、提供显性的信息检索访问共性服务。而随着跨界、跨行业数据的集成和共享，基于统计分析、简单搜索查询的信息服务已经不能满足用户的需求，信息服务必须提升为基于知识提取、挖掘、推理服务引擎的知识服务，中医药信息化建设重点必须以协助用户解决问题为目的，以知识创新为中心，提供隐性的、个性化的知识服务，对知识服务的关键点展开研究，如中医药理论、诊疗体系的知识表达、知识分析挖掘技术，以及跨领域的知识融合、推理技术。

第四，研究和规范中医药术语表达及中医药理论的知识表达体系，研制中医药信息标准体系，推广中医药国际化。中医药术语不规范的根源是缺乏一套业界共同认可并实施的技术规范，这也是阻碍中医药走出国门的一个重要原因。中医团体已开展了相关技术规范的研制工作，但目前大多技术标准为国内标准。近年来，我国中医界参加了 ISO、WHO 等组织，积极开展国际标准化工作。国际标准化组织健康信息学技术委员会（ISO/TC215）在 2009 年 4 月正式设立了传统医学任务组。我国发起成立了中医药技术委员会（暂定名，TC249），以及 TC215 和 TC249 的联合工作组（JWG）——"中医药信息学"。这些组织的建立为我国开展中医药国际标准化工作创造了良好的国际环境。2012 年 2 月，我国提出的"中医药学语言系统的语义网络框架"提案项目得到批准，由中国、日本、韩国、荷兰和英国参与编制。这是我国中医药信息标准在 ISO 中首次成功立项，具有突破性意义。另外，中国中医科学院中医药信息研究所（IITCM）正在 ISO 框架下研制"中医药文献元数据"及"中医药临床术语集分类系统"等技术规范。这些工作表明中医药术语国际标准化前景乐观。

1.1.4　小　　结

中医药信息化建设是继承和发扬中医药这一传统国粹的有效途径，对于推进中医药现代化，促进中医药事业的新发展具有重要的意义。随着中医药信息化事业的蓬勃发展，在中医药领域出现了大量的数据库、文献库和知识库，以及多样化的信息系统和工具。信息与通信技术，为中医药无形文化遗产的数字化和永久保存、科学研究中的知识发现、临床实践中的决策支持，以及跨地域与组织的学术交流和合作等应用，提供了有力支持。这些技术将实现这一古老文化遗产的数字化和网络化，使其在新的世纪中重新焕发生机与活力。

1.2　中医药知识管理

长期以来，中医药知识遗产或由中医专家口耳相传，或以文字方式记录在中医典籍上进行传承。中医药知识遗产的内容相当丰富，但相对分散，缺乏系统化的总结。新中国成立以来，现代中医专家致力于系统性地整理前人的遗产。经过几代人的努力，已经建立了相对完整的中医药知识体系，但离中医药知识遗产的完整保护和全面现代化还相去甚远。

随着信息技术革命的发展，中医药工作者开始利用数据库等技术手段来保存中医药知识遗产，并通过基于数据的知识服务手段来实现中医药知识遗产的共享与利用。如何利用信息技术手段实现中医药知识管理模式的创新，推动中医药知识创新活动，是值得研究的问题。开展中医药知识管理与服务研究的前提，是理解中医药知识资源的特点。在本节中，根据知识管理理论，对中医药知识资源进行分类与辨析，阐述中医药知识管理的方法与技术，简要论述中医药知识管理的核心环节，以及信息技术在其中发挥的作用和带来的创新。

1.2.1　中医药知识资源分类辨析

中医药工作者利用互联网等信息技术手段来保存中医药知识遗产，研制出了文献库、多媒体档案库、数据库、知识库、本体等多种新型的知识资源，这些新型知识资源必将引发中医药知识管理模式与方法的创新。在本节中，根据知识管理理论，通过文献调研，对中医药领域知识资源进行分类并对每一类知识资源进行分析和说明，为中医药知识管理与知识服务研究提供参考。

迈克尔·波兰尼（Michael Polanyi）于1958年提出了"隐性知识（tacit knowledge）"理论，对知识管理领域产生了深远的影响。"隐性知识"是只可意会、不可言传的知识。它源于人的个体经验，难以通过言语或文字表达出来。与之对应，"显性知识（explicit knowledge）"是由某种形式的作品所表达的知识，易于传播和共享。

中医药领域的知识资源既包括领域专家的隐性知识，也包括文献等形式的显性知识。显性知识承载形式既包括纸质文档等传统载体，也包括数字文件、多媒体资料、数据库、知识库等数字化载体。下面对各类知识资源进行分类辨析。

1.2.1.1　专家隐性知识

在中医药领域中，文献化的知识资源只是冰山一角，更多的知识和经验则存在于实践者的头脑中。特别是很多独到的诊疗方法和祖传秘方，都仅在师徒之间口耳相传。名老中医是中医药工作者的杰出代表，在长期的临床实践中积累了丰富的知识和经验。只有将专家隐性知识与显性知识资源相结合，才能构成完整的知识资源体系。

现代医学的知识和经验，已经实现了严谨的体系和系统的表述，在医学院等机构传授，一般不在非物质文化讨论的范畴。在传统中医药领域中，更多的知识和经验仍是以口耳相传的活形态传承延续。尤其是一些独到的诊法和祖传的方剂，更是仅仅在师徒之间秘密传授。在中医药文献典籍的形成和发展过程中，"口传心授"和"祖传秘方"如影随形。所谓中医药的文化遗产，不仅仅是书本，也包括名老中医所拥有的知识和经验。在名老中医的临床和教学实践中，蕴含着众多的非物质文化遗产。采用多种手段，保护和传承名老中医的知识和经验，维护中医药文化的活体传承和活态发展，是抢救和保护中医药古籍文献及非物质文化遗产的关键。

传承人是唯一能够完整保持中医药知识遗产的载体。只有为名老中医招募弟子，才能完整、准确地保存隐性知识。师徒制的局限性在于：传承过程的长期性与弟子本身的流动性之间的矛盾；口传心授的私密性与知识广泛传播的需求之间的矛盾。传统的师徒传承需要与其他的知识传播形式相结合，形成现代化的知识共享机制。

1.2.1.2　文献资源

中医药文献是中医药文化的重要载体之一，是中医药知识管理与共享的主要手段。历代医家留下了浩如烟海的中医典籍，记载着中医名家的智慧和经验。随着中医药科学研究事业的蓬勃发展，也积累起了科学论著、临床病案等现代文献。近年来，随着文字识别等信息技术的广泛应用，大量的中医药文献被转换为数据资源，为将文献标引、文献检索、文本挖掘等各种信息技术应用于中医药领域奠定了基础。

文本档案是传统中知识共享的主要手段。举世闻名的中医药文本档案是《本草纲目》，它是李时珍参考多种书籍，探访各地医家，四处搜集药方，实地采集样本，耗费数十载心血写就的草药学典籍。《本草纲目》为文本档案的搜集和整理提供了经典的范例，现存与之类似的中医药典籍和文献数据库不胜枚举，较为细致、全面地刻画了古往今来中医药实践的轮廓。文本档案不等价于领域知识，文本必须结合能够正确解读并运用文本的人，才能构成完整的知识，才能使中医药经典不至于成为天书。

1.2.1.3　多媒体档案

多媒体档案，是以音频、图片、视频等形式，记录中医专家的实践情况和讲授活动的档案资源。对于医术精湛、诊务繁忙的中医专家，整理并保存其临证的多媒体档案资料，具有重要的史料和研究价值。多媒体档案与师徒传承的方式相比，投资小、见效快，适用于文化遗产的抢救工作。但其缺点是不利于知识检索和要点提取等操作。语音识别、图像识别等新兴技术，支持对多媒体档案内容的自动处理，能改进多媒体档案检索和访问的效果。

1.2.1.4　知识库

通过构建领域知识库，能实现中医隐性知识的外化和保存，以支持专家系统等智能应用。关幼波等于1979年研制了"中医关幼波诊疗肝病的计算机程序"，开中医临床诊疗专家系统之先河。自此，中医团体开始运用计算机技术来模拟名老中医的临床思维，将中医隐性知识转换为结构性知识，存入知识库，从而使专家系统具有专家水平的诊治患者的能力。在证候、医案、中药、养生等诸多领域都已出现了知识库系统，它们在辅助临床诊疗、辅助教学等方面取得了实际的应用。

1.2.1.5　关系型数据库

关系型数据库是数据管理领域的主流技术，也是一种被广泛使用的知识存储技术。中医团体从 20 世纪 80 年代开始，采用关系型数据库对中医药知识进行系统搜集、录入和存储，建成了中国中药数据库、中国方剂数据库、中国中药化学成分数据库、中医医案数据库等一系列权威的数据库，形成了相对全面的中医药科技数据库体系。这些数据库中蕴含着丰富的中医药知识，能有效支持专家研讨厅、专家系统、知识地图、知识百科等知识服务系统。

1.2.1.6　本体

本体是一种用于表示领域知识的计算机模型，与主题词表、叙词表和分类法等传统知识组织技术相比，具有逻辑严谨、支持推理、易于维护等特点。中医界从 21 世纪开始利用本体技术对中医领域的语言系统和知识体系进行系统性表达。例如，中医药学语言系统是一个中医领域的大型通用性本体，共收录了约 12 万个概念、30 万个术语及 127 万条语义关系。此外，在中医古籍、针灸学、温病学等领域中也出现了一系列本体，它们在文献检索、数据集成、文本挖掘、电子学习等方面取得了成功的应用。

综上所述，中医药领域的知识资源除了传统的专家隐性知识和文献之外，还包括多媒体档案、数据库、知识库和本体等多种新型的知识资源。中医药知识资源建设的成就，必将引发中医药知识管理模式与方法的创新，促进中医药知识遗产的传播、共享与利用。在下文中，将根据中医药领域知识资源的特点，讨论中医药知识管理的方法与技术，提出发展中医药知识管理与服务的具体建议。

1.2.2　中医药知识管理方法与技术

在信息革命和知识经济的背景下，知识管理（knowledge management，KM）在各个领域中的作用日益显著。知识管理是个人学习知识和发展技能的基础，是组织制订战略和做出决策的依托，是探索与交流科技知识的有效手段，也是保护和传承文化遗产的重要措施。知识管理的对象是广义的知识，包括任何有利于完成任务或解决问题的资源。知识管理的主要活动是系统性地控制知识资源的获取、存储、检索、应用和生产过程。在知识管理领域中，人们越来越多地利用数据库和互联网等信息技术来辅助知识的获取、存储、共享和传播。知识管理工具主要包括文档管理、信息管理、搜索引擎、专家系统及即时通信工具等。

新兴的信息技术大大提升了人类知识发表和传播的能力，催生出新颖的知识管理与创新模式。这些模式的共同特征是知识创造的群体性。例如，通过构建数据库或知识库，能将中医各家的知识汇集起来，实现知识体系的系统梳理和数字化存储，使之得到永久保存。基于互联网的知识服务系统，能够利用网络效应扩大知识传播范围，使中医药知识向全社会开放，为医学工作者和社会大众提供个性化的知识服务。如何充分利用新兴信息技术，促进中医药知识遗产的保护与传承，实现从传统的师徒传承模式到现代知识管理机制的转化，是中医药文化传承与创新发展中值得研究的问题。下文根据知识管理理论，讨论中医药知识管理的核心环节，以及信息技术在其中带来的创新和发挥的作用。

迈克尔·波兰尼于 20 世纪中叶提出了隐性知识理论。隐性知识（或称为缄默知识），是只可意会、不可言传的知识，一般通过领域专家之间的潜移默化来共享和传承。与之对应的是，显性知识是由某种形式的作品所表达的知识。传统上，显性知识的主要形式为文本档案，包括医学典籍、科学文献、会议记录和非正式交流的记录等。随着信息技术的发展，又出现了数据库、知识库等新型的显性知识载体。

在波兰尼的隐性知识理论的启发下，著名知识管理学家野中郁次郎（Ikujiro Nonaka）于 1995 年针对隐性知识和显性知识之间如何转换的问题，提出了知识转化模型——SECI。SECI 模型针对各种形式的知识如何在组织中传播和共享的问题，提出了以下 4 种知识转化（knowledge transformation）模式：①知识群化（socialization），从隐性知识到隐性知识的转化。知识群化一般由领域专家在潜移默化中完成，它需要领域专家之间建立所谓的"默契"。默契产生于长期的磨合，所以潜移默化经常与家族、团队和协作关系联系在一起。②知识外化（externalization），从隐性知识到显性知识的转化。当隐性知识被清晰地表述出来时，即可转换为显性知识。需要领域专家之间形成共享的认知模型，再通过对话、写作等方式实现隐性知识的显性化。③知识组合（combination），从显性知识到显性知识的转化。知识组合是将显性知识组合为更复杂、更系统的显性知识的过程。一般而言，知识组合是通过领域专家对各个方面的知识进行内化、关联和重组，再将其外化的过程完成的。④知识内化（internalization），从显性知识到隐性知识的转化。知识内化一般通过"学习"实现，学习者在显性知识的启发之下，形成个人的隐性知识，从而实现外部知识的内化。

上述 4 种模式构成知识转化的循环，推动领域知识的创造、传播与共享。例如，将领域专家的隐性知识外化为有形的作品，再在学习者身上内化，这是领域知识大范围传播的常用方式。这种"外化—内化"模式与师徒之间的言传身教相比，虽不能身临其境、潜移默化，但其更具有广泛性和持久性。

SECI 模型关注人的行为和人对技术的使用，特别强调隐性知识的作用。它很好地反映了中医药知识传承的特性，为中医药知识管理研究提供了理想的理论框架。下文以 SECI 模型为框架，对中医药领域的 4 种知识转换过程，以及其中涉及的知识管理方法与信息技术进行描述与分析。

1.2.2.1　知识群化

知识群化是指隐性知识在人与人之间传播的过程。它的基础是领域专家之间共享的认知模型，包括共同的实践经验、彼此之间的理解、有效的交流方式及共同接受的文化等。在传统文化中，知识群化的一个典型实例是师徒之间潜移默化的知识传承。师傅通过训导和示范对徒弟进行言传身教，其中涉及言语、表情、肢体动作等。在师傅的影响下，徒弟头脑中产生与师傅相似的隐性知识。可以说是师傅"激活"了徒弟的隐性知识，或者说是徒弟"重现"了师傅的隐性知识。隐性知识的"重现"不是简单的复制，而是外部知识与个人已有知识的融会贯通。其效果在一定程度上取决于传承者的个性和天分。

知识群化的主要方式是近距离的对话和互动，信息技术在其中能起的作用很有限。但当领域专家之间建立默契之后，隐性知识的传播也可通过远程交流的方式完成。群件（groupware）是指帮助一个群体进行交流与协作的软件，包括电子邮件、在线会议、文件共享工具、即时通信工具和博客等。这些常用的信息工具都可能促成远距离的知识共享，对中医药知识群化起到一定的辅助作用。

多媒体档案对知识群化也能起到辅助作用。可通过声音、图片和影像等形式，对名老中医的实践情况进行实时记录和永久保存。这种方法往往比师徒传承的方式投资小、见效快，适用于名老中医知识遗产的保护。多媒体档案可存于数字图书馆等系统中，支持交互式访问，使用户在观摩中有所启发，达到潜移默化的效果。它们往往比文字材料更为生动、鲜活，有利于激发学习兴趣，改善学习效果。

专家定位系统有助于我们找到在某个领域中有造诣的中医专家，进而开展进一步的交流，因此也是知识群化的一种辅助工具。此类系统通过专家资料库维护专家信息，据此向用户推荐某个特定领域的专家。专家资料库可由专业人员进行录入和维护，也可通过领域文献的语义分析进行自动填充。专家定位系统可直接提供专家检索服务，也可在用户进行知识检索和浏览时推荐相关专家。它能加强领域专家之间的交流，协助用户向领域专家进行咨询。

1.2.2.2　知识外化

知识外化是将隐性知识清晰地表达出来，形成知识体系的过程。其主要手段是中医名家的著书立说。另外，也可由他人向中医名家主动求教并代为整理，这是一个知识获取的过程。知识获取是"知者"与"获取者"之间的合作过程，其形式包括讲述、辩论、对话、问答等。可将外化的知识记载于书籍、报告、网页、电子邮件等永久媒介，从而实现知识共享与传播。

随着数据库技术的成熟和普及，它也成为实现名老中医隐性知识的外化和保存的主要工具。例如，通过构建中医临床数据库，可搜集和整理结构化电子病历，从而大范围捕捉名老中医的临床经验知识。又如，通过构建中医医案数据库，可从各种渠道搜集、整理临床医案，从而实现医案知识的结构化保存。这些数据库能够准确描述中医经验知识和具体诊疗活动，为文化传承和临床研究提供重要依据，也为决策支持、统计分析和数据挖掘等创新研究提供数据资源。

随着互联网的发展，出现了在线会议、即时通信、维基、博客等一系列信息工具。它们在辅助领域专家进行在线互动的同时，也积累了大量的通信记录，成为显性知识的一种载体。在线会议等系统将"头脑风暴"等交互手段搬上网络，实现了中医专家的动态、远程，甚至匿名参与，有助于提升中医药知识获取的便捷性、广泛性和客观性。

1.2.2.3　知识组合

知识组合是将显性知识组合为更复杂、更系统的显性知识的过程。将某领域中的一种概念、思想或理论与其他领域的知识组合起来，可以产生新颖的知识。利用知识组合的工具，可以促进不同学科知识之间的关联和渗透，从而得到一系列新的概念、新的思想、新的理论和新的学科。

计算机系统擅长处理显性知识，能在知识组合中发挥显著的作用。计算机系统可独立完成许多知识组合工作，如将大量的文献汇集起来构成文献库，并对它们进行主题标引和文本分类等处理，从而支持更为有效的知识检索。中医团体还利用数据库技术，系统实现中医药经验性知识的结构化，建成大量富含中医药科学知识的数据库，为中医药知识创新提供了宝贵的资源。

计算机系统亦可辅助领域专家完成知识组合工作。例如，知识发现系统能辅助中医专家从海量数据（其中蕴含中医药知识）中发现具有意外性和启发性的知识。知识发现系统一般采用数据挖掘算法，对海量的数据资源进行复杂处理，从而为客户提供所需的知识发现结果。知识发现方法在方剂配伍规律研究，辅助开方，中医证候、本质研究等方面已经得到了成功的应用。

1.2.2.4 知识内化

知识内化是通过学习行为将外部显性知识转化为个人隐性知识的过程。隐性知识的形成是采取正确行动的关键，因此知识内化是知识管理中特别重要的一环。知识管理系统可提供知识检索、决策支持、电子学习等服务，以改进学习效果，促进知识内化。

目前，知识管理系统普遍提供知识检索服务，支持用户采用关键词、主题词等方法检索相关知识。某些系统在提供知识检索服务的基础上，还能辅助用户加深对知识的理解。系统可对知识内容进行分析处理，将知识重构为更易理解的形式，并提供基于知识内容的搜索、浏览和关联发现等服务。如可用文本分类技术，将知识资源按主题分类以利于用户检索；或可按照过程模型对知识资源归类，支持用户按照业务发展阶段获取相关知识。这些措施使学习者更易理解知识的相关性和潜在用途，促进知识内化。

另外，可将知识资源包装为交互式课件、自我学习向导等电子学习（e-learning）产品，并通过软件包、互联网服务等方式提供电子学习服务。它们面向学习者提供广泛的资源和丰富的选择性，支持教学模式从教导式学习到自主式学习的转化。

决策支持系统也与知识内化过程具有密切关系。决策支持系统包括统计报表系统和专家系统等，其核心特征是根据应用情景和用户需求提供实用的知识，也就是能够激发和指导行动的知识。对于决策者而言，只有自身的隐性知识才有直接实用性。显性知识若能内化为实用知识，则具有间接实用性。决策支持系统的核心任务，是从海量知识中找出与应用情景相关的显性知识，以辅助用户产生实用的隐性知识。决策支持系统在中医临床领域中发挥着重要的作用，它可以帮助医生从知识库中获取规律性认识，筛选出支持临床决策的直接参考证据，使之拟定更有针对性的治疗方案，提高临床疗效。

1.2.3 小 结

中华民族在与疾病长期斗争的过程中，发展出博大精深的中医药知识体系，包括中医药理论知识、诊断方法、针灸手法、中药材加工炮制技术、中药方剂、中医养生保健知识等。这些知识遗产在现代医药科学中仍发挥重要作用，体现出中医强大的生命力和创造力。传统上，中医药知识主要通过著书立说和师徒制等方式进行管理和传播。浩如烟海的中医典籍是中医药知识遗产的主要载体，中医师徒制则使中医知识和经验得以代代传承。但这些传统方式的传播和影响范围往往受到地域、语言及组织边界的局限。

新一代信息和互联网技术，能催生出新颖的中医药知识创造模式，实现传统的个体性知识创造方法，与网络时代的群体性知识创造平台之间的有机结合，带来中医药知识管理模式的创新。本节介绍了一系列知识管理方法及相关信息技术，并运用野中郁次郎的SECI模型分析了这些方法和技术在中医药知识创新与共享中发挥的作用。SECI模型针对知识如何在组织中转化、传播与共享的问题，提出了知识转化的4种模式：知识群化（潜移默化地传播隐性知识）、知识外化（将隐性知识转化为显性知识）、知识组合（显性知识的组合与使用）及知识内化（将显性知识转化为隐性知识）。上述 4 种模式构成知识转化的完整回路，在知识管理体系中缺一不可。只有将支持上述 4 类过程的信息技术组合起来，才能构成完整的知识管理技术方案。

　　在中医药领域中，传统的知识管理技术侧重于处理显性知识。所谓中医药知识资源，不仅包括中医典籍、文献库、数据库、知识库等形式的显性知识，也包括中医药专家头脑中的隐性知识。显性知识只是人类知识的冰山一角，在水面之下隐藏着丰富的隐性知识。名老中医的隐性知识和经验的传承，是保护中医药非物质文化遗产的关键。需要进一步研究中医隐性知识的特点，研发能够辅助中医隐性知识处理的信息技术，促进隐性知识和显性知识之间的转化及中医隐性知识的传承。

1.3　中医药知识工程

　　中医药是中华民族的文化瑰宝，无论作为文化遗产还是作为医学资源，都理应得到保护和传承。中医药知识工程已成为中医药知识遗产保护和知识创造的一种新模式。中医药工作者开始建立各种面向中医药领域的知识工程平台，支持跨学科、跨组织、跨地域的协作式知识加工，建成了一系列的领域本体、知识库及智能系统，推动群体性的知识创新活动，加速知识转化，促进知识传播。在中医药领域中实施知识工程是一项复杂、具有挑战性的工作，这一领域中还有尚未解决的技术难题。因此，有必要在中医药信息学之中建立中医药知识工程这样一个子领域，对中医药知识工程的原则、最佳实践方法和核心技术进行系统的总结，从而指导中医药领域的知识建模、知识获取、知识融合、知识推理、知识发现与知识服务等一系列工程实践活动。

1.3.1　知识工程概述

　　知识工程的概念源于人工智能领域，其最初的目标是构建知识系统（或称为基于知识的系统、知识密集型的信息系统等）。20 世纪 60~70 年代，知识工程的创始人美国斯坦福大学计算机系教授爱德华·费根鲍姆（Edward Albert Feigenbaum）等开始研制知识系统，用计算机存储人类的知识并模拟人类的智能行为。通过知识系统方面的实验和研究，学者们认识到知识是智能的基础，而实现人工智能的关键在于知识，在多数实际情况下是特定领域的知识。对人类智能的模拟过程，本质上是一个获取并应用知识的过程，而要应用知识，就需要先将获取的知识用合适的形式来表示它，这样才能使知识方便地在计算机中储存、检索、使用和修改。大规模领域知识的获取、表示及运用是一个复杂的系统工程，其中涉及很多值得研究的问题。

　　1977 年，爱德华·费根鲍姆教授在第五届国际人工智能会议上（IJCAI-77）提出了知识工程的概念。知识工程以知识本身为处理对象，研究如何运用人工智能和软件技术，设计、构造和维护知识系统。知识工程的产生和发展使人工智能的研究从理论转向应用。

　　知识工程研究的核心内容是如何利用计算机处理领域知识，从而建立知识系统。所以"知识工程"又称为"知识处理学"。知识工程是在将人类知识与计算机技术相结合的基础上，对知识的结构与分类，知识的获取与存取，知识的预测、传输与转换，知识的表达与管理，知识的利用（包括匹配、搜索、推理、归纳），知识的扩展及学习机制等问题进行研究。它是一门新兴交叉学科，涉及计算机科学、微电子学、数学、认知科学、人工智能、逻辑学、心理学等多门学科的内容。

1.3.2　中医药知识工程的研究内容

在中医药领域中实施知识工程项目是颇具挑战性的任务。中医药领域知识相当复杂，对知识工程有独特的需求。历代中医普遍采用"取象比类"等形象思维方法，导致中医药知识难以精确描述和定量刻画。中医药领域知识的复杂性、模糊性和争议性，向现有的知识表达与推理技术提出了严峻的挑战。面向西医的知识工程方法并不完全适用于中医药领域。中医药领域迫切需要一套符合自身特色的知识表达框架和知识获取方法，有效处理中医药知识的模糊性和复杂性，支持标准化知识体系的建设。另外，传统中医实践者分布于世界各地，为知识的协同加工和共享制造了障碍。

中医知识工程的核心任务，是利用信息科学的理论和方法，对中医药知识体系的全部内容进行表达和研究。中医知识工程的研究对象是中医药知识体系。该体系的复杂性体现在多侧面、多因素、多理论、多方法、多层次、多学派等诸多方面。为了处理这个复杂的知识系统，需要在中医药知识建模、中医药知识组织、中医药知识发现及中医药知识服务等方面开展研究。

（1）知识建模（knowledge modeling）：是通过结构化的数据模型来表达知识的过程，它是知识工程的基础。中医药知识体系与中华传统文化息息相关，具有鲜明的思想和语言特色，这决定了中医药知识建模的独特性。我们针对中医药领域的特点和知识内容，提出了一套基于本体和语义网络的中医药知识建模方法。

本体是一种新兴的知识建模方法，用于准确表达领域的概念体系，在复杂知识建模和自动推理等方面体现出技术优势。基于领域本体，可以进一步构建本体知识库，来实现有效的知识管理及基于知识的系统。近年来，中医药知识工程的一个热点，是通过构建中医药领域本体，对中医药理论和知识体系进行辨认、梳理、澄清和永久保真处理。本体建模的对象包括阴阳、五行、脏腑、证候、草药、方剂等基本概念，以及五行学说、藏象学说、辨证论治和方剂配伍等理论学说。这些基于本体构建的知识模型可被整合为一个完整的中医药领域本体，支持知识获取、知识服务等中医药知识工程的后续工作。

（2）知识获取（knowledge acquisition）：是指从专门的知识源（如领域专家）中提取知识，并将其转换为某种计算机可处理的形式（如计算机程序、规则、本体等）。在中医药领域，中医古籍和老中医经验占有重要的地位，对这两项知识源的获取、整理和利用，可体现出中医药的特色，更可为中医药事业的发展护航。一方面，名老中医知识和经验的获取，是中医药领域知识获取中的重要环节。它属于专家认知获取（experts cognition acquisition）的范畴，即将专家头脑中隐含的知识转换为某种形式的显性知识的过程。另一方面，中医药领域有海量的古籍文献。古籍数字化对于中医药信息快捷、方便的传播和保存具有重大的意义。而如何有效地从数字化文本中提取中医药知识，则是知识工程所关注的问题。

（3）知识组织（knowledge organization）：是将已积累的知识资源按照一定的知识体系组织起来的方法和过程。中医药知识资源管理和保护的关键，是找到合适的知识组织系统对中医药知识资源进行合理组织。建立面向中医药学的知识组织系统，是中医药信息化建设的一项基础性任务。因此，在中医药知识工程中，需要跟踪知识组织系统的最新进展，研究中医药知识组织系统的构建方法。第5章探讨知识组织系统的定义、类型、功能、特征及相关标准的最新发展，描述中医药领域典型的知识组织系统的特点与应用。

（4）中医药"知识密集型"数据库：是指采用数据库（主要是关系型数据库）存储丰富的中医药知识而形成的数据资源。关系型数据库在医疗保健和生命科学等领域取得广泛应用。中医团体也经过多年发展，在中医药古籍文献、现代书刊文献、医疗统计、远程教育等信息资源的建设方面均取得了一定成绩，中医药数据库的建设及文献检索系统的研制与开发也取得了较大进展。已建成现代中医药文献检索系统、中医药文献数据库、中国中成药商品数据库、中药方剂信息数据库、全国中草药名鉴数据库等一批在行业中具有权威性的中医药数据库，在医疗、教学、科研、管理、对外交流与合作等各个领域发挥了积极作用。基于关系型数据库和万维网的中医药科学数据加工和管理技术已逐渐走向成熟。

（5）中医药文献型知识处理：是在中医药文献数字化的基础上，对文献进行管理、存储、检索和深度挖掘与利用的方法与过程。中医有着数千年的历史，形成了异彩纷呈的医学流派，留下了浩如烟海的中医古代文献和现代文献。中医作为珍贵的文化遗产，中医文献起到了文化传承的纽带作用，记载着几千年的医家智慧、医学经验。面对如此庞大的古今文献资源，使用者对其检索利用效率低下，知识发掘难度大；资源管理者难以有效地对其进行分类整理、权利管理、资源评鉴、妥善保存，特别是对中医古籍的妥善保管和长期保存任务艰巨。在本书中将讨论中医药文献型知识的处理方法，介绍文献元数据规范、语义标注和语义搜索等技术，以供中医药文献的管理和研究人员参考。

（6）数据库中知识发现（knowledge discovery in databases，KDD）：亦可简称为知识发现，是从数据中获取有效、新颖、有潜在应用价值和最终可理解模式的非平凡过程。KDD是随着信息革命出现的一种新兴的知识创造手段。经过20多年的发展，KDD的方法和技术已经进入相对成熟期。针对高频集、关联分析、分类、预测、聚类、孤立点分析、时序/序列分析等问题，都产生了一系列行之有效的方法。KDD已被用于方剂配伍、中医证候、中药药性与功效、中药化学成分等研究领域。

（7）语义网（semantic web）：是对传统万维网的扩展，能够更加精确地表示各类数据，将数据封装为机器可理解的万维网资源。这些资源可以通过自动工具来发表、共享和处理。它重在解决数据交换中结构不一致的问题，支持跨域的数据互联和集成。语义网最终将发展成为一个全球互联的数据空间，支持各种跨域数据驱动型应用，提供全球化的信息检索和知识发现服务。语义网将使计算机能够更加有效地处理万维网数据，促进人机合作。陈华钧等研制了基于语义网技术的电子科学环境，其中包括语义搜索、语义查询、语义维基等服务组件，面向中医团体提供知识服务和决策支持。

（8）知识服务：是一种特殊的增值性服务，客户的收益体现在知识的增加，继而实现业务技能的提高或业务问题的解决等衍生性收益。中医药是知识驱动型领域，如何促进中医药知识资源的深度共享与广泛传播，使全球中医专家、学者都能充分利用这座知识宝库，是非常重要的问题。当前，中医药领域已建立了相对完整的数据库体系，但多数数据库彼此孤立，只有少数通过互联网共享，且仅能提供简单的检索服务，造成资源利用率很低。中医药领域急需新颖、实用的知识服务模式，使蕴含于数据库中的知识存量得到有效利用。在中医药知识工程中，需要深入研究中医药知识服务的理论与实践，研发中医药知识服务平台，构建面向知识共享、决策支持和知识发现的知识服务系统，营造面向知识服务的虚拟社区，从而使全球的中医药工作者和民众都能充分利用这座知识宝库。

1.3.3　中医药知识工程的发展历程

早在 20 世纪 70 年代，中医药工作者就开始将知识工程技术引入中医药领域，研发用于模拟中医诊疗思维的专家系统。中医专家系统是指用计算机人工智能技术来模拟著名老中医诊疗患者的临床经验，从而使该软件具有专家水平的诊治患者的能力。中医专家系统所考虑的最关键因素往往是系统能否更高效合理地模拟老中医的思维过程。1981 年，当代著名中医学家关幼波与计算机科研人员共同合作，在中国首次研制成功"关幼波老中医诊断肝病的电子计算机中医专家系统"，将关幼波治疗肝炎的经验编制成计算机程序，经过临床验证收到了满意的效果。该系统开启了临床诊疗专家系统之先河，并启动了中医信息化的进程。在中医诊疗技术现代化的背景下，中医专家系统、智能化辅助中医诊疗系统的研发工作成为中医药信息化建设的热点，中医药知识库系统作为其中的支撑技术也得到了学术界的重视。

从 20 世纪 80 年代开始，中医药工作者系统开展了中医药行业的文献库和数据库的建设工作。中医药文献的数字化取得了长足发展，出现了许多文献库和文献检索系统，它们在文献的妥善保存和深度利用方面发挥了重要作用。中医界还构建了为数众多的数据库，内容涵盖中医理论、中医疾病、中药方剂、中医病案、中西医结合、新药发现等诸多领域，初步形成了数字化的中医药知识体系。例如，中国中医科学院中医药信息研究所建成了"中医药学文献数据库检索系统（TCMLARS）"，构建了中国中药数据库、疾病诊疗数据库、中国方剂数据库、方剂现代应用数据库、中国中药化学成分数据库等数据库。这些文献库和数据库虽不能直接支持推理和智能系统，但也实现了大量中医药知识的收集、整理和数字化存储，支持知识的检索与运用，因此也属于广义的知识工程的范畴。经过 30 多年的努力，中医药领域已形成了较为完整的中医药学文献数据库检索系统及全面的中医药科技数据库体系，为中医药知识管理和知识工程提供了基础性数字化资源。

从 20 世纪 90 年代开始，随着互联网的迅速推广，中国中医科学院中医药信息研究所尝试利用互联网平台开展大规模、协作式的中医药知识工程项目。崔蒙、尹爱宁等提出建立中医药信息数字化虚拟研究院这一组织形式，其理念是以项目为依托，紧密联合多所大学、研究院编制内的实体研究机构或科研小组，构建跨地域的"虚拟"研究院（所）的结构框架，促进多学科协同研究。他们建立了面向中医团体的虚拟研究院，以虚拟组织的方式实现知识资源的分布式加工和深度共享，研制并部署了面向中医虚拟研究院的大规模协同知识工程系统，支持全国 40 余家机构，近 300 人进行协同工作。该系统被用于开发数据库、领域本体、语言系统和信息标准等中医药知识资源，为中医标准化工作提供了有力的支持。在该系统的直接支持下，研制了"中医药学语言系统"、"中医临床术语系统"等一系列大型的知识系统。

在 21 世纪，语义网作为语义技术与万维网技术的结合，成为知识工程领域的一个新的研究热点。2001 年，万维网发明人蒂姆·伯纳斯-李（Tim Berners-Lee）在《科学美国人》上正式提出了语义网的构想，认为它将是一个机器可以理解的万维网，一个人机共享的信息空间。浙江大学 CCNT 实验室和中国中医科学院中医药信息研究所从 2003 年开始合作，致力于建设一个面向中医药领域的语义电子科学环境（TCM semantic e-science environment，TCM-SESE）。TCM-SESE 针对中医药信息化中面临的核心问题，将语义网技术和相关技术（如网格技术、搜索技术和数据挖掘技术等）综合运用，提供了新颖的电子科学解决方案，在传统文化传承、个体化医疗和大众健康等方面产生了社会效益。TCM-SESE 中若干语义网应用的尝试，包括中医药本体平台、中医药语义查询平台和中医药语义搜索平台等，取得了良好的示范性效果，并积累了宝贵的经验。在此过程中，还成功地研发了语义网的解决方案 DartGrid，它能有效整合大规模的异构数据，实现万维网环境下数据资源的语义集成、动态管理和分布式查询。TCM-SESE 现已投入使用并稳定运行，实现中医药知识资源的深度整合和充分共享，促进中西医领域专家之间的交流与合作，在临床决策、新药研发和电子教学等案例中发挥了重要作用。

中医药知识发现是 21 世纪中医药知识工程领域的另一个研究热点。KDD 在 20 世纪90 年代提出之后，获得了广泛的关注和迅速的发展，产生了高频集、关联分析、分类、预测、聚类、孤立点分析、时序/序列分析等一系列方法，还出现了 Weka 和 Rapidminer（原名为 Yale）等较为成熟的开源软件。这为我们利用 KDD 技术进行中医药领域的知识发现创造了条件。中医团体已开展了将频繁模式发现、关联规则发现、聚类分析、复杂网络分析等多种知识发现方法引入中医药领域的若干探索。KDD 被用于研究方剂配伍规律，辅助中医开具中药处方，解释中医证候的本质，以及辅助基于中医药的新药研发。这些工作表明，面对中医药领域的海量数据，采用 KDD 技术进行有效的知识发现，既是必要的，也是可行的。经过 20 多年的发展，中医药知识发现的方法和技术已经进入相对成熟期，针对中医药领域的各种问题都产生了一系列行之有效的方法。当然，成熟并不意味着完善，KDD 技术在未来仍将获得进一步的发展。与此同时，KDD 技术的发展是和领域、应用紧密相关的。面对现有中医药数据描述多样化、数据仍不完备的特点，必须对现有的KDD 技术进行改进和发展，以适应中医药知识发现的需要。

1.3.4　中医药知识工程的意义和作用

中医药知识工程有利于开拓临床思路，支持临床决策，研究中医理论，丰富教学内容，指导实验研究，促进中医药知识传承与创新。中医知识工程的建立，对中医学术的发展将在以下几方面发挥积极的作用。

（1）梳理中医药知识体系，保护中医药知识遗产：中医药知识遗产具有很高的科学和文化价值，但其知识体系尚存在模糊笼统之处。只有对中医药知识体系进行系统梳理，去芜存菁，才能凸显中医药知识的精华之处，提升中医药知识的整体水平。这正是引进知识工程技术的核心目的之一。使用知识表示的理论和方法，能够描述中医思维逻辑和知识体系，这对中医药学科发展具有重要意义。

（2）促进中医药知识传承，加速中医人才培养：中医传承的核心问题，是怎样让中医名家的个人经验转化成普遍的知识，从而培养出更多经验丰富的名医，提升中医界的整体水平。中医知识工程技术旨在系统总结前人的医疗保健知识，将历代名家的智慧结晶转化为全面、系统的领域知识库，研发中医辅助学习系统，以提升初学者的学习效率，促进专业医生之间的交流，突破中医传承的瓶颈。

（3）从中医药大型数据库中发现新颖知识，促进中医药学科发展：通过实施中医药知识工程，我们可对中医药信息化过程中积累的海量数据进行分析与挖掘，建立跨越年代、流派、学说和病证的整体性知识模型，从而加深我们对中医辨证论治规律的认识，使中医药领域2000多年来积累的知识遗产得到有效整理和挖掘。

1.3.5 小 结

中医药根植于中华文化，源于中国传统哲学，是中华民族非常宝贵的知识遗产。近年来，中医药知识工程成为中医药知识遗产保护和知识创造的一种新模式，能有效推动群体性的知识创新活动，加速知识转化过程，促进知识的传播。中医药知识工程已成为中医药信息化建设的一项重要任务，也是中医药信息学研究的核心主题之一。

中医药经过数千年的发展，形成了一座伟大的知识宝库，这决定了中医药知识工程的巨大价值和艰巨性。中医药领域知识体系相当复杂，对知识工程技术提出了独特的需求。在中医药领域实施知识工程是一项极其复杂且具有挑战性的工作，其中还有很多尚未解决的科学问题和技术难题，需要进行长期的研究。展望未来，中医药知识工程必将成为中医药信息学学科体系的重要组成部分，也将在中医药科学研究和临床实践中发挥越来越重要的作用。

参 考 文 献

白春清.2011.中医专家系统三十年［J］.医学信息，24（2）：550-552.

陈华钧，姜晓红，吴朝晖.2011.DartGrid：支持中医药信息化的语义网格平台实现［J］.杭州：浙江大学出版社.

崔蒙，李海燕，李园白，等.2013.中医药科研信息化的应用［M］//中国科学院，等.中国科研信息化蓝皮书.北京：科学出版社.

崔蒙，谢琪，尹爱宁，等.2008.中医药信息数字化虚拟研究院建设模式研究［J］.上海中医药大学学报，23（3）：5-8.

崔蒙，尹爱宁，范为宇，等.2006.中医药科学数据建设研究进展［J］.中国中医药信息杂志，13（11）：104-105.

崔蒙，尹爱宁，李海燕，等.2008.论建立中医药信息学［J］.中医杂志，49（3）：267-269，278.

崔蒙.1999.关于发展中国中医药信息网的探讨［J］.中国中医药信息杂志，6（9）：76-78.

崔蒙.2004.中医药行业数据库建设现状分析［J］.中国中医药信息杂志，11（3）：189-191.

范宇鹏，杨志敏，老膺荣，等.2010.基于中医知识特点，引入知识管理，探索中医传承新模式［J］.科技管理管理研究，30（16）：161-163.

雷蕾，张慧敏，崔蒙，等.2008.中医药化学辅助研发系统的建设［J］.中国中医药信息杂志，15（8）：100-101.

李敬华，高宏杰，尢力，等.2013.中医医案数据库建设与临床需求浅析［J］.中国数字医学，8（10）：68-70.

李敬华，易小烈，杨德利，等.2014.面向临床决策支持的中医脾胃病本体知识库构建研究［J］.中国医学创新，（27）：121-125.

李敬华，尹爱宁，张竹绿，等.2009.基于中医临床数据库的中医临床文献统计分析［J］.中国中医药信息杂志，16（12）：96-97.

李文林，段金廒，范欣生，等.2008.方剂配伍规律数据挖掘的研究现状及思考［C］.南京国际中医药论坛.

路耀华.1997.思维模拟与知识工程［M］.北京：清华大学出版社.

马斌荣.1997.中医专家系统与中医知识库——中医领域计算机软件的开发与应用［M］.北京：北京出版社：68-98.

任廷革，萧旭泰，刘晓峰，等.2005.中医理论现代化的基础——中医信息学研究［J］.中医药临床杂志，17（1）：91-92.

任延革，刘晓峰，李庆业，等.1999.从复方分析模型的研究看中医知识工程的意义［J］.中国中医药信息杂志，6（3）：12-13.

施诚.2003.中医药信息学与虚拟人体［J］.中国中医基础医学杂志，9（10）：3-4.

施赖伯，等.2003.知识工程和知识管理［M］.史忠植，等译.北京：机械工业出版社：4.

孙海舒，郭敏华，符永驰，等.2012.名老中医临床经验多媒体教育资源系统建设初探［J］.国际中医中药杂志，34（3）：239-240.

孙燕.2010.中医知识工程研究进展分析［J］.中国中医药信息杂志，17（12）：5-6.

陶惠宁.1991.我国医药学文献检索系统的发展概况及趋势［J］.南京中医学院学报，7（3）：175-176.

王凤兰.2007.谈中医药非物质文化遗产保护的几个学术问题［J］.南京中医药大学学报（社会科学版），8（4）：198-200.

维克托·迈尔·舍恩伯格.2012.大数据时代——生活、工作与思维的大变革［M］.盛杨燕译.杭州：浙江人民出版社.

吴朝晖，陈华钧.2008.语义网格：模型、方法与应用［M］.杭州：浙江大学出版社.

吴朝晖，封毅.2005.数据库中知识发现在中医药领域的若干探索（Ⅰ）［J］.中国中医药信息杂志，12（10）：93-95.

吴朝晖，姜晓红，陈华钧.2013.知识服务：大数据时代下的中医药信息化发展趋势［J］.中国中医药图书情报杂志，37（2）.

杨斌，2000.中医知识工程的建立及其意义［J］.世界科学技术，2（4）：28-30.

杨进，罗漫，张启蕊，等.2010.文本挖掘在中医药文献分析中的应用［J］.广东药学院学报，26（2）：216-220.

杨莹春.2000.专家知识表示和处理的若干有效途径的探索［D］.杭州：浙江大学.

尹爱宁，崔蒙，范为宇，等.2006.中医药虚拟研究院［J］.国际中医中药杂志，28（3）：141-143.

于彤，崔蒙，李敬华，等.2013.中医药本体工程研究现状［J］.中国中医药信息杂志，20（7）：110-112.

于彤，崔蒙，杨硕.2013.中医药知识工程研究进展［C］//中国中医科学院中医药信息研究所2012年学术年会论文集.

于彤，贾李蓉，刘静，等.2015.中医药学语言系统研究综述［J］.中国中医药图书情报杂志，39（6）：56-60.

于彤，李敬华，于琦，等.2015.中医药知识资源浅析［J］.中国数字医学，10（7）：70-71.

于彤，刘丽红，张竹绿，等.2015.中医药文献数字化研究进展［J］.中国数字医学，10（2）：74-76.

于彤，杨硕，李敬华.2014.中医药知识库系统研究进展综述［J］.中国医学创新，11（18）：142-144.

于彤，于琦，李敬华，等.2015.知识服务及其在中医药领域的应用［J］.中国数字医学，10（8）：33-35.

于彤，于琦，朱玲，等.2015.信息时代的中医药知识管理技术概述［J］.中国医学创新，12（19）：129-131.

于彤，张竹绿.2016.中医药知识工程研究回顾与展望［C］.鄂尔多斯：第三届中国中医药信息大会.

于彤.2011.知识服务：语义Web在中医药领域的应用研究［D］.浙江大学.

于彤.2014.基于语义网的中医药知识工程方法研究［R］.博士后出站报告.

张德政，彭嘉宁，范红霞，等.2007.中医专家系统技术综述及新系统实现研究［J］.计算机应用研究，24（12）：6-9.

张晓琳.2000.走向知识服务——寻求21世纪图书情报工作的生长点［J］.中国图书馆学报，（5）：32-37.

赵丽.2006.本体的理论及其应用研究［D］.兰州：兰州理工大学.

邹祖烨，等.2002.北京科学技术志 上卷［M］.北京：科学出版社.

Allemang D，Hendler J.2011.Semantic web for the working ontologist［M］.Elsevier，14（3）：343-346.

Berners-Lee T，Hendler J，Lassila O.2001.The semantic web［J］.Scientific American，284（5）：28-37.

Chen H J.2012.National semantic infrastructure for traditional Chinese medicine［J］.Journal of Zhejiang University-Science C，13（4）：311-314.

Fan J, Li D. 1998. An overview of data mining and knowledge discovery ［J］. Journal of Computer Science and Technology, 13 (4): 348-368.

Fan W. 2001. The traditional Chinese medical literature analysis and retrieval system (TCMLARS) and its application ［J］. IN-SPEL, 35 (3): 147-156.

Feng Y, Wu Z, Zhou X, et al. 2006. Knowledge discovery in traditional Chinese medicine: state of the art and perspectives ［J］. Artificial Intelligence in Medicine, 38 (3): 219-236.

Gruber T R. 1993. A translation approach to portable ontology specifications ［J］. Knowledge Acquisition, 5 (2): 199-220.

Heath T, Bizer C. 2011. Linked data: evolving the web into a global data space ［M］. Morgan&Claypool, 8 (2): 136.

Huajun Chen, Yuxin Mao, Xiaoqing Zheng, et al. 2007. Towards semantic e-science for traditional Chinese medicine ［J］. BMC Bioinformatics, 8 (S-3).

Nonaka I, Takeuchi H. 1995. The knowledge creating company ［M］. Oxford University Press, 85 (2): 175-187.

Polanyi M. 1962. Personal knowledge: towards a post-critical philosophy ［M］. University of Chicago Press, 111 (4): 617-618.

Qiao S, Tang C, Jin H, et al. 2010. KISTCM: knowledge discovery system for traditional Chinese medicine ［J］. Applied Intelligence, 32: 346-363.

Rogers E M. 2000. Informatization, globalization, and privatization in the new millennium. The Asian Journal of Communication, 10 (2): 71-92.

Zhang N, Yuan S, Chen T, et al. 2008. Latent tree models and diagnosis in traditional Chinese medicine ［J］. Artificial Intelligence in Medicine, 42 (3): 229-245.

Zhaohui Wu, Huajun Chen, Xiaohong Jiang. 2012. Modern computational approaches to traditional Chinese medicine ［M］. Elsevier.

Zhaohui Wu, Huajun Chen. 2008. Sementic grid—model, methodolog and applications ［M］. Springer.

Zhou X, Liu B, Wu Z, et al. 2007. Integrative mining of traditional Chinese medicine literature and MEDLINE for functional gene networks ［J］. Artificial Intelligence in Medicine, 41: 87-104.

2 知识工程技术

"知识工程"这一概念，是 1977 年美国斯坦福大学计算机系教授爱德华·费根鲍姆在第五届国际人工智能会议（IJCAI—77）上首先提出的。知识工程作为人工智能的一个应用分支，是从构建专家系统（expert system）、基于知识的系统（knowledge-based system）和知识密集型的信息系统（knowledge-intensive system）的技术发展而来的。在此，将这些以"知识"为基础的系统统称为知识系统。由于在建立知识系统时，主要的工作是研究如何处理领域知识，所以"知识工程"又称为"知识处理学"。

为了构建知识系统，需要从专家那里获取足够的专业知识（包括概念体系、事实和规则等），并将这些知识表示为某种计算机可以理解的形式，以支持自动推理和问题求解。由此可见，知识获取、知识表示和知识运用是知识工程的 3 个主要问题。近年来，知识工程在知识管理中的应用不断深入，知识工程的研究范畴扩展到自由文本、半结构性数据和多媒体内容的处理，知识表示的范畴也扩展到模糊性知识、常识性知识、不确定性知识的表示。知识工程已经成为知识管理中不可或缺的关键技术，也是当前计算机科学领域的一个研究热点。

在本章中，首先介绍人工智能与知识工程的发展历史、基本概念和基本方法；其次阐述知识工程领域的研究现状、研究重点、存在的主要问题及今后的发展方向，介绍国内外著名学者的学术观点和学术思想；最后，论述知识表示、知识获取、知识运用等方面的背景知识和研究情况。

2.1 概　述

知识工程是在 20 世纪 70 年代后期，从人工智能领域分化出来的一个应用分支。人工智能（artificial intelligence，AI）是研发用于模拟、延伸和扩展人的智能的理论、方法、技术及应用系统的一门新的技术科学。这门学科企图理解智能的实质，研究人类智能活动的规律，创造能以人类智能相似的方式做出反应的智能机器。人工智能这门学科诞生于 20 世纪 50 年代。1956 年夏，麦卡锡（J. McCarthy）、明斯基（M. L. Minsky）、罗切斯特（N. Rochester）和申农（C. E. Shannon）等 10 多名学者在美国达特茅斯学院（Dartmouth College）举办了一次著名的"人工智能夏季研讨会（summer research project on artificial intelligence）"。这次会议历时两个月之久，与会学者共同研究和探讨用机器模拟智能的一系列有关问题，并首次提出"人工智能"这一术语，它标志着"人工智能"这门新兴学科的正式诞生。

在 AI 发展的早期，"问题求解（problem solving）"是关键的研究问题。从 20 世纪 50 年代开始，学者们试探性地编写各种人工智能的程序以解决下棋、医学诊断等各类应用问题。在研究过程中，爱德华·费根鲍姆等学者发现问题求解的关键在于"知识"。为解决复杂的实际问题，系统必须掌握大量、丰富的知识。这些知识往往是解决问题所需的经验性知识，需要从相关领域的专家那里获取。在此思想的指导下，学者们开始研制基于知识的系统，或称为专家系统。1965 年，在斯坦福大学化学专家的配合下，爱德华·费根鲍姆研制了化学领域的第一个专家系统 DENDRAL。当给系统输入化学分子式和质谱图等信息后，它能通过推理分析输出相应的有机化合物的分子结构，其分析能力已经接近、甚至超过了有关化学专家的水平。该系统为 AI 的发展树立了典范。此后，专家系统如雨后春笋般遍及各个领域，如数学专家 MACSYMA、农业专家 PLANT、生物专家 MOLGEN、地质探矿专家 PROSPECTOR、教育专家 GUIDON、法律专家 LDS，军事专家 ACES、医学专家 MYCIN 等。

早期 AI 研究通常局限于实现小型的知识系统，以探索不同的技术路径，研究各种形式化方法和推理机制。虽取得了不错的研究结果，但将这些技术商业化的努力却并不成功。在学术界中构建小型演示系统的技术手段，并不胜任大型商业化系统的设计与维护。知识系统的构建有很强的工艺色彩，尚未形成一门系统工程。正如软件危机导致软件工程这一学科的建立，构建知识系统的不利局面也催生出了知识工程这一新的学科。与软件工程类似，知识工程的目标是将知识系统的构建从一项技艺转化为一门工程学科。

知识工程的概念产生于 20 世纪 70 年代。当时，人工智能专家已成功研制了 DENDRAL 等知识系统，但在方法学研究方面尚感不足，需将知识系统的构造提到工程学科的高度来认识。1977 年第五届国际人工智能联合大会上，费根鲍姆教授做了关于"人工智能的艺术（the art of artificial intelligence）"的讲演，提出了"知识工程"这一概念，指出"知识工程是应用人工智能的原理与方法，对那些需要专家知识才能解决的应用难题提供求解的手段。恰当地运用专家知识的获取、表达和推理过程的构成与解释，是设计基于知识的系统的重要技术问题"。

知识工程是伴随"专家系统"建造的研究而产生的。专家之所以成为专家，主要在于他们拥有大量的专门知识，特别是长时期从实践中总结和积累的经验技能知识。知识工程的研究目标是挖掘和抽取人类知识，用一定的形式表现这些知识，使之成为计算机可操作的对象，从而使计算机具有人类的一定智能。人类智能反映在对问题的求解及推理能力、学习能力、联想能力上，这就是所谓的"智能三要素"。如何用计算机系统来实现这些能力，那就是知识工程和知识处理系统所要解决的问题。因此，应把知识工程作为人工智能领域中的一个重要的研究方向。

从爱德华·费根鲍姆等的开拓性工作开始算起，知识工程已经发展了 40 余年的时间。知识工程已取得了重大进展，并产生了巨大的社会和经济效益。知识工程技术已日趋成熟，不仅用于开发"知识系统"，更被用于知识分析、知识管理等更加广阔的领域。下面简要回顾知识工程的历史发展。从时间上划分，大体经历了以下 3 个时期。

（1）1965～1974 年为实验性系统时期。1965 年费哥巴姆教授与其他科学家合作，研制出 DENDRAL 专家系统。这是一种推断分子结构的计算机程序，该系统储存有非常丰富的化学知识，它所解决问题的能力达到专家水平，甚至在某些方面超过同行专家的能力，其中包括它的设计者。DENDRAL 系统标志着"专家系统"的诞生。

（2）1975～1980 年为 MYCIN 时期。20 世纪 70 年代中期 MYCIN 专家系统研制成功，这是一种用医学诊断与治疗感染性疾病的计算机程序"专家系统"。MYCIN 是规范性计算机专家系统的代表，许多其他专家系统都是在 MYCIN 的基础上研制而成的。MYCIN 不但具有较高的性能，而且具有解释功能和知识获取功能，可以用英语与用户对话，回答用户提出的问题，还可以在专家指导下学习医疗知识，该系统还使用了知识库的概念和不精确推理技术。MYCIN 对专家系统的理论和实践，都有较大的贡献。

（3）从 1980 年至今，是知识工程的"产品"在各部门实际应用的时期。知识工程的产生，意味着 AI 开始走向实用化，标志着"应用人工智能"的兴起。在中国，知识工程领域研究也取得了重要的进展和成就。中国的第一个专家系统，产生于中医药领域："关幼波老中医诊断肝病"的专家系统产生于 20 世纪 70 年代。自此以后，中国的知识工程领域研究日趋火热，产生了大量的系统、论文和书籍。专家系统等知识系统的巨大成功，已使知识工程成为人工智能中最重要、最有应用价值的分支之一。

2.2　基本概念和原理

知识工程是一门以知识为研究对象的新兴学科。知识系统是人工智能学科的最重要的工业化和商业化产物。Edward Feigenbaum 和 Pamela McCorduck（1983）将知识工程定义为："将知识整合进计算机系统，以解决复杂问题（这些问题通常需要人类使用高级专业知识加以解决）的工程学科"。知识工程的核心目标是构建以知识为基础的系统，这需要分析构建和维护知识系统的流程，并研发专门面向知识系统构建的方法、语言和工具。学者们将具体的知识系统研制中的共性问题提炼出来，作为知识工程的研究内容。知识工程为具体知识系统的研制提供一般方法和基本工具，从而成为一门具有方法论意义的科学。

知识工程的核心是能够解决问题的专业知识。实现专业知识从"知识源"到"计算机程序"的转移和转换，是专家系统开发过程中的核心。在 20 世纪 80 年代早期，知识系统开发被视为从人类知识到知识库的转移过程。这种看法基于如下的假设："知识"已经存在，只需"获取"并"实现"即可。通常可通过专家访谈来"获取"知识，进而通过某种形式的产生式规则（由规则引擎执行）来"实现"知识。然而，知识工程的实践表明产生式规则未能支持领域知识的充分表达。领域知识种类繁多，缺乏证明，使知识库维护变得非常困难。因此，"转移"模式仅能支持小型演示系统的开发，但无法产生大规模、可靠、可维护的知识库。另外，考虑到专家隐性知识在解决问题中的重要作用，"知识已经存在"这一假设其实也并不成立。传统的"转移"模式的这些缺陷，导致知识工程从"转换"模式转型为"建模"模式。

目前，知识工程领域形成了一个新的共识：建立一个知识系统的过程可以看作是一个"建模活动"。建立一个知识系统意味着建立一个计算机模型，其解决问题的能力可与领域专家相比。它不是为了创造一个一般性的认知模型（即模拟一般专家的认知过程），而只是创造一个在特定领域中能像专家那样解决问题的模型。专家仅能有意识地表达出他或她的一部分知识（即显性知识），但却意识不到他或她所拥有的隐形知识。这部分重要的隐形知识则隐藏在他或她的技能之中。隐性知识不能被直接访问，但必须在知识获取阶段被构成和结构化。因此，知识获取过程不再被看作是将知识转移到一个适当的计算机表示，而是作为一个模型的构建过程。将知识系统的构建视为建模有以下的推论：①知识模型只是现实的一个近似（approximation）。原则上，建模过程是无止境的，因为它是一个不断逼近预期行为的不间断活动。②建模过程是一个循环（cyclic）过程。新的观测一方面可能会导致已有模型的精细化、修改或完成；另一方面，该模型可指导知识的进一步获取。③建模过程依赖于知识工程师的主观解释。这个过程通常是不完美的，因此对模型的现实性进行评价在建模过程中是不可缺少的。由于这个反馈回路的存在，在建模过程中的每一个阶段，知识模型都必须是可修正的。

在知识工程中，用计算机来存储人类的知识，模拟人脑的思维，并研制医疗诊断、地质资料推断、经济预测等专家系统，从而实现知识的运用。知识工程是以知识本身为处理对象，研究如何使用人工智能的原理和方法来设计、构造和维护知识型系统的一门学科。与设计、构造和维护知识系统有关的理论、技术、方法和工具都是知识工程的研究内容。为了构建知识系统，需要从专家那里获取足够的专业知识，并将这些知识（包括概念体系、事实和规则等）表示为某种计算机可以理解的形式，从而对知识进行处理和运用（如用计算机来模拟人脑的部分功能，解决各种问题，回答用户询问，或从已有的知识推出新知识等）。因此，知识获取、知识表示及知识运用被视为知识工程的 3 大研究内容。

（1）知识获取：是指从专门的知识源获取知识并存入知识系统的过程。这里的知识源可以是人类专家、案例、教科书、论文、数据库、传感器等。一般情况下，知识获取需要由知识工程师（分析员）与专家配合，共同来完成工作。知识工程师的任务是帮助专家建立系统，完成知识的转换。知识工程的一个典型场景是：一组知识工程师（knowledge engineer）找到并访问特定领域的专家，听取专家的介绍，记录专家的经验性知识并将其表达为规则，存入知识库中。将知识库与推理引擎结合起来，也就构成了一个新的专家系统。知识获取也必然涉及知识验证的问题。知识工程师需要对知识进行不断验证，直到它的质量是可以被接受的。知识工程师通常会设计知识系统的测试用例，这些用例的执行结果被用来验证知识的准确性。在知识工程的过程中，知识获取被许多研究者和实践者视为一个瓶颈，限制了知识系统和其他 AI 系统的发展。如何突破"知识获取"瓶颈，也就成为知识工程研究的一个热点问题。

（2）知识表示：可以通过一种语言将知识表达为数据。知识是一种抽象实体，它并没有直观的物理形式。数据是知识的表达。知识表达处于知识工程的中心地位，它既是知识获取的基础，又是知识存储和运用的前提。要将知识告诉计算机或在其间进行传递，必须将知识以某种形式表示出来，并最终编码到计算机中去，这就是所谓的知识表示问题。不同的知识需要用不同的形式和方法来表示。它既应能表示事物间结构关系的静态知识，又应能表示如何对事物进行各种处理的动态知识；它既要能表示各种各样的客观存在着的事实，又要能表示各种客观规律和处理规则；它既要能表示各种精确的、确定的和完全的知识，又应能表示更加复杂的、模糊的、不确定的和不完全的知识。一个问题能否有合适的知识表示方法往往成为知识处理成败的关键，而且知识表示的好坏对知识处理的效率和应用范围影响很大，对知识获取和学习机制的研究也有直接的影响。

（3）知识运用：是指将知识库和各种推理技术运用于各类具体问题上，使得各类问题得到满意的解决。知识工程的最终目的还是为人类服务，用智能系统增强人类的思考力，促进人类的知识创新和社会发展。为了让已有的知识产生各种效益，包括社会、经济、政治、军事和科学等方面的效益，使它对外部世界产生影响和作用，必须研究如何运用知识的问题。知识工程学不能逐一研究具体运用知识的过程或方法，而是要研究在各种知识应用中都可能用到的共性方法，包括知识推理、知识搜索、知识管理及维护、知识匹配和知识识别等。

综上所述，为了进行知识处理，首先必须获取知识，在计算机中表示知识，并能让计算机运用知识来解决问题。因此，知识获取、知识表示和知识运用也就成了知识工程的三大主要研究内容。此外，知识工程的研究内容非常广泛，包括知识的结构与分类、知识的存取、知识的预测、知识的传输与转换、知识的推理、知识的管理、知识的利用（包括匹配、搜索、推理、归纳）、知识的扩展及学习机制等。下文中主要就知识获取、知识表示、知识应用这 3 个方面的内容进行进一步的介绍，在后面的章节中，将进一步介绍本体、知识库、知识发现和语义网及其应用方面的内容。

2.3　知 识 获 取

目前，知识工程领域面临着一个难题：如何将海量的知识资源有效地转换为机器能够理解和处理的结构性知识，或者说，如何大批量地提取知识资源中的语义信息。知识系统的根基是领域知识，特别是领域专家的经验性知识和解决问题的方法。在研制一个知识系统（如专家系统）时，首先要从领域专家那里获取知识。在专家系统从演示性原型系统发展到工业级应用的过程中，人们发现其实领域专家的知识获取才是知识工程中最关键的任务（或至少是关键任务之一）。知识获取也经常成为构建知识系统的瓶颈问题。因此，知识获取本身成为一个研究的热点领域。在下文中，阐述知识获取的概念、途径、方法及需要进一步研究解决的问题。

2.3.1　知识获取的概念

知识获取是知识工程中的一个必需的子过程。知识工程项目实施一般包括如下几步：①从各种知识源中获取知识；②以可计算的形式对知识进行表示；③基于所获取的知识实现智能应用，并对其运行结果进行评估和验证。知识获取是其中的第一步，而后续的步骤则可验证知识获取是否成功。显然，这种定义可以自然地移植到中医药领域中来。在中医药领域中，知识获取就是要将海量的中医药文献（显性知识）及中医专家的经验与技能（隐性知识）转化为各种中医药信息系统所能处理和利用的知识。

知识获取这一术语最初与专家系统相联系：它是指构建专家系统的初始步骤，即找到领域专家，通过访问等方式获得他们的知识，再通过规则、对象、本体等方法捕捉这些知识。在知识工程的发展中，知识获取的来源从领域专家扩展到案例、教科书、数据库或系统知识库等各种显性知识资源。

2.3.2　知识获取的途径和方法

在知识工程的发展中，逐渐形成了一套系统性的知识获取方法。一般由领域专家、知识工程师及智能编辑程序，通过人机协作的方式来完成从专门知识源到知识库的转换。

知识来源的选取是知识获取的第一步，也决定了整个知识工程项目的走向。一般情况下，知识获取需要由知识工程师与目标领域及相关领域的专家配合，共同来完成工作。知识工程师的任务包括建立知识系统，构造领域知识模型及对领域概念的统一和形式化等。专家在合作中应为计算机工作者提供各种类型的信息，如解决问题的经验、专门化知识或独到的方法等。在知识获取过程中，由知识工程师将专家知识转化为模块化的规则集合。为了建立原型系统，知识工程师需要反复会见专家，然后从中抽象出问题的主要特征，完成知识的获取和转换。当系统进入了稳定状态，已能初步进行工作了，就需要对系统做一些性能估价和一些总体性能测量等工作，以证明系统在解决有确切定义的一类问题时是以专家水平工作的。

按知识系统在知识获取中扮演的角色，知识获取可分为主动式、被动式两大类。主动式知识获取是指知识系统基于领域专家给出的数据与资料，自动获取或产生知识并装入知识库中。被动式知识获取是指知识系统被动地接收人类（采用知识编辑器之类的工具）录入的知识。前者直接发生于知识系统与知识源之间，而后者则需要"中介人"（知识工程师或用户）进行"知识搬运"工作。因此，前者亦称为知识的直接获取，后者则为知识的间接获取。

按知识系统获取知识的工作方式，知识获取可分为交互式、自主式（或非交互式）两大类。交互式知识获取是指知识系统在知识获取过程中要不断与人进行交互：或请求信息，或提供解释，或提出问题，或请求验证等。自主式知识获取则是由知识系统完全自主完成知识获取过程。例如，输入的是一段讲话、一本书或资料，输出的便是从中抽取出来的知识。交互式知识获取使知识工程师有较大的控制能力，比较适合于从专家大脑中获取知识；自主式知识获取的效率很高，但实现难度很大。

按知识获取的策略或机制，可分为死记硬背式（或称为机械照搬式）获取、条件反射式知识获取、教学式（或传授式）知识获取、演绎式知识获取、归纳式知识获取、解释式知识获取、猜想证实式知识获取、反馈修正式知识获取、类比和联想式知识获取、外延式知识获取等。

2.3.3 知识获取的研究问题

知识获取要研究的主要问题包括：对专家或书本知识的理解、认识、选择、抽取、汇集、分类和组织的方法；从已有的知识和实例中产生新知识（包括从外界学习新知识）的机制和方法；检查或保持已获取知识集合的一致性（或无矛盾性）和完全性约束的方法；尽量保证已获取的知识集合无冗余的方法。知识获取的早期做法，是通过人工编辑的方法构建知识库（规则库），进而实现专家系统。这种方法无法根本解决知识获取瓶颈问题。

一个重要且有前景的研究方向是知识获取的自动化。当前绝大多数的专家系统尚不具有自动获取知识的功能，专家系统仅当取得自动获取知识能力之后，才能成为真正的高智能系统。自动获取知识有下列 5 种类型。

2.3.3.1 从文献中获取知识

人类获取知识绝大部分都是由间接方式进行的，如通过论文、专著及报告等，因此如果系统能够直接从这些文字材料获取知识，那知识获取的速度就会大大提高，范围会成倍地扩大。这方面工作的成败取决于自然语言的理解和知识的再表达。

2.3.3.2   从语音中获取知识

专家与系统之间的交流使系统更方便地获得了专家的知识。显然这种方式的成功关键是声音的识别和问题的再表达。

2.3.3.3   从图像中获取知识

在相当多的场合下，专家的知识是由图表、流程图等各种图像表示的。翻译系统识别并正确理解了这些图像并以合适的形式将这些知识重新表达出来。这种方法的成功在于计算机对视觉和景象的直接符号表示。

2.3.3.4   系统之间的知识交换

这种设想的意义在于，每个领域都不会完全独立存在，一个领域的知识很可能会有助于其他一些领域的发展，因此，专家系统之间的知识交换将会成为知识获取的重要途径之一。这种方式成败的关键涉及许多理论和技术问题及一些社会问题，例如，建立系统之间的通信，使一系统理解另一系统的语言等问题。

2.3.4   小   结

近年来，知识工程领域发展很快，但知识系统的开发速度仍难于满足人类的需求。其中的一个重要原因是尚缺乏合适的知识获取方法及强大的知识获取工具。专家知识属经验性知识，专家知识获取一般存在周期长、效率低、可靠性差等困难。由知识工程师主观整理知识的机制，也不可避免地带有偏见和错误。知识获取成为专家系统研究中公认的瓶颈问题，至今尚未取得突破。知识获取的研究水平，反映了人类对知识本质的认识水平、人类从实践经验中提取知识的能力和表示知识的能力。知识获取是建造知识系统中很关键的一步，因此知识获取研究领域的突破将会极大地推动知识系统和人工智能的发展。

2.4   知 识 表 示

在知识工程中，知识表示就是研究如何用最恰当的形式来组织所需要的各种知识。根据知识是否被表达出来，将知识分为显性知识和隐性知识。显性知识是以文字、符号、图形等方式表达的知识；隐性知识则是存在于人类头脑中的知识。广义上，知识表示的目标就是将人类的隐性知识表达出来，形成显性知识，从而能够存储于知识库之中，有利于知识的保护、传承、共享及重用。近年来，知识工程研究的热点是形式化的知识表示技术，它能够将一部分核心的领域知识表示为结构化数据，存储于领域知识库中，一般能够支持自动推理、知识检索和知识发现等功能。随着知识工程在知识管理领域的应用推广，知识表示的范畴也从确定性的逻辑规则与事实扩展到模糊性知识、常识性知识及不确定性知识表示。

知识表示的方法有很多，如状态空间（state space）表示、谓词逻辑表示、关系表示（或称为特性表示）、框架表示、产生式表示、规则表示、语义网络（semantic network）、与或图表示、过程表示、Petri 网表示、H 网表示、面向对象表示及包含以上多种方法的混合或集成表示等。这些知识表示方法各适用于表示各种不同的知识，从而被用于各种应用领域。在中医药领域中，语义网络已得到广泛的应用，产生了中医药学语言系统等许多成功的大型知识系统。描述逻辑与语义网络一脉相承，以其强大的表达能力和可计算性的保证，成为目前主流的知识表示方法和研究热点。在本节中，重点介绍这两种方法。

2.4.1 语义网络

语义网络为中医药复杂知识体系的规范表达和系统保护提供了理想的模型。该领域已出现了中医药学语言系统、中医临床术语集等一系列复杂语义网络系统。这些系统已投入使用，但其自身的不规范性仍影响应用效果，需要进一步完善中医药复杂语义网络技术规范体系，加强系统审校和修改工作，研发自动检测和转换方法作为辅助手段，从而不断提升系统的规范性、应用价值和业界影响力。

语义网络是一种常用的知识表示方法，它的基本思想是将领域知识表达为有向或无向的图，其中节点（vertex）表示领域概念，边（edge）表示概念之间的语义关系。如图 2-1 (a) 所示的语义网络中，通过节点表示"四君子汤"和"脾胃气虚证"这两个概念，通过带标签的边表示概念之间的"治疗"关系，从而形象地表示了"四君子汤"、"治疗"、"脾胃气虚证"这一三元组（triple）。语义网络可含有多个三元组，以表达复杂的意思。如图 2-1 (b) 所示的语义网络就表达了"四君子汤"与 4 味中药之间的组成关系。语义网络还可表示概念的文字信息。如图 2-1 (c) 所示的语义网络表示概念"人参"的正名、异名。如图 2-1 (d) 所示的语义网络则为概念"人参"添加了更多的文字标签，表示更为丰富的领域知识。语义网络具有灵活、丰富、简单易学、易于扩展等优点，因此在计算语言学、生物学、医学等诸多领域得到了广泛的应用。

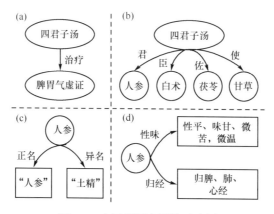

图 2-1　中医药语义网络示意图

中医药学属于复杂科学的范畴。群星璀璨的名家流派，汗牛充栋的历史典籍，丰富多样的实践方法，以及博大精深的知识体系，共同造成了中医药领域的复杂性。中医药领域固有的复杂性，又进一步造成了中医药信息系统的复杂性、异构性和多样性。中医药是一个知识密集型的领域，控制信息系统复杂性的关键，在于找到一套行之有效的知识表示与处理方法。中医药知识体系的复杂性，主要体现在该领域知识资源之间复杂的关联关系。

中医药领域的知识点并非是彼此孤立的，而是普遍联系的。这种知识关联并非基于逻辑性的线性因果链条，而是基于相似性的复杂网络结构。从这种意义上来讲，语义网络为表达和处理该领域复杂的知识体系提供了理想的模型。下文首先介绍语义网络领域的国内外研究现状，继而探讨相关语义网络系统的复杂性和存在的问题，且提出进一步研究的思路。

语义网络的一个经典案例是 Wordnet（http：//wordnet.princeton.edu/），它是 G. A. Miller 等于 20 世纪 90 年代开始构建的英文词汇库。顾名思义，Wordnet 是一个由（英文）词汇构成的网络。Wordnet 项目组将同义的英文词汇组合为"同义词集合（即 synset）"（每个 synset 代表一个概念，具有简洁的定义），并将这些 synset 通过语义和语法关系相互连接起来，从而构成了一个大型的语义网络。Wordnet 在计算语言学和自然语言处理等领域取得了广泛的应用。

很多国际知名的医学语言系统都体现了语义网络的技术理念。例如，统一医学语言系统（unified medical language system，UMLS）是由美国国立医学图书馆（National Library of Medicine ®）开发的一套医学语言系统，它实现了一系列重要的术语、分类框架和代码等标准的整合与传播，大大促进了医学信息系统（如电子病历系统）之间的互操作。UMLS 的语义网络，定义了 133 个语义类型和 54 种语义关系，为其超级叙词表（Metathesaurus ®）提供了语义表达框架。又如，SNOMED-CT（systematized nomenclature of medicine——clinical terms）是世界上最全面的医学临床术语集，能够用来完整表达患者的病史、疾病、治疗和疗效等方面的信息。SNOMED CT 定义了一个巨型的语义网络，包括 30 多万个医学概念和 700 多万条语义关系。

中医界从 21 世纪开始借鉴 UMLS 和 SNOMED CT 的成功经验，在中医药领域中引入了复杂语义网络技术，对该领域的语言系统和知识体系进行系统性表达。例如，中国中医科学院中医药信息研究所（IITCM）从 2002 年开始，借鉴 UMLS 的成功经验，遵循中医药学语言特点，研制了"中医药学语言系统（traditional chinese medicine language system，TC-MLS）"这一大型计算机化语言系统。TCMLS 共收录了 12 万个中医药学概念之间的 127 万条语义关系，形成了一个大型的复杂语义网络。又如，"中医药临床术语集（traditional chinese medicine clinical terms，TCMCT）"是一个与 TCMLS 具有同等规模的大型术语集，它主要服务于中医临床领域。TCMCT 也包含一个大型的复杂语义网络，共收录了约 11 万条概念词之间的 100 万条语义关系。此外，在中医古籍、针灸学、中医基础理论、温病学等领域中也涌现出了一系列语义网络系统。

这些系统已投入实际使用，在中医理论研究、临床实践和新药发现中发挥了重要作用，为我国中医信息化建设做出了重要贡献，其自身的扩展和维护工作也在有条不紊地进行当中。TCMLS 和 TCMCT 等系统的成功经验证明，复杂语义网络能够很好地处理各种复杂的中医药语言现象，是构建中医药语言系统的有效手段。

TCMLS 和 TCMCT 等系统虽在规模和覆盖范围上处于世界前列，但这些系统尚不成熟，其自身的不规范性和质量缺陷影响了应用效果。相关 ISO 技术规范的发布，为提升中医药语义网络规范性提供了重要的契机。应加强这部技术规范的宣传、推广工作，并研发与之配合的自动检测和转换方法，辅助领域专家完成实际系统的审校、重构和修改工作，使中医团体近 10 年投入大量人力、物力研制的大型术语系统发挥其应有的价值，产生国际影响力。

2.4.2 描 述 逻 辑

框架、语义网络等传统的知识表示方法在语义上缺乏严谨性，实际应用效果并不尽如人意。近年来，描述逻辑（debcription logics，DL）以其强大的表达能力和可计算性的保证，已逐渐取代上述两种本体构建方法而成为新的主流。描述逻辑是一种面向计算机知识表示的逻辑语言，主要用于描述概念分类及概念之间的关系。描述逻辑因其表达能力强、逻辑严谨、支持自动推理等特点，在本体工程中得到了广泛的应用。

描述逻辑为中医药知识体系的系统梳理提供了严谨的逻辑模型。它不仅能有效处理中医药领域的复杂知识，对中医药概念体系进行精确描述和规定，而且将有助于提升中医药领域本体的规范性。但中医药信息学者在本体工程实践中尚未充分利用描述逻辑的表达能力，有关描述逻辑在中医药领域应用的文献较少。作者将结合中医案例介绍描述逻辑的概念、特点和表达方式，并探讨描述逻辑在中医药领域的应用价值，为构建基于描述逻辑的中医药领域本体提供参考。

描述逻辑是一类形式化知识表示语言的统称，可用于对概念定义及特征进行形式化描述，并据此实现概念之间关系的自动推理，因而适用于领域概念化和本体设计。描述逻辑是一阶谓词逻辑的子集，它比命题逻辑表达能力更强，但比完整的一阶谓词逻辑更有效率。

描述逻辑技术产生于 20 世纪 80 年代，在 90 年代取得了一系列理论和算法上的突破，从 21 世纪开始则趋于实用化。经过 20 余年的发展，描述逻辑已成为成熟的知识表示系统。Brachman 和 Schmolze（1985）做出了世界首个基于描述逻辑的知识表示系统 KL-ONE，它旨在克服当时知识表示技术（如框架系统和语义网络等）在语义表示的清晰度和严谨性方面的缺陷。90 年代初，tableau 算法（tableau based algorithm）成为描述逻辑领域中的突破，它使得针对表达能力强的描述逻辑的有效推理成为可能。自此，一些实用的推理机开始出现，包括 FaCT、RACER 和 Pellet 等，它们在实际应用中表现出良好的性能。经过 20 余年的发展，描述逻辑已经成为成熟的知识表示系统。特别的是，基于描述逻辑的推理是可判定的。描述逻辑为语义网本体表示语言 OWL 和 RDFS 提供了形式逻辑基础，对语义网语言的构件设置和形式化语义定义起着指导作用。描述逻辑的最为重要的应用是生物医学知识的形式化表示。

根据描述逻辑，一个知识体系中包括 3 种基本组件：概念（concept）、角色（role）和个体（individual）。其中，"个体"对应某个具体的对象；"概念"对应由两个或多个对象所构成的集合，这些对象被称为这一"概念"的实例（instance）；"角色"则表示某种个体之间的二元关系。例如，"患者"属于一个概念，某位患者"张三"属于个体；"四君子汤"属于一个概念，"张三"某次服用的一付"四君子汤"则是一个个体；若"张三"被诊断为"肾虚"，则可以说"肾虚"属于一个概念，而"张三"的临床表现属于"肾虚"的一个实例；"治疗"、"临床表现"等二元关系则属于角色。描述逻辑为表达领域实体之间的关系提供了多种手段。

2.4.2.1 蕴含（inclusion）关系

描述逻辑可表达概念或角色之间的蕴含关系（⊑）。如"中药⊑药物"表明"药物"这一概念囊括了"中药"这一概念；又如"治疗⊑影响"表明"治疗"关系是一种特殊的"影响"关系。

2.4.2.2 等价（equivalence）关系

描述逻辑可表达概念或角色之间的等价关系（≡）。例如，"病人≡患者"表明"病人"和"患者"是同义的概念；又如，"治≡治疗"表明"治"和"治疗"是同义的角色。

2.4.2.3 隶属（type）关系

描述逻辑可表达"个体"和"概念"之间的隶属关系（∈）。个体是从某个（或某些）概念延伸出来的一个特殊的实例，而这个（这些）概念被称为该个体的类型（type）。例如，"人参∈中药"表明人参属于一种中药；"气虚证∈证候"表明气虚证属于一种证候。

2.4.2.4 个体关联关系

描述逻辑可通过断言（assertion）表示个体之间的二元关系。可将"四君子汤"、"人参"、"气虚证"等领域实体表示为个体，再通过"包含"、"治疗"等角色表达个体之间的关联关系，如"人参""治疗""气虚证"，"四君子汤""包含""人参"等。

描述逻辑为表达复杂的领域知识提供了丰富的表达方式。如表2-1所示，描述逻辑提供"合取（∩）""析取（∪）""非（¬）""存在量词（∃）""全称量词（∀）"等构造算子（constructor），用于通过简单概念和角色来构造复杂概念。例如，可将"疏肝剂"这一概念表示为"方剂∩∃疏.肝"；又如，"中医典籍⊑∀作者.中医"表示"中医典籍的作者仅能为中医"。可见，描述逻辑是一种侧重于描述"疏肝汤"之类复杂概念的逻辑语言，这也是"描述逻辑"名称的由来。下面对描述逻辑的表达方式进行具体介绍。

表2-1 描述逻辑常用的构造算子

构造算子	符号	描述	举例
合取	∩	表示"与"，对应集合论中的交集	天然药物≡药物∩天然产物
析取	∪	表示"或"，对应集合论中的并集	中医四诊≡望∪闻∪问∪切
非	¬	表示"非""无""不是"	"寒≡¬热"表示"寒"和"热"这两个概念之间的互斥性
存在量词	∃	表示"存在"	疏肝剂≡方剂∩∃疏.肝
全称量词	∀	表示"仅仅""只"	"睛明穴只能针刺"表示为"睛明⊑∀被治疗.针刺"

2.4.2.5　互斥关系

描述逻辑可被用于定义两个概念是互斥的。在描述逻辑中，A≡¬B 表示概念 A 和 B 是互斥的；也就是说，任意 A 的实例不可能同时是 B 的实例。例如，可通过"寒≡¬热"表示"寒"和"热"这两个概念之间没有交集。

2.4.2.6　全称约束

在描述逻辑中，全称量词∀表示"仅仅""只"等意思。例如，"方剂⊆∀包含．中药"表示"任意方剂所包含的仅能是中药（它不能包含西药）"的概念，即"任意一种方剂都仅能与中药发生'包含'关系"；又如，"水⊆∀克．火"表示"属水者仅能克火"的意思。

2.4.2.7　存在约束

在描述逻辑中，存在量词∃表示"存在"的意思。例如，"方剂⊆∃包含．中药"描述"任意方剂都'存在一些'组成成分"的概念，即"每种方剂都与某些中药存在'包含'关系"。

2.4.2.8　角色互逆

在描述逻辑中，一个角色可被声明为另一个角色的逆角色。P 为 Q 的逆角色，则任意形如（x，P，y）的陈述蕴含形如（y，Q，x）的陈述。描述逻辑使用负号来表示逆角色，P≡Q⁻即表示 P 为 Q 的逆角色。例如，"被治疗≡治疗⁻"表达"治疗"和"被治疗"之间的互逆关系。

2.4.2.9　角色的定义域和值域

通过描述逻辑可以描述各种角色的定义域（约束角色适用的主体的取值范围）和值域（约束角色适用的客体的取值范围）。例如，"∃治疗．T⊆药物"表示"治疗"的定义域为药物，"T⊆∀治疗．疾病"表示"治疗"的值域为疾病（其中，T 表示包含所有事物的类型）。

近年来，本体成为实现生物医学术语规范化的一项新兴技术，它帮助交互各方对特定领域内共用的概念、术语及概念分类建立一致的理解，从而支持知识的表示与共享。目前，生物医学领域已出现了数百个本体，著名的 UMLS、SNOMED CT、gene ontology 等生物医学术语系统都体现了本体的设计理念和方法。本体技术在中医药领域也得到了成功应用，建成了温病学、传统针灸、中医脾胃病、中医证候、中药、中医古籍等方面的一系列本体。描述逻辑作为目前国际上主流的本体表示方法，在中医药领域具有广阔的应用前景。

描述逻辑在中医药领域的核心作用在于构建领域本体及基于本体的知识库，从而系统性地存储和管理中医药领域知识，为知识服务系统提供稳定的知识来源。中医药知识体系具有结构复杂、表达方式多样、模糊性强等特点，描述逻辑为中医药领域提供了高级的知识建模手段。基于描述逻辑，可对中医证候学等复杂知识进行清晰表达，有利于梳理证候、疾病、症状、中药、方剂、治法、出处等之间错综复杂的关联关系，建立以本体为主框架的中医药知识体系。因此，描述逻辑为中医药本体知识库系统的构建提供了解决方案。

描述逻辑在保证可计算性的前提下，提供了强大的表达能力。基于描述逻辑的理论，已出现了 FaCT、Racer、Pellet 等一系列实用的推理机，在实际应用中均表现出良好的性能。在未来，有可能将中医辨证论治的知识存入知识库中，基于描述逻辑实现中医药知识的自动推理，从而改进临床决策支持系统的效果，帮助临床医师做出更准确的诊断。

基于描述逻辑的逻辑模型可为语义关系赋予更加确切的含义。例如，假设在本体中具有"中药，治疗，疾病"这样一条语义关系，若这条关系意味着"任何中药都能治疗某种疾病"，则对应的描述逻辑公式为"中药 $\sqsubseteq \exists$ 治疗. 疾病"。严谨的描述逻辑公式可用于自动检测本体中的错误。例如，"方剂"和"中药"之间的关系一般是"某方剂是由某些中药组成的"，两者之间不可能出现"治疗"关系。可通过描述逻辑规定"方剂和中药之间只能存在'由……组成'关系"，指导推理机找出本体中的错误，借此保持本体内逻辑关系的一致性。例如，若机器发现形如"方剂，治疗，中药"的语义关系，则可将其作为一个错误呈现给系统管理员，由管理员检查错误的原因并修改。另外，描述逻辑还能支持本体自动转换、自动重构等方法的实现，促进中医药本体的规范化。

描述逻辑与语义网技术具有密切的联系。语义网是一个机器可以理解且人机共享的信息空间，为在互联网环境中进行语义信息和结构性知识的交换提供了理想的解决方案。描述逻辑为语义网技术体系之中的万维网本体语言（web ontology language，OWL）提供了理论基础，对 OWL 的设计和语义定义起到了指导作用。因此，基于描述逻辑构建的知识库与互联网具有天然的结合点，有利于通过互联网对中医药知识进行广泛传播。

描述逻辑是近年来知识表示领域的研究热点，因其表达能力强、逻辑严谨、支持自动推理等特点，在本体工程中得到了广泛的应用。描述逻辑为中医药领域提供了高级的知识建模手段，使领域本体在逻辑上更加严谨，应用上更为可行。在中医药领域中应用描述逻辑，需要分析实际的语言环境，理解语义关系的确切内涵和用法，进而决定逻辑模型的设计。可选择中医证候学等涉及复杂概念体系和领域逻辑的子学科开展描述逻辑的示范性应用研究，最终建立完整的中医药逻辑模型，为中医药领域的知识表示与共享奠定基础。

一个组织建构和维护知识库（knowledge base，KB）的目的，是系统性地存储和管理知识，以提供稳定的知识来源。本书讨论的重点是基于描述逻辑构建的知识库，即本体知识库（ontology KB），以下提到知识库时，除非特别声明，皆指本体知识库。

根据描述逻辑，一个知识库包含 A-Box（assertion Box）与 T-Box（taxonomy Box）两大元件。T-Box 是针对一个领域中的抽象概念所建立的阶层式描述框架，主要包含类（Class，描述逻辑中称为概念，数学中称为集合）与属性（Property，描述逻辑中称为角色，Role，数学中称为二元关系，binary relation）；而 A-Box 则重点描述该领域中具体个体的信息，两者配合即可完整呈现领域概念体系。下面具体介绍 T-Box 和 A-Box。

（1）T-Box：专注于问题领域中的内涵知识（intensional knowledge）。所谓内涵知识，就是领域概念体系的内涵部分，它是一般化、不随时改变、不依赖具体情境的知识。T-Box 以概念为基本单位来组织内涵知识，它可以看做是一簇概念的集合，它基于概念之间的关系建立概念层次结构（conceptual hierarchy），并通过概念声明来描述概念所具有的一般性属性。构造 T-Box 的基本方式，是将新的概念加入概念层次结构的适当位置，从而说明新的概念与原有概念之间的层次关系（即特殊-一般关系）。

（2）A-Box：专注于问题领域中的外延知识（extensional knowledge）。所谓外延知识，就是领域概念体系的外延部分，它是具体的、会随时改变、依赖具体情境的知识。A-Box 的主要组成部分是关于个体的断言，这些断言描述了个体的类型和属性值。其中，个体是从某个（或某些）抽象概念（即类）延伸出来的一个特殊的实例，而这个（这些）类被称为该个体的类型。关于个体的断言必须符合 T-Box 中对个体类型的定义，所以，T-Box 为 A-Box 提供了一个描述框架或描述模式（schema）。

在知识库建构中，知识工程师将特定领域的概念体系和知识转换为机器可处理的知识表达模型。建构知识库时，通常是先建立 T-Box，包括类、属性和属性取值限制等，然后建立 A-Box，包括各个类之下的实例及其断言。

2.4.3 小 结

知识表示是知识工程和人工智能研究中的重要领域。在任何知识系统的构建中，都需要用合适的形式来表示知识，才能使知识方便地在计算机中储存、检索、使用和修改。知识表示与问题的性质是密切相关的，在研究知识表示时也需要同时考虑机器推理和问题求解的方法。知识表示的方法很多，对于"知识面"很窄的专家系统一类的应用，往往可以根据领域知识的特点，从中选择一种或若干种知识表示方法就可以解决问题。但是为了开发具有较宽领域知识的系统，例如，多专家系统的聚合系统、或称协同式专家系统和分布式多功能知识处理系统等，仅用互不相干的知识表示方法便难以适应要求。这就需要结合领域特点研发新颖的知识表示，方法以满足实际需求。

2.5 知 识 运 用

在知识工程学中，知识运用是指研究如何利用知识库中的知识，解决各类具体领域问题。传统上，知识运用研究的一个中心问题是如何构建专家系统。专家系统是将领域专家知识进行编码，以表现出智能行为的计算机程序。专家系统是人工智能发展的高级阶段的产物。将专家的知识和经验总结成规则，以适当的形式存入计算机，建成知识库，然后对输入的原始数据选用合适的规则进行推理，做出判断和决策，去解决那些需要专家决定的复杂问题。

Dendral 是世界上最早的专家系统之一，在人工智能和知识工程领域具有重要的影响力。Dendral 是 Edward Feigenbaum 等于 1965 年开始研发的专家系统，旨在辅助有机化学领域中的假设生成和知识发现。MYCIN 为继 Dendral 之后出现的一个重要的专家系统。它是由 F·H·绍特里夫（Edward H. Shortliffe）等在 1970 年研制的，用来帮助医生诊断细菌感染病从而选择出治疗方案的医疗专家系统。它能够发现脑膜炎等疾病的致病菌，并依据患者情况推荐抗生素的使用方法。1980 年以来，专家系统的技术日趋成熟，并被用于临床诊疗、商业决策、化学研究、地质勘查、气象预报、军事情报等诸多领域，产生了巨大的社会效益和经济效益。

　　中医专家系统是指用计算机人工智能技术来模拟著名老中医诊疗患者的临床经验，从而使该软件具有专家水平的诊治患者的能力。知识库是专家系统的核心部分，它决定系统设计的正确与否，也影响系统其他模块设计的难易及系统运行的效率。如上所述，中医专家系统的开发工作在20世纪70年代末才开始，但是发展速度相当快。

　　首都医科大学北京中医医院著名教授关幼波与计算机科研人员合作，研制了"关幼波老中医诊断肝病的电子计算机中医专家系统"，在国内率先把中医学这门古老的民族科学与先进的电子计算机技术结合起来，开创了我国最早的中医医学专家系统。这个专家系统采用基于统计的模式识别方法，根据肝炎涉及的检验项目及症状类型（总数达208项）做出模拟的疾病诊断。据北京中医医院门诊部统计，在随机取样的100个病例中，此专家系统的诊断与关大夫本人的诊断相比，其符合率已达96%，在实践应用中已取得良好的效益。

　　随着"关幼波老中医诊疗肝病软件"的出现，全国兴起了一股中医专家系统热。陈国宁等（2001）采用产生式规则来表示专家知识，以知识库的形式对这些知识进行组织，并实现了混合推理的机制；在此基础上，实现了一个能对中医咳感症进行诊治的专家系统。吉林大学与吉林大学白求恩医学部合作，又开发了"中医妇科专家系统"。Xiao et al.（1996）采用"代数和法（一种加权求和的方法）"开发了EBME（electronic-brain medical erudite）系统，它能根据疾病诊断标准做出疾病或"疾病组"诊断。Huang、Chen（2007）开发了CMDS这一面向中医诊断的在线专家系统，它能诊断出呕吐、打嗝、腹痛、腹泻、痢疾、便秘、黄疸和臌胀等50余种。Zheng、Wu（2004）提出一个集成的专家系统，协助中医形成客观的诊断结果，并辅助中医进行辨证。Wang et al.（2004）提出了一套拥有自学习能力的中医诊断专家系统，它能得出良好的中医诊断结果，在中医的实践中或将是有用的。据陆志平等（2004）估计，中医专家系统已不下300个，并遍及中医的内、外、妇、儿、五官及针灸等各科。

　　专家系统能对中医四诊信息进行处理和解释，并产生临床推荐意见和临床警示，可用于辅助职业医师进行临床决策。许多专家系统致力于模拟中医四诊。在专家系统的开发中，知识获取或数据挖掘算法的选择至关重要。其中最为关键的步骤是从大量的案例中导出抽象的规则。在专家系统的构建中，必须考虑到问题定义、可行性分析和用户需求等因素。中医专家系统所使用的技术包括贝叶斯网络、加权求和及本体等。某些专家系统将这些技术混合起来，以求得更好的效果。

　　除了专家系统的研制之外，知识运用的研究内容还包括各种具体应用中都可能用到的共性方法，包括知识推理、搜索、知识管理及维护、知识匹配和识别等。机器推理是知识运用中的核心技术，主要研究前提与结论之间的各种逻辑关系，以及推理算法的准确性、计算复杂性等。搜索是从一个浩瀚的对象空间中搜索满足给定条件或要求的特定对象。知识的管理及维护包括对知识库的各种操作（如检索、增加、修改或删除），以保证知识库中知识的一致性和完整性约束等的方法和技术。知识匹配和识别指在数据库或其他对象集合中，找出一个或多个与给定"模板"匹配的数据或对象的各种原理和方法。近年来，知识发现和语义网成为中医药知识运用研究的新热点。

　　为解决"数据丰富，信息贫乏"这一海量数据下的困境，知识发现技术作为人工智能与数据库、统计学、机器学习等技术的交叉产物，获得了巨大的发展。在20世纪80年代，数据库技术的普及及数据库内容的不断积累，使业务人员产生了从数据库中挖掘知识的需求。为此，学者们将数据库技术与人工智能、统计学、机器学习等传统技术相互融合，产生了知识发现这一交叉学科。知识发现的英文名为 knowledge discovery in database，简称 KDD，可被理解为"数据库中的知识发现"。常用的 KDD 技术包括高频集/关联分析、分类/预测、聚类分析、孤立点分析、时序/序列分析等。自 20 世纪 90 年代开始，中医团体探索将各种 KDD 方法应用于中医药领域，用于揭示方剂配伍规律，辅助中医开具中药处方，揭示中医证候等核心中医药概念的本质，辅助中药新药研发，分析中医药复杂网络等。在第 6 章将对中医药知识发现的主要工作和核心技术进行详细介绍。

目前，语义网成为知识工程应用的一个新平台。基于语义网技术实现机器推理并构建智能应用，成为研究热点，具有很高的"人类友好性"。首先，它能提供友好的资源命名，便于人类理解、记忆和检索资源。其次，提供对人类友好的知识表示方法，不仅可以合理、有效地将领域知识组织在一起，还具有良好的可视化效果，帮助学习者建立清晰的概念体系和知识结构。最后，使用对人类友好的交互方式来实现知识浏览、知识发现、决策支持等服务，便于人类理解、记忆和检索知识资源。智能应用系统还具有个性化和定制化等特点。系统可根据用户的个人知识库（包括用户偏好、兴趣和信任等）来调整自身的行为，向用户提供个性化的服务。系统还通过本体知识库表示应用的配置信息，并基于推理机实现系统定制化。传统中，智能应用的内置规则（built-in rules）一般被硬写在程序代码中，不易修改、维护和重用。语义网技术支持领域规则的外化和标准化，这种规则可在关联数据上发表，使得任意的应用程序都可以访问和利用这些规则。在第 7 章将对中医药语义网的构建与应用进行详细介绍。

2.6 小　结

知识工程是人工智能的一个分支，源自在计算机上建立知识系统（或专家系统）的研究工作。知识工程旨在将人类知识与计算机技术相结合，构建基于知识的系统，从而对知识进行处理和利用。知识工程是研究知识处理的学科，提供开发知识系统的方法与技术。知识工程可以看成是人工智能在知识处理方面的发展，研究如何由计算机表示和处理知识，进行问题的自动求解。人工智能领域著名专家费根鲍姆最早倡导了"知识工程"，并使知识工程成为人工智能领域中取得实际成果最丰富、影响也最大的一个分支。目前，知识工程已发展为一门多学科交叉的边缘性学科，涉及计算机科学、微电子学、数学、认知科学、人工智能、逻辑学、心理学等多门学科的内容。迄今为止，知识系统已得到了相当广泛的应用，无论在工业、农业、军事、教育、商业经济中；还是在数学、物理、化工、石油、地质等学科中，它为人类所做的贡献，正被越来越多的人承认。

参 考 文 献

白春清. 2011. 中医专家系统三十年家［J］. 医学信息，24（2）：550-552.

陈国宁，陈秋莲，李陶深. 2001. 一个中医咳感症诊断专家系统的设计［J］. 广西大学学报（自然科学版），26（02）：101-104.

管纪文，黄祥喜，邱涤虹，等. 1986. 知识工程概论［J］. 情报科学，7（5）：50-58.

郭小芳，刘爱军，樊景博. 2007. 知识获取方法及实现技术［J］. 陕西师范大学学报：自然科学版，35（S2）：

187-189.

黄荣怀，李茂国，沙景荣．2004．知识工程学：一个新的重要研究领域［J］．电化教育研究，（10）：1-7.

李峰，庄军，刘侃，等．2007．医学专家决策支持系统的发展与现状综述［J］．医学信息，20（4）：527-529.

林维鉴．1997．中医专家系统研究的反思及其对策［J］．福建中医药大学学报，7（1）：6-8.

陆汝钤．2001．世纪之交的知识工程与知识科学［M］．北京：清华大学出版．

陆志平，李嫒嫒，魏方方，等．2004．人工智能、专家系统与中医专家系统［J］．医学信息：医学与计算机应用，17（8）：458-459.

路耀华．1997．思维模拟与知识工程［M］．北京：清华大学出版社．

马斌荣．1997．中医专家系统与中医知识库——中医领域计算机软件的开发与应用［M］．北京：北京出版社：68-98.

邱均来，韩雷．2016．近十年来我国知识工程研究进展与趋势［J］．情报科学，34（6）：3-9.

石莲，孙吉贵．2006．描述逻辑综述［J］．计算机科学，33（1）：194-197，225.

孙玥．2012．论人工智能的发展现状及前景［J］．中国科技财富，（10）：449.

王克宏，胡篷，石纯一．1992．情景逻辑与时态逻辑在知识处理中的应用［J］．计算机科学，（2）：25-28.

谢敏．1991．中医专家系统的研究——中医知识工程的特点［J］．北京生物医学工程，10（2）：73-78.

杨斌．2000．中医知识工程的建立及其意义［J］．世界科学技术，2（4）：28-30.

杨莹春．2000．专家知识表示和处理的若干有效途径的探索［D］．杭州：浙江大学．

于彤，崔蒙，杨硕．2013．中医药知识工程研究进展［C］．中国中医科学院中医药信息研究所2012年学术年会论文集．

于彤，刘静，朱玲，等．2015．论描述逻辑在中医药领域的应用［J］．中国中医药图书情报杂志，39（5）：11-13.

于彤，杨硕，李敬华，等．2015．论中医药语义网的智能应用［J］．中国中医药图书情报杂志，39（2）：5-8.

于彤，杨硕，张竹绿，等．2014．中医药复杂语义网络研究现状与思路［J］．中国数字医学，9（12）：53-56.

于彤．2014．基于语义网的中医药知识工程方法研究［R］．博士后出站报告．

袁国铭，李洪奇，樊波．2011．关于知识工程的发展综述［J］．计算技术与自动化，30（1）：138-143.

张德政，彭嘉宁，范红霞．2007．中医专家系统技术综述及新系统实现研究［J］．计算机应用研究．24（12）：6-9.

张桂平，尹宝生，蔡东风．2008．知识管理综述［J］．沈阳航空航天大学学报，5（5）：46-52.

赵丽．2006．本体的理论及其应用研究［D］．兰州：兰州理工大学．

知识工程［EBlol］．http//www.360doc.com/content/16/1108/13/37998882_604863475.bhtml.

知识工程．wiki.mbalib.com/wiki/知识工程．

邹祖烨，等．2002．北京科学技术志 上卷［M］．北京：科学出版社．

Baader F，Nutt W. 2003. Basic description logics［M］. In. Baader F, Calvanese D, McGuinness D, et al.（Eds.）. The description logic handbook：theory, implementation, and applications. cambridge University Press.

Baader F，Sattler U. 2001. An overview of tableau algorithms for description logics［J］. Studia Logica, 69（1）：5-40.

Borgida A，Schneider P. 1994. A semantics and complete algorithm for subSumption in the cLASSIC description logic［J］. Journal of Artificial Intelligent Research, 1：211-308.

Brachman R，Schmolze J. 1985. An overview of the KL-ONE knowledge representation system［J］. Cognitive Science, 9（2）：171-216.

Feigenbaum E A，Pamela M. 1983. The fifth generation（1st ed.）［M］. Reading, MA：Addison-Wesley.

Feigenbaum E A. 1977. The Art of Artificial Intelligence：I. Themes and Case Studies of Knowledge Engineering［C］. International Joint Conference on Artificial Intelligence 47：1014-1029.

Haarslev V，Müller R. 2001. RACER system description. Automated Reasoning（IJCAR 2001），2083：701-706.

Han J，Kamber M. 2000. Data Mining：Concepts and Techniques［M］. Morgan Kaufmann Publishers.

Horrocks I，Patel-Schneider P. 2004. Reducing OWL entailment to description logic satisfiability［J］. Web Semantics：Science, Services and Agents on the World Wide Web, 1（4）：345-357.

Horrocks I. 2008. Ontologies and the semantic web［J］. Commun. ACM, 51（12）：58-67.

Huang M，Chen M. 2007. Integrated design of the intelligent web-based Chinese medical diagnostic system（CMDS）- systematic development for digestive health［J］. Expert Systems with Applications, 32（2）：658-673.

Lindsay R K, Bruce G, Buchanan B G, et al. 1993. DENDRAL: a case study of the first expert system for scientific hypothesis formation [J]. Artificial Intelligence, 61 (2): 209-261.

Lukman S, He Y, Hui S. 2007. Computational methods for traditional Chinese medicine: a survey [J]. Comput Methods Progr Biomed, 88 (3): 283-294.

Mccarthy J, Minsky M L, Rochester N, et al. 1995. A proposal for the dartmouth summer research project on artificial intelligence. Ai Magazine, 27 (4): 12-14. http://www-formal. stanford. edu/jmc/history/dartmouth/dartm 1955outh. html.

McCray A T. 2003. An upper-level ontology for the biomedical domain [J]. Comparative and Functional Genomics, 4 (1): 80-84.

Miller G A. 1995. WordNet: a lexical database for English [J]. Communications of the Acm, 38 (11): 39-41.

Rosati R. 2005. On the decidability and complexity of integrating ontologies and rules [J]. Journal of Web Semantics, 3 (1): 61-73.

Russell S J, Norvig P. 2010. Artificial intelligence: a modern approach (3rd ed.) [M]. Upper Saddle River, N. J.: Prentice Hall.

Shaw M L G, Gaines B R. 1992. The synthesis of knowledge engineering and software engineering [M]. Springer Berlin Heidelberg, 593 (12): 208-220.

Sirin E, Parsia B, Grau B, et al. 2007. Pellet: a practical OWL-DL reasoned [J]. Web Semantics: science, services and agents on the World Wide Web, 5 (2): 51-53.

Stearns M Q, Price C, Spackman K A, et al. 2001. SNOMED clinical terms: overview of the development process and project status [J]. Proc AMIA Symp, 662-666.

Tsarkov D, Horrocks I. 2006. FaCT++ description logic reasoner: system description [J]. Springer Berlin Heidelberg, 4130: 292 – 297.

Wang X, Qu H, Liu P, et al. 2004. A self-learning expert system for diagnosis in traditional Chinese medicine [J]. Expert Systems with Applications, 26 (4): 557-566.

Xiao S, Peng C, Wang Z, et al. 1996. Using the algebraic sum method in medical expert systems [J]. IEEE Engineering in Medicine and Biology Magazine, 15 (3): 80-82.

Zheng N, Wu Z. 2004. TCM-SIRD: an integrated aided system for traditional Chinese medicine sizheng [C]. IEEE Int. Conf. Syst. Man Cybern., 3864-3868.

3 中医药知识分析与建模

数千年来，历代医家著书立说，将中医对生命与疾病的认知，总结成为丰富、深刻的中医理论。这一理论体系源于中华民族古老的哲学思想，如元气说、阴阳学说和五行理论，对人体结构和功能，疾病的性质和分类，治疗的原则，以及方剂配伍的规律都有着独特的诠释。

为了理解和传承这一理论体系，我们首先需要理解中医的思维方法。"取象比类"是贯穿中医知识体系的思维模式，与中医其他的思想方法共同构成了中医"象思维"。在"象思维"的影响下，中医发展出了一个庞大的常识性知识体系，它源于经验和自然哲学，而非形式逻辑。当前知识表示领域中流行的谓词逻辑和描述逻辑等演绎色彩强、语义严谨的逻辑体系，不能直接应用于中医药领域。近年来，领域本体成为知识分析和建模的一种有效方法。本体在构建领域概念体系的基础上，还能够描述复杂领域逻辑，这符合中医理论知识表达的需要。

在本章中，追溯"象思维"的思想源流，将其与认知语言学中的"隐喻"进行比较分析，进而提出一套与之相适应的建模方法。接下来，针对中医药领域知识的复杂性、模糊性和争议性，提出了基于本体和语义网技术的中医药知识建模方法，为中医药领域的知识工程师和领域专家提供参考。

3.1 概　　述

中医对生命与疾病的认知是中华民族的非物质文化遗产。这种认知是基于中华民族传统文化产生的认识人体生命现象和疾病规律的一种医学知识。中医生命与疾病的知识起源于传说中的黄帝、岐伯时代，以《黄帝内经》为标志的中医生命与疾病知识体系的形成至今已有 2000 多年的历史。中医生命与疾病知识主要包括阴阳、五行、藏象、经络、疾病与证候、病因病机、辨证、治则治法、五运六气等内容。中医生命与疾病的认知是构成中医学知识的核心，对中医养生、诊法、疗法、方剂、中药、针灸及临床实践的各个环节发挥指导作用。但是，中医受西方医学的影响，能够理解和传承这一知识的人日渐减少。中医面临保存与发展的困境，亟待得到尊重、保护和发展。

为了传承中医药非物质文化遗产，需要对中医理论和知识体系进行系统整理与分析。中医团体已开展了一系列针对中医理论的整理工作，包括分析中医理论体系，建立中医理论数据库，研制中医理论信息模型等。这些工作为中医临床和实验研究提供了有效的信息支持，促进了中医学术的发展。近年来，学者们致力于将知识工程技术引入中医药领域，对中医药领域知识进行获取和存储，并构建模拟中医名家思维模式的专家系统，以支持中医药知识管理、中医临床决策支持等应用。

中医药领域知识建模，是中医药知识工程中的重点和难点问题。知识建模就是通过一个模型来表达知识，它属于形式化的知识表达方法。技术人员所熟知的 UML 图和 ER 图等都可以被视为知识模型。领域知识建模（domain knowledge modeling）是使用某种知识建模方法，将特定领域中的知识结构化的过程。

知识分析（knowledge analysis）是知识获取和知识建模之间的一个必要的中间环节。实现知识获取与知识建模的无缝衔接，是一件困难的任务。特别是对隐形知识而言更是如此。知识分析则可在知识获取与知识建模之间建立桥梁。《中医药创新发展规划纲要（2006-2020年）》中指出"中医药知识分析是中医药传承研究中的重要任务，它旨在运用信息技术和数据挖掘技术，开展名老中医学术思想、临床经验和辨证论治方法的总结研究，以及古籍和文献的整理、挖掘研究"。中医药作为一门具有几千年历史的传统医学，其内容精华与糟粕并存。中医药遗产的去芜存菁，需要可靠的知识分析手段。通过知识分析方法研究中医药领域，是为了发现一些有价值的思想、规律和模式，并能有助于领域专家去除一些虚妄的内容。因此，知识分析方法有助于中医药文化遗产的扬弃取舍。

本体是1990年代开始出现的知识建模方法，也是本书主要讨论的知识建模手段。领域本体的核心任务是捕捉领域中存在的概念体系，并将概念体系准确地表达出来。基于领域本体，可以进一步构建本体知识库，来实现有效的知识管理及基于知识的系统。中国中医科学院研制了大型中医药领域本体——中医药学语言系统（TCMLS），对中医药领域的概念和术语系统进行了完整的表达，被广泛用于中医药学研究，验证了将本体工程方法引入中医药领域的可行性。当前，学术界已经开展了基于本体的中医知识模型研究，然而主要停留在知识框架和分类学研究层面，并未涉及中医理论中复杂逻辑的表示。在语义网领域出现了一些表达能力强的语言，包括OWL和RIF等，能胜任中医药领域知识建模的任务，但尚未得到广泛的使用。

在本章中，采用本体和语义网技术，以"取象比类"思维方式为线索，选取中医理论中的若干元素，对中医知识进行分析与建模。基于语义模式，对中华传统文化中特有的"取象比类"思维方式进行辨析，并探讨其在中医药领域中的应用。据此，建立中医药领域知识模型，提炼中医药领域语义模式，并将中医药领域中的因果关系表示为逻辑规则。将中医学理论特有的概念、概念间的层次关系及语义关系清晰地表示出来。中医基础理论概念间的相互关系比较复杂，中医基础理论体系本身的结构也非常复杂，如何用本体语言确切描述中医基础理论的概念及概念间的关系是非常困难的过程。为此，提出使用OWL对概念进行定义，基于OWL推理机自动推理概念的语义关系。通过构建中医药领域本体，对中医药理论知识进行辨认、梳理、澄清和永久保真处理。本体建模的对象包括阴阳、五行、脏腑、证候、草药、方剂等基本概念，以及五行学说、藏象学说、辨证论治和方剂配伍等理论学说。

3.2　中医象思维的分析与建模

任何知识体系都来源于人类的思维活动。领域知识建模的前提，是理解该领域的核心思想方法。中医药与现代科学的显著区别在于，中医药领域主要使用"取象比类"的思想方法，而非科学上常用的演绎法或逻辑推理。"取象比类"是指基于一些具体现象（如昼夜交替、四时变换、农业生产等），通过类比的方法，研究和揣测诸如人体内部结构及病因、病机等不易观察、较为抽象的事物。"取象比类"又被称为"象思维"，它具有鲜明的文化特色，在中华传统文化的各个领域中具有广泛的应用，也在阴阳、五行、藏象等中医基础理论中贯穿始终。在"象思维"的影响下，中医发展出了一个庞大的常识性知识体系，它源于经验和自然哲学，而非形式逻辑。当前知识表示领域中流行的谓词逻辑和描述逻辑等演绎色彩强、语义严谨的逻辑体系，不能直接应用于中医药领域。

从另一方面看，这种思想方法又不是中医药领域独有的。建筑学、软件工程、文学艺术和体育等领域都强调形象思维、类比思维和创造性思维，而非逻辑推理。这些领域的知识都纷繁复杂，难于归纳于公式。笔者分析，在上述领域中，普遍存在的基本思想方法是模式识别和模仿。工程领域中的设计模式、认知语言学中的隐喻及武术中的套路等，都是从经验中归纳出的、可复用的模式。中医药及中国古代文化中的"象"，如阴阳、五行和八卦，都可以被视为模式，而"取象比类"，则是模式的抽取、比较和归类之意。

语义模式为基于模式的思维过程提供了一种建模工具，即适用于"象思维"建模，也适用于其他领域的知识建模和语义网应用设计。语义网为澄清人类的思想提供了新的工具，与传统的形式逻辑相比，具有分布性、群体性和可融合性等特点。笔者认为，中医"象思维"与认知语言学中的"隐喻"具有相似性，都可以抽象为概念网络中模式的涌现和匹配过程，并且适合用语义网技术进行建模。试基于语义网技术对中医"象思维"进行语义建模，并结合阴阳理论加以阐释。

3.2.1　中医象思维的基本思想

与古希腊哲学中的抽象逻辑的传统不同，中国传统哲学中更多地采用形象思维的方法，"取象比类"是其中最为常用的思维方式。不研究"取象比类"，就很难深入分析中医药理论，准确表达中医药知识。本节通过追本溯源，讨论传统形象思维的特点与模式，为语义模式的提出和中医药知识建模做出铺垫。

"取象比类"中的"象"，是传统哲学思维中的核心概念，在传统文化中俯拾皆是，如阴阳、五行和八卦等都是"象"。"象思维"作为中华传统哲学思维的主线之一，对中华传统文化的各个领域都产生了深远的影响。"取象比类"的思想方法是阴阳、五行和八卦的基础，在中医人体与疾病等中医药领域中有许多应用实例。"取象比类"是感性思维（包括本能、感知和直觉）与逻辑思维（logical thinking）之间的中间环节。这种思维方式是于意象、相似性和类比的形象思维。当一个人进行"取象比类"的思考时，构成其思维结构的有"形"、"意"、"意象"、"言"和"像"5种不同的心理元素。下面，从体现传统哲学思维的经典著作入手，分析"象"的准确含义。

（1）立象尽意：《易传》所总结的核心思想方法是"立象尽意"（见于《易传·系辞上》）。古人认为某些道理"只可意会，不可言传"。在"言不尽意"的前提下，力求"立象以尽意"。

魏玄学家王弼提出"夫象者，出意者也；言者，明象者也。尽意莫若象，尽象莫若言"及"得象而忘言"、"得意而忘象"等观点，强调"意义的表达要通过象"、"象的解释要通过言"，对意、象、言之间的关系做出了言简意赅的揭示。从知识共享的角度分析，传达者经过了"意-象-言"的过程，而接受者则经过了"言-象-意"的逆过程。"象"作为"言"和"意"之间的媒介，有效地弥补了"言不尽意"的欠缺。

（2）象数思维："象"不仅关联到具体的物象，而且关联到抽象的"数"，即王夫之所谓的"象数相依"。"象"不等同于完全抽象的数字、符号和观念，因为它还保留了原事物的具体特征。也就是说，"阴阳"不等同于抽象的数字 0 和 1，而是保留了明暗等直观特征。"象数思维"在经验与理论、具象与抽象及哲学与数学之间建立了朴素的连接。它与古代科学具有微妙的关联，具有向现代科学发展的潜力，是一种原科学系统。

（3）观物取象："立象"源于对事物的细致入微的观察。"象"对客观现象的模拟，不仅停留于外部表象，也体现出其内在本质。例如，"阴阳"是从"日光向背"这一直观体验中抽取的象，并被赋予了"矛盾统一体"这层抽象的含义。下面的话描述了古人始做八卦的过程："古者包牺氏之王天下也，仰则观象于天，俯则观法于地，观鸟兽之文与地之宜，近取诸身，远取诸物，于是始作八卦，以通神明之德，以类万物之情"（《周易·系辞下》）。

这段话体现出"八卦"的唯象主义色彩：古人从天、地、人、物的万象中发现了"八卦"的卦象，它正是唯象主义致力于发现的模式。一方面，卦象尽意，即通神明之德，"意"即意义，是由神明所创的自然法则，通过卦象得以反映；另一方面，"卦象"类万物之情，即与天地万象具有相似性。

综上可见，中医的象思维是面向复杂系统的形象思维方式，其特征包括涌现性、图像型和创造性等，与逻辑思维的简化性、抽象性和机械性有本质的不同。所以，不能将象思维简化为逻辑语言，应建立面向象思维的语义建模框架。下面我们从"疏肝理气"和"阴阳学说"这两个案例入手，来分析取象比类的思维结构，并给出对其进行语义建模的方法。

3.2.2　"疏肝理气"的语义建模

本节结合"疏肝理气"这一实际的中医案例，来分析取象比类的思维结构。中医认为"郁怒的病因是肝郁气滞，对应的疗法是疏肝理气（或称为泻肝）"。对中医思维过程的一种解释是：通过滞、疏和泄等文字，联想到"泄洪"的意象，即"水流被阻滞后，需要通过疏导来使之恢复畅通"。据此认为"肝气"被阻滞后，也可以通过疏导使之恢复畅通，即"泻肝"。也就是说，将"泻肝"类比为"泄洪"，从而产生了合理性的认知。这种思维方式属于意象、相似性和类比的形象思维，属于古人的取象比类。

在"取象比类"中，"象"实质上不是抽象数学模型（虽然"象"可能达到"数"），而是从许多具象中提取的语义模式。每个"象"可视为两个概念之间的映射：①原始概念，用于指称具体可见的事物；②引申概念，用于指称所有类似于原始事物的事物。取象比类表示一个认知过程：从具体而可见的事物中提取"象"，引申"象"的意义，使"象"具有更加广阔的内涵。

如图 3-1 所示，讨论通过"取象比类"产生"疏肝理气"这一疗法的思维过程。"取象比类"推理的合理性的关键，在于假设某个先验模式的存在。在本例中，须提出"气"的意象：气是构成天地万物（包括水和肝气）的本体，而水和肝气的运行都是气的运行的反映。气的运行模式透过具体事物（如水）的运行模式体现出来，或者说，肝气的运行模式模仿了气的运行模式。在一个理性的人假定气的存在，以及肝气和水都是气的特例这 2

个前提时，他就会认为本例中的推理是合乎逻辑的。鉴于经验知识无法证明气本身的存在，"泻肝"的治则合理但未必合情。它可以被视为一条假设，通过临床实践来检验其真伪。

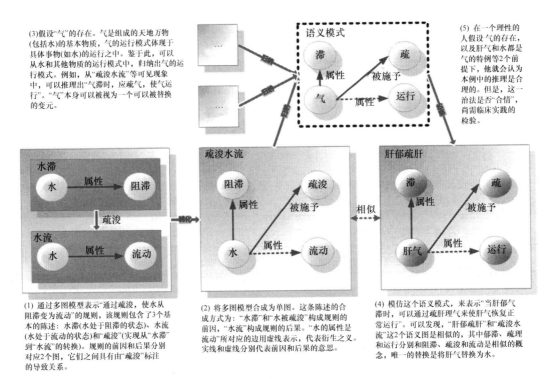

(3) 假设"气"的存在。气是组成的天地万物（包括水）的基本物质，气的运行模式体现于具体事物（如水）的运行之中。鉴于此，可以从水和其他物质的运行模式中，归纳出气的运行模式。例如，从"疏浚水流"等可见现象中，可以推理出"气滞时，应疏气，使气运行"。"气"本身可以被视为一个可以被替换的变元。

(5) 在一个理性的人假设气的存在，以及肝气和水都是气的特例等2个前提下，他就会认为本例中的推理是合理的。但是，这一治法是否"合情"，尚需临床实践的检验。

(1) 通过多图模型表示"通过疏浚，使水从阻滞变为流动"的规则，该规则包含了3个基本的陈述：水滞（水处于阻滞的状态）、水流（水处于流动的状态）和"疏浚"（实现从"水滞"到"水流"的转换）。规则的前因和后果分别对应2个图，它们之间具有由"疏浚"标注的导致关系。

(2) 将多图模型合成为单图。这条陈述的合成方式为："水滞"和"水被疏浚"构成规则的前因，"水流"构成规则的后果。"水的属性是流动"所对应的边用虚线表示，代表衍生之义。实线和虚线分别代表前因和后果的意思。

(4) 模仿这个语义模式，来表示"当肝郁气滞时，可以通过疏肝理气来使肝气恢复正常运行"。可以发现，"肝郁疏肝"与"疏浚水流"这2个语义图是相似的，其中郁滞、疏理和运行分别和阻滞、疏浚和流动是相似的概念，唯一的替换是将肝气替换为水。

图 3-1 从"疏浚水流"到"肝郁疏肝"的取象比类思维过程

3.2.3 阴阳学说的语义建模

本节以"阴阳"为例，解释取象比类法的一般过程。"阴阳学说"运用阴阳对立统一的观念来阐述人体生命活动，以及人与自然、社会等外界环境之间相互依存的关系。世间的千变万化都源于阴阳之间持续的互动。阴阳平衡是维持人体正常生命活动的基础，阴阳失调则导致疾病的发生变化。阴阳是传统文化中用于描述和分析客观世界中的复杂关系的概念框架之一。

阴阳学说被用于中医药的诸多方面，包括人体结构、生理功能、病理功能、诊断治疗等。例如，脏腑功能及位置可根据阴阳的理论做出分类。身体上部属阳，身体下部属阴；体表属阳，体内属阴；四肢外侧属阳，四肢内侧属阴。这些隶属关系与阴阳的象征意义是完全一致的。进一步来说，六腑属阳，五脏属阴；且每一脏腑可进一步分为阴及阳，如心阴及心阳，肾阴及肾阳等。又如，在精气学说中，阴阳与气结合用于说明人体的动态变化，发展出一套精微、复杂的精气学说。其中，阴气和阳气是对立的范畴，它们分属阴与阳。

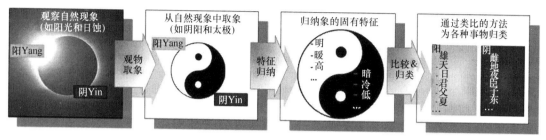

图 3-2　从阴阳学说看取象比类的基本过程

如图 3-2 所示，围绕"阴阳"的取象比类过程包括如下的步骤。

（1）观象：从日常生活中具体可见的现象中抽取"象"，并识别"象"的特征。例如，"阴"原指山坡背着日光的阴影部分，而"阳"原指山坡向着日光的光明部分，故"阴阳"的本义是"日光的有无"、"明暗的变化"和"昼夜的交替"这些最为普通的经验。阴阳进一步引申为自然中一切物质所普遍蕴含的两种相反相成、相互作用的力量。其中，阴（由符号'--'表示）代表一种承载、抑制和雌性的力量（以暗、黑、冷、湿、低等为特征）；阳（由符号'—'表示）代表一种升腾、扩张和雄性的力量（以明、亮、热、干、高等为特征）。

（2）立象：取象过程的最终结果是"象"的确立。"阴阳"的象就是众所周知的太极图。太极图以一条曲线将圆形分为阴阳两半，阳为白中带一黑点，阴为黑中带一白点。阴阳的象表达了阴与阳之间相互矛盾又相辅相成的关系，包括阳中有阴、阴中有阳、阳消阴长、阴消阳长、阳中求阴、阴中求阳等丰富的内涵。阴与阳之间的既对立制约又互根互用的动态平衡，解释了自然界千变万化的表象背后的秩序与和谐。

（3）比较：比较"象"与各种事物之间特征的同一性或相似性。将阴阳与刚柔、日月，天地、男女，生死等进行比较，发现相同或相似的特征。比较过程的特点是具象与范式/共相之间的互动，包括以下几点。

1）使用具体、形象的事物来说明某种共通的观念。

2）将共通的观念应用于具体事物。

3）通过具体事物的联想和比较来启发思维。

例如，古代医家在思考"方剂配伍"的问题时，会联想到"主辅关系"的观念，进一步联想到"君、臣、佐、使"的具象，从中得到启发；在思考"脏腑关系"的问题时，会联想到"五行生克"的观念，进一步联想到"金、木、水、火、土"五材之间的具体互动，亦从中得到启发。

（4）归类：根据事物的特征将它们分类。阴阳进一步用于描述其他相反相成的对立统一体。例如，说天地关系也属于阴阳关系，其中天属阳，地属阴。在中国古文，尤其是中医典籍中，经常出现"属"这个谓词，如男属阳、肝属木、张三属牛等，其中"阳"、"木"、"牛"都是"象"，"男"、"肝"、"张三"分别是这些象的实例。

下面转入对"取象比类"过程的语义分析和建模。给出围绕"阴阳"的取象比类过程，如图 3-3 所示。

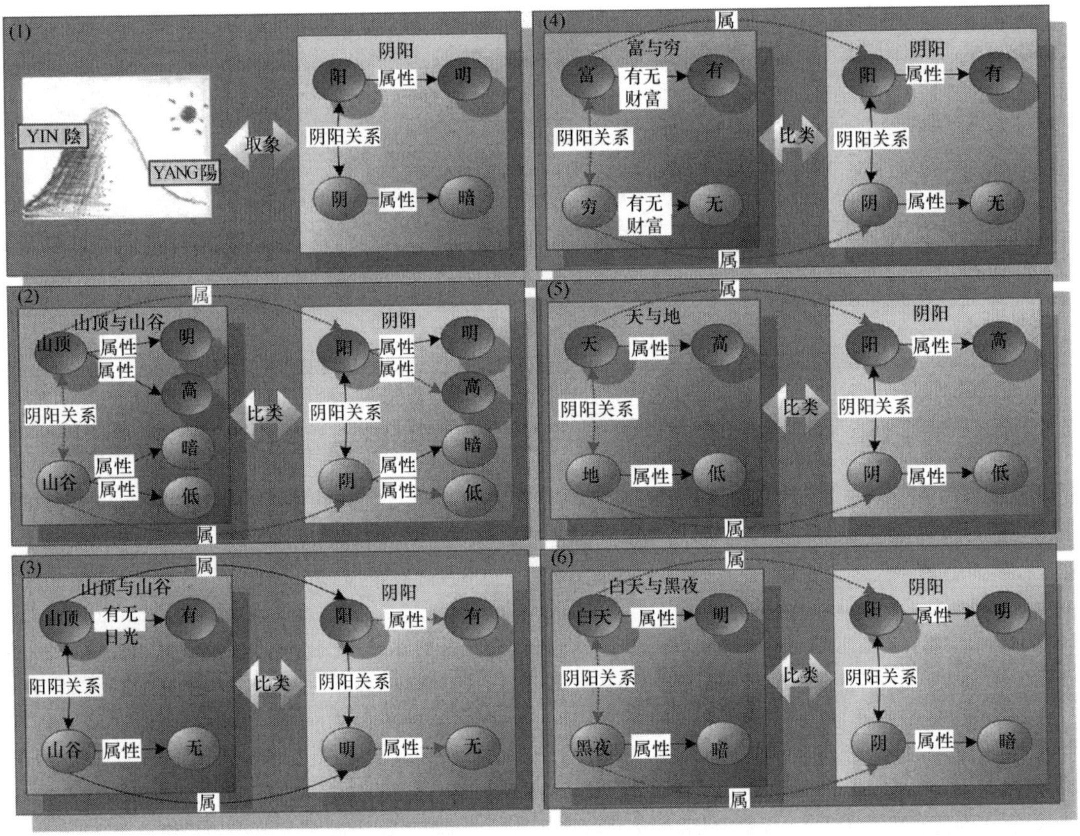

图 3-3 围绕"阴阳"的取象比类过程

（1）观象：从日常生活中提取"阴阳"的象，阴和阳是古代日常生活中的词汇，古义分别是背日和向日，起初并无任何哲学内涵。

（2）立象：建立"阴阳"，是一个对立统一体，它包括一个属阴的事物，和一个属阳的事物。阴阳 = 阴 or 阳. \\ 阴阳是阴与阳的整体，阴阳即是"阴或阳"的意思。阴 owl：disjointWith 阳. \\ 万事万物不能既阴且阳。阴 = not 阳. \\ 万事万物不能无所谓阴阳。阴阳 = owl：Thing \\ 万事万物非阴即阳，故而阴阳作为"阴或阳"等价于事物。阴阳关系 = （属阴者是 exactly 1）and （属阴者是 exactly 1）。

（3）立意：定义"明"和"暗"的概念；再为阴和阳赋予原始内涵，即明和暗。明暗 = 明 or 暗 or 无所谓明暗。明暗 = owl：Thing。明者 = （has_Property value 明）。暗者 = （has_Property value 暗）。暗者 isa 阴. \\ 暗者为阴。明者 isa 阳. \\ 明者为阳。

（4）与"高低"比类：通过比类法将"高低"这对范畴纳入阴阳体系。引入"山"的具象：山顶高且明，山谷低且暗。可知山顶为阳，山谷为阴。鉴于高处非阴即阳，且和阳存在交集（即山顶），推出高处属阳；类似地，推出低处为阴。

高低 = 高 or 低 or 无所谓高低。高处 = （has_Property value 高）。低处 = （has_Property value 低）。山顶 isa 高处 and 明者。山谷 isa 低处 and 暗者。高处 isa 阳。低处 isa 阴。

（5）与"有无"比类：通过比类法将"有无"纳入阴阳体系。引入"太阳"的具象："有"日为明，"无"日为暗。则"有"不可能属阴，"无"不可能属阳。若定要在有、无之间划分阴阳，则必是"有"属"阳"，"无"属"阴"。

（6）与"富贫"比类：通过比类法将"富贫"纳入阴阳体系。引入"财产"的具象：富者有财，贫者无财。富者的特征是有，故属阳；贫者的特征是无，故属阴。

（7）与"贵贱"比类：通过比类法将"贵贱"纳入阴阳体系。引入"地位的具象"：贵者地位高，贱者地位低。故此贵者属阳；贱者属阴。

（8）与"天地"比类：通过比类法将"天地"纳入阴阳体系。天高地低，所以天属阳，地属阴。

依此类推，在"比类"的过程中，发展出一系列"阴"和"阳"的本质特征和引申特征，并将一系列实例纳入阴阳系统，如表 3-1 所示。

表 3-1　阴阳系统

本意	本质特征	引申特征	实例
阳明	高有生扬强予	大富贵达暑白乐	天乾君父夫男春夏昼长婚言
阴暗	低无克抑弱受	小贫贱穷寒黑哀	地坤臣子妇女秋冬夜少丧默

取象比类过程符合"开放世界假说"，即假设阴与阳具有多种未知的特征，而人们需要不断提供具体的资料来明确这些特征。并且，取象比类需要先验知识的支持，即假设"万事万物非阴即阳（不能无所谓阴阳或既阴且阳）"，并在语义投射的过程之中不断地丰富阴、阳的内涵。

3.2.4　藏象学说的语义建模

中医人体学的研究目的，是研究中医疾病的病因和病机，找到合理的中药加以治疗。中医人体学的代表性理论被称为"藏象学说"，它是中医关于人体结构和生命现象的基础理论，研究内容包括五脏和六腑的生理功能和病理变化。与现代医学使用解剖学方法不同，藏象学说遵循"取象比类"的方法来把握人体的整体功能。藏，通"脏"，指藏于体内的内脏；象，即"取象比类"中的象，是内脏表现出来的征象。中医认为，内脏虽存于体内，但其生理、病理变化，都有征象表现在外。藏象学说，是通过观察人体外部征象来研究内脏活动规律的学说，如图 3-4 所示。

藏象学说强调人体是一个有机联系的整体，以五脏六腑为核心。其中，"五脏"是指心、肝、脾、肺、肾，"六腑"是指胆、小肠、胃、大肠、膀胱、三焦。脏腑本质上是身体的功能单位，并非解剖结构。中医脏腑（如心、肝、胃等）与西医中相对应的脏腑相比，均有更广的意义和应用。

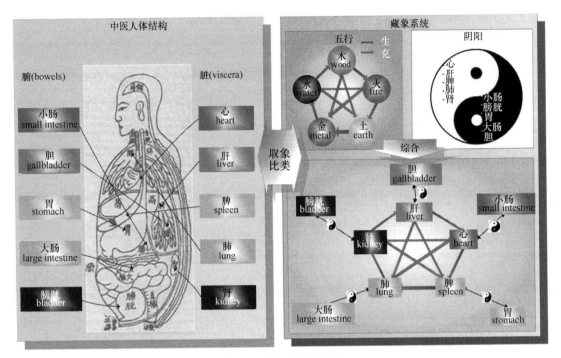

图 3-4　藏象理论示意图

　　藏象学说建立在阴阳学说和五行学说的基础上，通过"取象比类"的方法构造脏腑的象征模型。这个模型刻画了脏腑的阴阳、五行属性，和脏腑之间的表里对立和生化克制的关系，从而解释脏腑的生理功能和病理变化。如图 3-5 所示，脏腑、精气和阴阳之间的关系可通过语义图表达，在图之间通过"属"的语义关系建立关联。

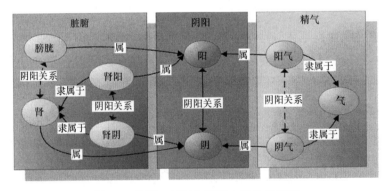

图 3-5　脏腑、精气和阴阳之间的关系图

　　中医学运用五行学说阐述人体与自然界、人体各部分之间的联系及疾病发生、发展的机制，并用以指导疾病的治疗。肝属木，藏血，主疏泄；心属火，主神，主血脉；脾属土，统血，主运化；肺属金，主气，主呼吸；肾属水，主水，主生殖。这种应用的前提是，通过类比思维方法建立五行和五脏之间的对应关系。进而，根据五行的语义信息，推导出脏腑之间的互动关系（图 3-6）。以下列举几个运用五行学说解释人体运行的例子。

（1）肝肾同源：肝属木，肾属水。水生木，引申出肝肾同源的说法。

（2）肝木乘土：肝属木，脾属土。肝木乘土是中医病理学术语，肝气疏泄太过，犯脾胃，影响脾胃消化功能。

（3）培土抑木："肝木乘土"的治法为"培土抑木法"，即培补虚弱之脾土，抑制肝胆疫毒之气。

（4）土壅侮木：若脾的功能过盛，克制脾的肝会反受脾所制。过盛的脾所生的湿热，会郁于体内，影响肝、胆，该病情被称为"土壅侮木"。

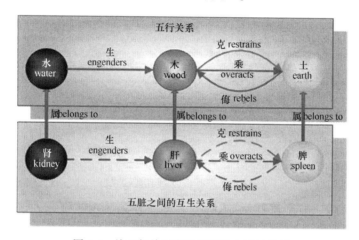

图 3-6　从五行关系中导出五脏之间的关系

3.2.5　小　　结

"象思维"是中医的核心思维模式，在阴阳、五行、藏象等中医基础理论中贯穿始终。中医"象思维"的语义建模和计算模拟，对于建设面向中医药领域的语义网，以及构建辅助中医临床实践的"智能体"起到了基础性作用。本文对"象"的概念和"取象比类"的方法进行了分析与建模。下面总结"取象比类"思维的主要特点。

（1）形象性：形象性是"取象比类"思维最基本的特点。"象"反映的是事物的形象与意义的融合，其表达工具是图形、图像、图式等形象性符号。"取象比类"的思维形式是直觉和想象等方法。"取象比类"的形象性使它具有生动性、直观性和整体性等特点。

（2）跳跃性：在"取象比类"思维中，可以从一个具象跳转到另一个具象，这两个具象之间可能是相关、相似或毫无联系的。相比之下，严谨的逻辑思维，是由连贯的推理过程构成的。

（3）想象性："取象比类"主要通过想象，完成"象"的创造及围绕"象"的比类。具有主观性和臆测性，产生似真的假设，有待于逻辑的证明或实践的检验。相比之下，逻辑思维力求推理的严密性，每个推论都依据已有的知识做出，保证了知识的正确性。

（4）粗略性："取象比类"对问题的分析是粗略的，适用于对问题的定性分析，不适合计算精确的数量关系。

从语义学角度来看，"象"可以被理解为在各个文化领域（包括中医药）中被重复套用的语义模式。"取象比类"是基于语义模式的形象思维过程，它涉及基于模式的归纳、类比和归类等操作。"象"在被运用的同时，也不断丰富自身的内涵，从而发展为系统性学说（如阴阳学说、五行学说）。鉴于此，"取象比类"是兼具模仿性和创造性的过程。

从知识建模的角度分析，取象比类过程符合"开放世界假说"。可以采用语义网来表达概念网络中模式的涌现和匹配过程，从而对中医"象思维"进行语义建模。

3.3　面向中医五行理论系统的知识建模

作为中医核心理论，五行理论系统地阐述了五类物质相互间相生、相克、相乘、相侮的作用关系。在五行模型中，描述了五行元素的生克关系和外延概念，其中包括脏腑、经络、病因病机、治则治法和自然环境因素，还适当涉及精气理论和阴阳理论，为中医五行病理病机辨证、计算机辅助教学和外延模型提供推理服务。宓金华、高博等构建了基于本体的中医五行理论系统知识模型，描述中医五行基础理论，并开发应用系统以实现五行理论的展示和推理。

3.3.1　五行本体模型

五行模型基础框架由6大部分组成，即五行元素、自然因素、人体因素、生理概念、病理概念、治疗概念6大部分。

3.3.1.1　五行元素

五行元素既是指代木、火、土、金、水5种基本物质，也是由此5种物质的运动变化规律抽象出来的5种属性，用于各元素基本的五行属性定义。如五味下的"咸"，其本体属性"属"定义为"水"。

3.3.1.2　自然因素

中医学在天人相应思想指导下，以五行为中心，以空间结构的五方、时间结构的五季、人体结构的五脏为基本框架，将自然界的各种事物和现象及人体的生理、病理现象，按其属性进行归纳，从而将人体的生命活动与自然界的事物或现象联系起来，形成了联系人体内外环境的五行结构系统，用以说明人体及人与自然环境的统一。在自然因素项下基本构成元素有五化、五味、五季、方位、五气、五色、五音，即自然因素的2级框架结构。

3.3.1.3　人体因素

人体因素描述人体内部各种生命活动的物质组成基础，其中包括脏腑、经络、精、气、血、津液、神、形体、官窍、情志、体液等，是人体正常生命活动的基本保障。五行理论指导中医辨证主要是通过脏腑，以五脏为中心构建生理、病理系统。经络中比较重要的"十二正经"与五行有较好关联性，已纳入五行模式本体，比较难以归纳入五行系统的奇经八脉和过于微细的经筋、皮部等没有选取。脏腑和经络的主要功能等也将放入"生理概念"项下，病态状态收入"病理概念"下。

精、气、血、津液、神是人体脏腑经络、形体官窍进行生理活动的物质基础，是构成人体和维持人体生命活动的基本物质。五行模型中，深入理解人体基本物质的实质，以所处部位区分，如"气"项下分为心气、肝气、脾气、肺气、肾气、胃气等，定义"心气"为"位于""心（心脏系统）"的"气"，并以此类推定义精、血、津液、神。其中，较少涉及的心津、肾血等概念作为保留因素项，但在进行生理、病理逻辑推理的时候没有相关路径，不影响病理推理，符合五行理论。根据各个脏腑物质的状态表示五脏辨证状态，以推导六腑的生理、病理现象。精、气、血、津液、神的生理关系（全身性关系），如图3-7所示，模型将它们和五行理论结合，解释了复杂的证候转化。

形、窍、志、液、外荣、面色等人体外围属性，同时也在人体因素中被单独定义了出来，五脏与它们的关系定义于属性中。如官窍下"鼻"，其属性定义为"金"，此外在脏下"肺"因素中，与"鼻"的关系推导定义为"开窍于"，而"肺"也属"金"。每个因素都有多种逻辑关联与其他因素相联结，尤其是症状病症推理，可以很方便地进行推导，如图3-8所示。

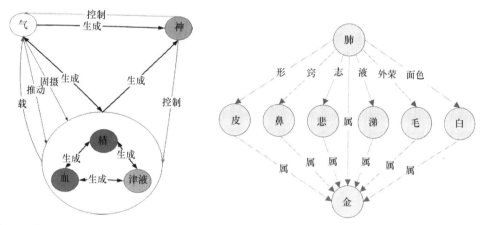

图 3-7 精、气、血、津液、神的生理关系　　图 3-8 形、窍、志、液、外荣、面色和脏
　　　　　　　　　　　　　　　　　　　　　　　　腑的关系（以"肺"为例）

3.3.1.4 生理概念

生理概念描述了人体因素的状态，已纳入模型的概念主要有体质、脏腑功能、脏腑特性；待定义项有经络循行部位、经络功能。脏腑特性描述脏腑的主要特性，如"肝主升发"。脏腑功能描述了脏腑的主管功能过程，如"肝主藏血"。

3.3.1.5 病理概念

病理概念现已设定项目包括病因、病机、传变、症状。病因主要设立了内因和外因两项，其中内因主要为七情（喜、怒、忧、思、悲、恐、惊）过激致病，外因主要为六淫（风、寒、暑、湿、燥、火）外感致病，根据《黄帝内经》记述导致关系如图3-9所示。痰饮、瘀血等病理产物致病不是初始致病因素，所以没有纳入。病机项目下主要内容为证候，证候指疾病发生和演变过程中某阶段及患者个体当时所处特定内、外环境本质的反映。病机按照脏腑辨证优先分立，即设立脏腑病机，脏腑病机下按功能失常、精失常、气失常、血失常、津液失常等分类。在病机与生理概念中的功能项，以及人体因素中的精项、气项、血项、津液项、神项之间建立逻辑关系。例如，"肝气"指向肝气的状态集合，其中包含肝气的健康状态、亚健康状态和疾病状态，当对个体病机推理时，个体的肝气将指向集合中的某一个或几个状态，如图 3-9 所示。同时，证候与指代的症状集合形成等价关系，通过症状和疾病进行匹配，完成辨证。按照中医理论，疾病是一个时间轴上的证候序列，模型中建立证候的时间先后关系，实现推理。

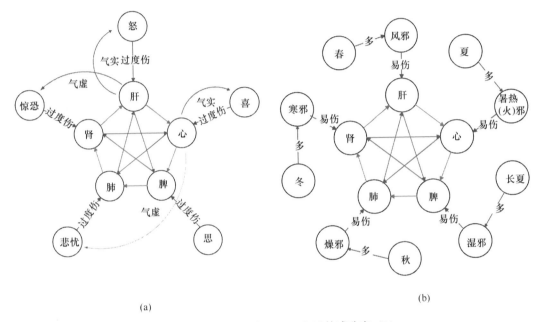

(a)   (b)

图 3-9 情志过激致病（a）；六淫外感致病（b）

特别的是，在五行模型中导入"气分阴阳"理论，以更简洁明了地阐述阴虚、阴虚阳盛、阳虚、阳虚阴盛、阴阳两虚等各项状态。设立阴、阳两条轴线，大于正常状态的为亢奋状态，小于正常状态的为不足状态。因为阳气具有温热、兴奋特性，阴气具有寒凉、抑制特性，因此在阳>阴的区域，临床表现为发热、亢奋的症状；而在阴>阳的区域，临床表现为寒冷、抑制的症状。则可以推导出气的 8 种基本病理状态即阴阳两虚、阳偏衰、阳虚阴盛、阴偏盛、阴阳两盛、阳偏盛、阴虚阳盛、阴偏衰。同时将气机（即气的运动）速度考虑在内，视为垂直于阴阳平面的轴，减慢则出现气滞，最终趋向于气闭，即气不能外达而郁结闭塞于内；气机运动速度加快最终趋向于气脱，即气外出太过而不能内守。中央位置为人体的最佳生理状态，如图 3-10 以肝气为例进行表示，曲线箭头表示证候的时间先后发生顺序。

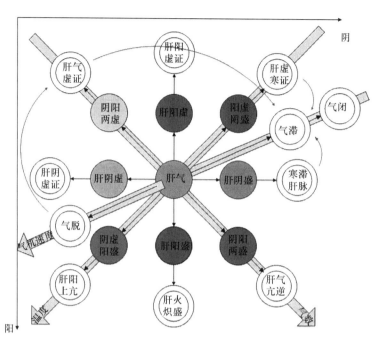

图 3-10   肝气状态

3.3.1.6   治疗概念

治疗概念主要分为治则、治法、方剂、中药 4 大项目。五行模型主要着眼于人体生理、病理的变化推导。治则、治法按照病机中的具体证候及治则治法本身和五行的关系对应设置，添加属性关联。而方剂和中药使用程序自动导入现有的数据库内容，方剂按所对应的证候脏腑归属纳入五行分类，中药定义性味、归经来纳入五行分类体系。

3.3.2   五行模型展示和推理工具

五行模型形式化地描述了中医基础五行理论，可以应用于中医理论展示教学和中医脏腑疾病辨证计算机辅助诊断等领域。目前，五行模型展示和推理工具已经提供了部分功能。在理论展示辅助教学方面，用户可以观看五行三维模型的展示，选择脏腑模式，点击脏腑节点，并在气血精液节点，观看脏腑气血精液模型的展示，图 3-11 展示了肺气的三维模型。

在中医脏腑疾病辨证方面，用户可以选择内因或外因，系统自动进行辨证推理，得到如图 3-12 所示的结果。从图 3-12

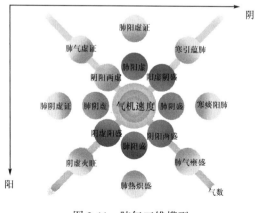

图 3-11   肺气三维模型

可以看到自动辨证推理的结果，上层为证候时序图，展现了随着病情加重的证候变化。当用户点击某一证候时，系统给出此证候的主体和症状，解释此证候的内涵。其中主体表示了病变的人体组成部分，用户可以双击观看其三维模型，症状则描述了证候表达的症状集合。同时，用户可以展开治疗方法，观看此证候应该采用的治则、治法、方剂、中药，指导治疗，对疾病进行外在干预。用户还可以通过点击证候之间的箭头，观看转变内在过程，深入了解转变原因。

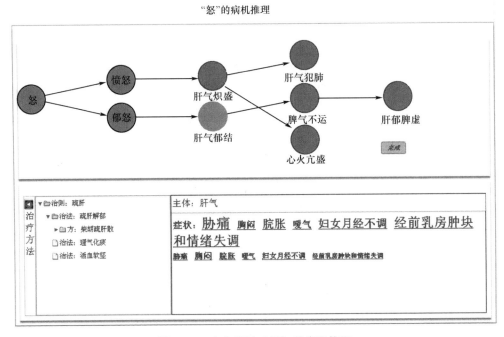

图 3-12　内在病因"怒"的病机推理

3.4　面向中医证候的知识建模

中医证候是中医辨证论治思维的基础，中医内科学的核心内容。中医秉承整体观来认识疾病，并使用证候来概括患者的病情。证候是机体在疾病发生过程中，某一阶段之病因、病位、病性、病状、病机的综合概括，表示患者在该阶段正邪双方的状况和发展趋势。证型是具有标准名称的证候类型，它是由包括阴阳、五行、脏腑和精微物质在内的中医术语所构成的复合概念。

中医证候知识建模，是研发中医临床知识库和决策支持系统的基础。中医证候学的知识体系具有结构复杂、表达方式多样、模糊性强等特点，增加了知识建模的难度。OWL是语义网中的一项核心技术，它具有丰富的表达方式和成熟的推理机，用于构建内容丰富、逻辑严谨、可在万维网上发布和交换的领域本体。OWL为构建中医证候本体提供了潜在的解决方案。在本节中，结合具体案例讨论如何基于 OWL 对中医证候知识进行建模，提出了针对证候层次结构、证候特征、证候-疾病复合概念及"证候加减"的知识建模方法，以期为中医临床知识库和决策支持系统的建设者提供参考。

3.4.1 证候层次结构的构建方法

证候层次结构，是指证型之间通过上下位关系构成的层次结构。使用证候层次结构，可对纷繁复杂的病理变化及临床表现进行统一的分门别类。证候分类的基本原则被称为八纲。各种证候按照病变位置的深浅分为表证和里证；按照病性分为寒证和热证；按照邪正斗争的力量对比分为虚证和实证。另外，可将证候总归为阴阳两大类，其中里证、寒证和虚证属于阴证；表证、热证和实证属于阳证。除八纲之外，证候的分类方法还包括"精气血津液证候（如气、血、精、津液等）"、"脏腑证候（如胃、脾脏、肠道等）"和"经络证候（如足太阴脾经证、足阳明胃经证等）"等。

在 OWL 语言中，"类"定义了一组具有共同特征的个体，这些个体被称为这个类的实例。可将每个中医证候定义为一个"类"，并通过"rdfs：subClassOf"来定义证候之间的层次关系。例如，下面的 OWL 公式将"脏腑证候"定义为"证候"的子类：

Class：脏腑证候

SubClassOf：

证候

用 OWL 可声明一个类的多个父类。例如，下面的 OWL 公式将"脾虚气陷证"声明为"脾脏证候"、"气证"和"虚证"的共同之类：

Class：脾虚气陷证

SubClassOf：

脾脏证候，气证，虚证

通过上述声明，可实现中医证候的分类，对中医证候知识进行合理组织。在中医证候本体中，可将"证候"分为"八纲证候"、"精气血津液证候"、"脏腑证候"、"经络证候" 4 类：①"八纲证候"可被细分为"阴证"、"阳证"、"虚证"、"实证"、"寒证"、"热证"、"表证"和"里证"；②"精气血津液证候"按"气"、"血"、"精"、"津液"证候涉及的人体物质对证候进行分类；③"脏腑证候"按证候所位于的器官对证候进行分类；④"经络证候"可被细分为足太阴脾经证、足阳明胃经证等，"足阳明胃经证"可分为"协热下利证"和"阳明腑实证"等。

可将具体的中医证候纳入这个框架之中。下面以"气虚证"等证候为例，介绍对证候进行归类的方法。"气虚证"有多种分类的维度：从"八纲辨证"的角度分析，它属于"虚证"；从"精气血津液证候"的角度分析，它属于"气证"；从"脏腑证候"的角度分析，它属于"脾脏证候"。鉴于此，我们同时将"气虚证"定义为"气证"、"虚证"和"脾脏证候"这 3 个类的子类。可进一步定义"气虚证"的子类，包括"气虚下陷证"、"气虚不摄证"、"气虚发热证"、"气虚咳嗽证"等。例如，"气虚发热证"在八纲辨证体系中属于"热证"和"虚证"，在精气血精液辨证体系中属于"气证"。又如"气虚阳微证"在八纲辨证体系中属于"寒证"和"虚证"，在精气血精液辨证体系中属于"气证"；在脏腑辨证体系中属于"胃证候"。

下面以八纲辨证为例，介绍用 OWL 语言表达证候层次结构的具体方法。如图 3-13 所示，在该结构中，根节点即为"证"；第二层分为阴证和阳证；第三层中阴证分为寒证、虚证和里证，阳证分为热证、实证和表证。可以通过 OWL 对这些证候进行定义。例如，可以将"阴证"定义为"证候 and（has_property some 阴）"。另外，可以通过"owl：disjointWith"表达类之间的互斥关系。例如，"｛寒证 owl：disjointWith 热证．｝"表明"寒证"和"热证"是一对互斥的范畴。

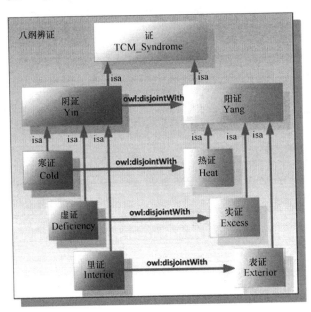

图 3-13　八纲辨证的层次结构

本节主要研究虚证和实证，用于分辨病程中正与邪的力量对比。中医学认为，疾病的发生是正邪消长的表现。中医中的"邪"大致相当于现代医学中的病原体，而"正"大致相当于现代医学中的人体免疫系统。实证指邪气盛实，虚证指正气虚弱。凡机体功能衰退、低下和不足，或维持生理活动的物质缺损所引起的一类证候，均称为虚证；凡邪气较盛而正气未明显虚弱的病证，均可称为实证。如图 3-14 所示，下面定义一系列的证型。

阳虚是一种抽象的证型，指的是机体内某种阳的亏虚。换而言之，阳虚会影响（affects）机体中的阳：

Class：阳虚

SubClassOf：虚 and（影响 some 阳）

肾虚是位于肾的证候的统称。证候可以指定疾病的病位，即疾病的影响所发生的位置。例如，肾虚是影响肾中的正气（可以是气、血、阴和阳）的证候，这一定义可以表示如下：

Class：肾虚

SubClassOf：虚 and（位于 some 肾）and（影响 some（part_of some 肾））

肾阳虚指出肾阳是亏虚的。其中，术语肾阳是肾中之阳的意思，它是机体中阳气的根源。我们可以将肾阳定义为"阳 and（part_of some 肾）"，并将肾阳虚表示如下：

Class：肾阳虚

EquivalentTo：虚 and（影响 some 肾阳）

同理，可以将脾阳虚定义为"虚 and（位于 some 脾）and（影响 some 脾阳）"。最后，可以将脾肾阳虚定义为"脾和肾中阳气的不足所造成的疾病"：

Class：脾肾阳虚

EquivalentTo：虚 and（位于 some 脾）and（位于 some 肾）

and（影响 some（阳 and（part_of some 脾）））

and（影响 some（阳 and（part_of some 肾）））

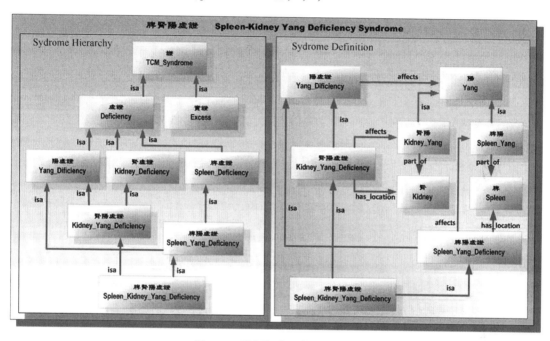

图 3-14　脾肾阳虚证的语义表示

根据这些本体定义，一个推理机可以自动推理出脾肾阳虚、肾阳虚、脾阳虚、阳虚、肾虚和虚之间的隶属关系。另外，可以将多个证型组合起来，构成更加复杂的证型。例如，脾肾阳虚也可以被定义为脾阳虚和肾阳虚的交："肾阳虚 and 脾阳虚"。

3.4.2　证候概念内涵及特征的建模方法

证型是具有标准名称的证候类型，它是由包括阴阳、五行、脏腑和精微物质在内的中医术语所构成的复合概念。OWL 为描述复合概念提供了丰富的表达方法，支持我们对证候的内涵和外延做出精确的描述。例如，可以将"胃证"定义为"位于胃部的证候"的统称：

Class：胃证

EquivalentTo：证候 and（位于 some 胃）

又如，可将"阴证"理解为"与'阴'有关的证候"，据此给出"阴证"的 OWL 定义：

Class：阴证

EquivalentTo：

证候 and （概念上相关 some 阴）

OWL 可被用于表达证候的各种特征，表达诸如"某证候表现为某症状"、"某证候被某方剂治疗"等语义关系，并支持自动推理。例如，根据《中医内科学》，气虚证的症状包括"少气"、"懒言"、"无力"等。可用"由……组成"来表达证候与症状之间的关系，并可通过 SubClassOf 和 some 表达证候的特征：

Class：气虚证

SubClassOf：

由……组成 some 乏力，由…组成 some 少气，由……组成 some 懒言，…

又如"肝郁气滞证表现为腹中胀痛，治疗方法为柴胡疏肝散"可被表示为：

Class：肝郁气滞证

SubClassOf：

由……组成 some 腹中胀痛，被治疗 some 柴胡疏肝散

基于证候层次结构，可以实现证候特征的自动继承：若在本体中定义"气虚证"的症状为"少气"、"懒言"、"无力"等，则"气虚证"的子类（如"气虚发热证"）将自动继承这些症状，而无需重复声明。在 Protégé 工具中启动推理机（如 Fact++）即可实现"证候特征继承"推理。

3.4.3　病证复合概念的建模方法

从《中医内科学》的体例来看，中医内科学实质上是围绕"胃痛——寒邪客胃证"、"胃痛——肝气犯胃证"这类病证复合体进行阐述的。在此，通过 OWL 公式表达病证复合概念的内涵与外延，从而准确表达中医内科学中的知识。根据教材《中医内科学》[13]，"呕吐病"对应的证候之一是"食滞内停证"，因此可在本体中声明"呕吐病，食滞内停证"这一 Class，并将其定义为"呕吐病 and 食滞内停证"。这一病证复合概念的症状表述为"呕吐酸腐，脘腹胀满，嗳气厌食，大便或溏或结，舌苔厚腻，脉滑实"，这一事实可被表达为如下的 OWL 公式：

Class：呕吐病，食滞内停证

EquivalentTo：

厌食 and 呕吐酸腐 and 嗳气 and 脘腹胀满 and 苔厚腻

and （脉实 and 脉滑） and （大便干结 or 大便溏）

最后，"'呕吐病、食滞内停证'的代表方为'保和丸加减'"可被表达为如下形式：

Class：呕吐病，食滞内停证

SubClassOf：

被治疗 some 保和丸加减

上述的知识建模方法可帮助临床决策支持系统做出更准确的诊断推测。例如，当临床病案中包括"厌食、呕吐酸腐、嗳气、脘腹胀满、苔厚腻、脉实、脉滑、大便干结"等一组病症时，系统可提示"呕吐病"及"食滞内停证"的诊断，并推荐"保和丸加减"这

一治疗方案。

3.4.4　"证候加减"知识的建模方法

在中医临床领域，同一个证候会有多种变化，所使用的方药治疗方案也要酌情加减变化。例如，根据《中医内科学》，"噎膈"病对应的"津亏热结证"有多种加减变化："胃火偏盛者，加栀子、黄连清胃中之火；烦渴咽燥，噎食不下，或食入即吐，吐物酸热者，改用竹叶石膏汤加大黄泻热存阴"。在上述的知识表述中，涉及"津亏热结证，胃火偏盛"、"津亏热结证，烦渴咽燥，噎食不下，或食入即吐，吐物酸热"等复合概念，我们在此称为"证候加减"。另外，其中还涉及"方剂加减"的概念，如"竹叶石膏汤加大黄"。

我们结合上面的例子探讨如何使用 OWL 语言来定义"证候加减"和"方剂加减"的概念，并表达证候加减变化的知识。为定义"津亏热结证，烦渴咽燥，噎食不下，或食入即吐，吐物酸热"这一复合概念，首先要定义"津亏热结证"、"咽干"、"烦渴"、"吐物酸热"、"食入即吐"等概念，再用"and"、"or"和"not"等连接词将它们逐步连接起来：①"烦渴咽燥"可被表达为"咽干 and 烦渴"；②"噎食不下"可被表达为"not 进食"；③"食入即吐，吐物酸热"可被表达为"吐物酸热 and 食入即吐"；④"烦渴咽燥，噎食不下，或食入即吐，吐物酸热"可被表达为"（咽干 and 烦渴）and（（not 进食）or（吐物酸热 and 食入即吐））"；⑤将"津亏热结证"与"烦渴咽燥，噎食不下，或食入即吐，吐物酸热"连接起来。该"证候加减"的最终定义如下：

Class：津亏热结证，烦渴咽燥，噎食不下，或食入即吐，吐物酸热

EquivalentTo：

津亏热结证 and（（咽干 and 烦渴）and（（not 进食）or（吐物酸热 and 食入即吐）））

其次，定义"竹叶石膏汤加大黄"这一方剂加减概念：定义方剂"竹叶石膏汤"和中药"大黄"，以及"加"这一对象属性，再用"and"和"some"等连接词将方剂和中药连接起来：

Class：竹叶石膏汤加大黄

EquivalentTo：

（竹叶石膏汤 and（加 some 大黄））

最后，在"证候加减"概念和"方剂加减"概念之间建立"治疗关系"：

Class：津亏热结证，烦渴咽燥，噎食不下，或食入即吐，吐物酸热

SubClassOf：

被治疗 some 竹叶石膏汤加大黄

上述的知识建模方法可将"证候加减"的知识存入知识库中，从而改进临床决策支持系统的效果。例如，当临床病案中包括"津亏热结证，咽干，烦渴，不进食"等一组病症时，系统可提示采用"竹叶石膏汤加大黄"这一治疗方案。

3.4.5　小　　结

语义网能够处理中医药领域的复杂知识，在中医药领域具有广阔的应用前景。采用OWL本体建模方法，可对证候层次结构、证候特征及证候加减等复杂情况进行清晰表达，表达证候与疾病、症状、中药、方剂、出处之间错综复杂的关联关系，建立以语义网络为主体框架的中医证候知识体系。这套基于OWL的中医证候知识建模方法，可用于构建中医证候知识库，实现面向中医临床的知识检索、展示和浏览功能，支持中医临床决策，以及面向中医理论研究和教育提供知识服务。

从上面的介绍可以看出，OWL是一种较为复杂的知识表示语言，对于OWL的引入应由浅入深、循序渐进。为了指导OWL的使用，OWL的设计者将其划分为OWL DL、OWL Full和OWL Lite3个版本，分别面向不同程度、不同需求的本体设计者。OWL DL是基于描述逻辑而设计的；它在保证可计算性的前提下，提供了尽可能强大的表达能力。OWL Full提供了最为完整的表达能力，但其推理的性能是难以保证的；它适用于需要最强的表达能力和完全自由的RDF语法，而不需要可计算性保证的应用。OWL Lite是一个精简的版本，它对表达能力进行了约束，因此与OWL DL相比具有更低的计算复杂度。OWL Lite面向那些只需要一个分类层次和简单约束的应用（如叙词表和分类系统）等，适合入门者使用。故而，本体设计人员可以按照OWL Lite、OWL DL和OWL Full的顺序来引入OWL技术。

3.5　面向中医临床诊疗的知识建模

中医信息学界已开始关注语义网技术，但对于如何使用该技术进行中医临床知识建模尚无定论。目前，如何通过RDF、OWL等语言对中医药领域知识进行建模，如何构建临床知识库和决策支持系统，以及如何实现能够模拟中医名家思维过程的智能体（intelligent agent），仍是需要进一步探索的问题。通过一个相对简单但较为完整的中医临床案例，分析中医辨证论治的思维过程，探讨基于语义网技术对中医临床知识进行建模的方法，为致力于将中医药和语义网结合起来进行研究的中医药信息学家提供参考。

3.5.1　中医临床诊疗的基本概念

中医临床实践是中华医学文化孕育的独特体系。它体现了辨证论治的思想方法：中医实践者将人体视为一个有机的整体，运用望、闻、问、切4种诊法，仔细地辨别机体病情的本质，再根据治则来制订个体化的治疗方案。接下来，通过合适的治疗方法来实现治疗方案，这些方法包括中药、方剂和针灸等。理、法、方、药是临床实践全过程的4个基本内容。

（1）理，指中医理论。根据中医理论，通过诊断和辨证的过程，确定病因和病机。

（2）法，指治疗方法。根据治疗原则，通过立法确定遣药组方指导原则。

（3）方，指方剂。根据证候、治法，通过方剂配伍确定方剂的基本结构。

（4）药，指药物。根据方剂结构，选择合适的药物，形成药物治疗方案。

在此举一个简单的例子，来说明中医临床诊疗的推理过程："中医通过望神，发现患者处于'郁怒'的状态；进一步辨认出患者具有'肝气郁结'等的证候，据此确定'疏肝理气'等治法；最后开出'柴胡疏肝散'用于治疗"。如图 3-15 所示，这一推理案例虽然简单，但涉及诊断、辨证、立法和组方等中医临床推理的基本环节。下面将结合这一案例，分析中医临床推理过程，据此初步建立中医临床知识的模型。

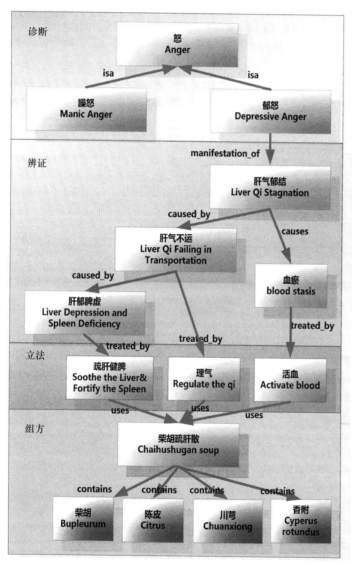

诊断：中医四诊中的望诊，包括望神（inspection of the vitahty），通过直接观察患者的情绪来判断患者情绪状态。中医总结，人的情绪主要有喜、怒、忧、思、悲、恐、惊7种，当情绪过度时会显示为病态。怒，又有躁、郁之分，需要根据临床经验加以分辨。

辨证：透过"郁怒"的症状，辨认出"肝气郁结"的证候。进一步分析证候之间的因果关系："肝气郁结"导致"肝气不运"，后者导致"肝郁脾虚"；"肝气郁结"还导致"血瘀"。这些证候构成了一张因果关系图。

立法：根据中医治则，针对辨证得到的证候，确定具体的治疗方法：
①"肝郁脾虚"则需"疏肝健脾"；
②"肝气不运"则需"理气"；
③"血瘀"则需"活血"。
这些具体的治法是通过郁则疏之、瘀则通之、滞则消之等通用的治则得出的。

组方：根据组方配伍的规则及药物的功效和药性，将治法实现为中药方剂。"柴胡疏肝汤"包含柴胡、陈皮、川芎、香附4味药，能够实现上述3种治法。某种药物的功效，来源于临床经验，也来源于药物的性味、归经和象征意义等。

图 3-15 以"郁怒"为例的中医临床推理的一般过程

3.5.2 中医辨证思维过程的语义建模

中医药领域发展出一套独特的诊断学体系。中医诊断是首先通过望、闻、问、切收集病情资料，然后对病情资料进行综合分析，进而对疾病的病因、病位、病势、病性等本质做出判断。判断的结果称为证或证候，而判断的过程称为辨证。病情资料是一组关于客体病态现象的事实陈述，其中的每个事实统称为症状。基于病情资料的可描述性假设，我们可以将资料采集和处理分为相对独立的两个环节。我们主要研究资料处理环节，其核心活动是病态模型的建立及其推论的导出，它是在领域知识的指导下完成的。

在"怒"的病案中，医生通过"望神"，诊断患者处于"郁怒"的状态。中医四诊中的望神（inspection of the vitality），是通过观察患者的面部表情、语言能力、反应能力等活动，对患者的"神"，即精神状态，做整体性的把握。在病案中，通过如下的陈述表达诊断的情况：

D1 a 诊断；has_result 郁怒；has_ method 望神.

诊断实例"D1"的方法为"望神"、结果为症状"郁怒"。

如图 3-16 所示，通过"郁怒"和"望神"等概念，实现了从病案到知识库的语义关联。

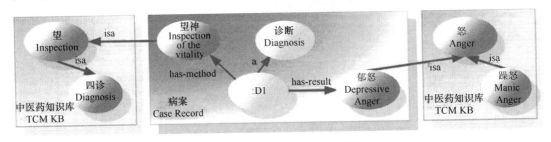

图 3-16 描述"诊断"的知识模型

在发现"郁怒"的症状后，医生辨认出患者具有"肝气郁结"的证候。如图 3-17 所示，"肝气郁结证的症状为郁怒"可以通过五行学说中的"怒伤肝"加以解释。中医领域中的证候—症状关系，不仅包括形如"肝气郁结证导致郁怒"的一对一的关系，而且包括多对多关系。例如，"脾气下陷"的判定条件如下。

"当临床症状同时满足如下条件时，则判定为脾气下陷证： （1）乏力 或 头晕；（2）淡白无华或面色白；（3）腹胀或食后加重；（4）久泻不止 或 便意频数；（5）弱脉 或 缓脉；（6）肛门下坠感 或 肾下垂 或 胃下垂 或 脱肛 或 阴挺。"

这条启发性辨证规则可以被表示为如下的 OWL 公式：

脾气下陷 isa （乏力 or 头晕） and （淡白无华 or 面色白） and （腹胀 or 食后加重） and （久泻不止 or 便意频数） and （弱脉 or 缓脉） and （肛门下坠感 or 肾下垂 or 胃下垂 or 脱肛 or 阴挺）

证候—症状关系可以被表示为规则，此类规则在中医药领域很常见。但其背后的解释属于专家的隐形知识，有待进一步获取。

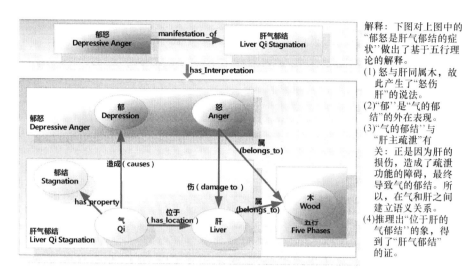

解释：下图对上图中的"郁怒是肝气郁结的症状"做出了基于五行理论的解释。

(1) 怒与肝同属木，故此产生了"怒伤肝"的说法。

(2) "郁"是"气的郁结"的外在表现。

(3) "气的郁结"与"肝主疏泄"有关：正是因为肝的损伤，造成了疏泄功能的障碍，最终导致气的郁结。所以，在气和肝之间建立语义关系。

(4) 推理出"位于肝的气的郁结"的象，得到了"肝气郁结"的证。

图 3-17 "肝气郁结证"导致"郁怒"症状的五行学解释

除了证候—症状关系，辨证过程中常涉及证候之间的因果关系："肝气郁结"导致"肝气不运"，后者导致"肝郁脾虚"；"肝气郁结"还导致"血瘀"。如图3-18所示，"肝郁脾虚"导致"肝气不运"可以被理解为："肝郁"导致位于肝的气无法正常流动；"肝气不运"导致"肝气郁结"可以被理解为：位于肝的气无法正常流动导致气的郁结。

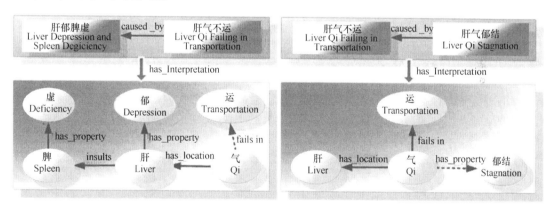

图 3-18 肝气不运、肝气郁结、肝郁脾虚之间因果关系的解释

证候之间的因果关系属于复杂的隐形知识，但少数具有较为明显的理论解释。例如，"肝郁"导致"脾虚"可以被解释为"木乘土"，如图3-19所示。

将"肝郁脾虚"理解为"木乘土"，是从五行领域到人体领域的投射，属于"取象比类"思想方法的一个实例。这些解释之间可能相互矛盾，需要领域专家根据经验做出取舍。

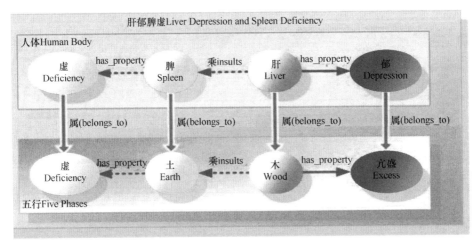

解释："肝郁脾虚",的解释是"取象比类"思想方法的一个实例,可被视为从五行领域到人体领域的投射。
(1)当木亢盛而土虚时,会发生木乘土。
(2)通过类比的方法,当肝郁时,也会乘脾,导致脾虚。

图 3-19 "肝郁脾虚"的五行学解释

3.5.3 中医立法思维过程的语义建模

治则与治法是治疗疾病必须遵守的基本原则与方法。治则（principle of treatment）是中医在长期临床实践中总结出的治疗规律,主要有扶正祛邪、标本兼治、虚则补之、实则泻之、寒则温之、热则清之、瘀则通之、滞则消之、郁则疏之等。中医的治则源于自然哲学,承接于八纲辨证。治法（method of treatment）是从治则中导出的具体干预方法。所谓的八法,是指汗、吐、下、和、温、清、消、补 8 种。在治疗疾病时,必须正确地辨别证候,并且根据相应的治则,灵活地运用这 8 种治法,才能达到确切的疗效。在此,我们举两条基本的治则进行建模。

（1）虚则补之（Treat Deficiency by Tonification）可以被表示为如下的规则：

{?x affected_by 虚 .} => {?z 补 ?x.}。

（2）实则泻之（Treat Excess by Purgation）可以被表示为如下的规则：

{?x affected_by 实 .} => {?z 泻 ?x.}。

肾阳虚可以被表示为 {肾阳 affected_by 虚 .},根据治则（1）,可以推出 {?z 补 肾阳 .}。也就是说,治疗肾阳虚的主要方法是补肾阳,可以通过人参来实现这一治法（即"?z＝人参"）。如图 3-20 所示,再举一个关于"肝郁脾虚"证的治法的例子。下面说明根据"郁则疏之"和"虚则补之"等治则,得到"疏肝补脾治疗肝郁脾虚"这一结论的思维过程。

（1）"郁则疏之"可以被表示为 {?organ has_property 郁 .} => {: Therapy 疏 ?organ.} 这条规则。

（2）将 {?organ ＝ 肝 .} 带入"郁则疏之"的规则,得到 {肝 has_property 郁 .} => {: Therapy 疏 肝.} 这条规则,即"肝郁"导致"疏肝"。

（3）通过相似的思维过程,得到"脾虚导致补脾"。

（4）将两者融合得到"肝郁脾虚"导致"疏肝补脾"。

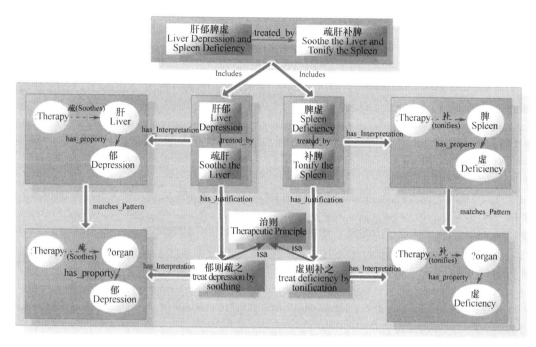

图 3-20 "疏肝补脾治疗肝郁脾虚"的解释

3.5.4 中医组方思维过程的语义建模

"疏肝理气"可以通过多种疗法来实现,包括草药、针灸和按摩等。在此,采用方剂"柴胡疏肝汤",它具有疏肝和理气的功效。如图 3-21 所示,选择"柴胡疏肝汤"作为疗法的推理过程,可以通过模式匹配的方式来实现。

(1) 疏肝理气可以被表示为如下的语义模式:

{?Therapy a 方剂 . regulates 气 . 疏 肝 .} #某个可以疏肝及理气的方剂。

(2) "柴胡疏肝汤"符合这个语义模式。

(3) 故此,在病案中,通过"柴胡疏肝汤"实现"疏肝理气"的治法,并在病案中插入如下的事实:{_:c1 a 病案 . uses 柴胡疏肝汤 . 柴胡疏肝汤 implements 疏肝理气 .}。

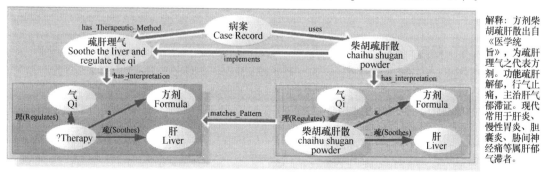

解释:方剂柴胡疏肝散出自《医学统旨》,为疏肝理气之代表方剂。功能疏肝解郁,行气止痛,主治肝气郁滞证。现代常用于肝炎、慢性胃炎、胆囊炎、胁间神经痛等属肝郁气滞者。

图 3-21 使用柴胡疏肝汤实现疏肝理气的治法

方剂的功效一般源于其组成成分的功效。如图 3-22 所示，柴胡疏肝汤具有活血、理气、疏肝的功效，根源于：柴胡、芍药以和肝解郁为主；香附、枳壳、陈皮以理气滞；川芎以活其血；甘草以和中缓痛（《景岳全书》）。

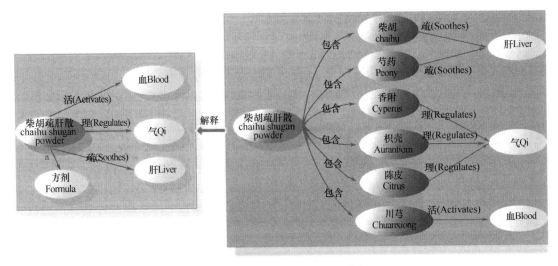

图 3-22　柴胡疏肝汤的功效的依据

3.5.5　小　结

综上所述，以"郁怒"的中医临床诊疗为例，对中医临床思维过程进行了分析，并建立了初步的语义网表达模型，下面对其中的要点和问题做了简要的总结。中医临床实践的一般过程是：运用望、闻、问、切等方法诊察疾病，明确病因病机，确定预防措施或治则治法，组方遣药。其中，辨证是中医诊断的精髓，集中体现中医的思辨特色。中医辨证是透过病态现象洞悉病态本质的认识过程。认识的主体是中医专家，客体是患者，核心活动是在专家隐性知识的指导下，对病情资料（主要是症状）进行采集、分析和归纳，对证候做出判断。这一过程在中医专家的头脑中完成，并未被完整地显化，具有一定的神秘感。探讨符合中医药临床需求的现代中医辨证治疗方法，是中医药传承研究的重要任务。作为中医案例的核心部分，诊断的过程和结果被记录于大量的电子病例和医学文献中，对于揭示和解析中医辨证的核心逻辑提供了支持。证候推理背后的模型是因果图（causality graph）。推理过程不是链式的，常从一个证候推理出多个证候（如气虚会导致血瘀，也会导致血虚），或从多个证候推理出一个证候（如气虚、气郁都会导致血瘀）。因此，在表示中医基础理论概念间的关系时，要将多种指向的逻辑关系在一个系统中清晰地表示出来。语义网在其中具有广阔的应用前景。

3.6　面向中医温病学的知识建模

近年来，全球范围内暴发了较大规模的具有传染性、流行性的疾病，这些疾病也波及我国。如 2003 年的非典型性肺炎（SARS），2005 年的禽流感，还有 2009 年的甲型 H1N1 流感等公共卫生事件，都属于温病的范畴。温病是急性外感热病，是临床上的常见病和多发病，大多具有传染性和流行性的特点。中医温病学对中华民族影响深远，在现在社会中也发挥着举足轻重的作用。如对病毒感染的传染病具有独到之处，使用清热解毒、益气化瘀、扶正固本的方法有良好的疗效。在 2003 年对抗 SARS 病魔的时候，在西医对 SARS 疗效甚微的情况下，钟南山院士提出了用中西医结合的方法来治疗及预防 SARS，并且获得了巨大的成功。因此，认识和防治温病对保护人民健康，具有极其重要的意义，具有较高的实用价值。

宓金华、梁欣颖等构建了基于本体的中医温病知识模型，作为公共卫生领域本体，对疾病和治疗的本体表达进行深入探索，并对其开发应用系统以指导疫病的防治。温病模型对疫病进行病因、发病、症状、辨证、症候治法等特性的分析及提出治疗方案并预测其发展。同时，也为中医计算机辅助治疗做出探索。本节介绍了温病模型的应用背景和语义内涵，形式化地表达了温病模型中病证症的关键逻辑，并以暑温为例进行详细阐述，介绍温病模型展示和推理应用系统的功能。

3.6.1 中医温病学的基本内容

温病是由温邪引起的以发热为主症的一类外感热病的总称，这类基本有特异的致病因素，具有传染性、流行性、季节性、阶段性等特点。温病的总体临床表现为起病急、传变快、发热为主症、易出现险恶证候、病程中易耗伤阴津。它的范围包括风温、暑湿、秋燥、霍乱、疟疾、麻疹、白喉等疾病，西医病名称它们为流行性感冒、麻疹、风疹、流行性腮腺炎、流行性乙型脑炎、流行性出血热、登革热等。温病模型阐明了温病的发生、发展规律，从而揭示了温病的本质，研究温病的诊断方法和防治措施，从而有效地辅助防治温病，保障人民的身体健康。

温病诊疗体系同其他疾病相同，包含病因、病机、发病、辨证、治疗、方药、预防、护理等众多方面，是温病模型的核心知识。

温病的病因称为温邪，其子类有风热、暑热、湿热、燥热、温热、温毒、戾气 7 种，它们都具有温邪具有的总的特点，也拥有属于自己的特点。

发病内容包括发病因素、发病类型、感邪途径等方面。其中，发病因素包括体质因素、自然因素和环境因素。感邪途径包括呼吸道入侵、消化道入侵及接触感染。发病类型包括新感温病和伏邪温病，这两种类型的温病都具有成因、病机传变、证候特点、治疗方法等属性。

温病辨证方法有卫气营血辨证和三焦辨证两种，如图 3-23 所示。卫气营血由浅入深，发病时常常由表入里，由浅入深，由轻加重，由实转虚，康复则反之。三焦辨证则是从发病部位来辨证，而三焦分别有特征证型，上焦：温邪犯肺、热陷心包、湿蒙心包；中焦：阳明热炽、阳明邪结、湿热中阻；下焦：肾阴耗损、阴虚动风。每一种证型都有相应的病理、证候、辨证要点。同时它们之间有着对应关系，并分别根据病情加重有传变过程。

温病治疗方面有通用的一些方法，如泄卫透表法、清解气热法、和解表里法、祛湿清热法、清营凉血法、通下逐瘀法、开窍息风法、滋阴生津法、固脱法、外治法。每一种治疗方法针对卫气营血部分，包括治法、病因、症状、药剂。同时，温病也有常见的兼挟证，如兼痰饮、兼食滞、兼气郁、兼瘀血，它们也有通用的治疗方法。

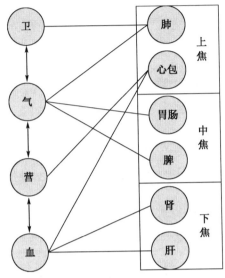

图 3-23　卫气营血的传变，以及其和三焦的对应关系

3.6.2　病证的表达和辅助诊断

证候是中医特有的概念，是疾病过程中某一阶段或某一类型的病理概括，一般由一组相对固定、有内在联系、能揭示疾病某一阶段或某一类型病变本质的症状和体征构成。疾病是致病邪气作用于人体，人体正气与之抗争而引起的机体阴阳失调、脏腑组织损伤、生理功能失常或心理活动障碍的一个完整的生命过程。证候反映疾病的阶段性本质，表明了证候的时相性特征。在不同的病变阶段疾病有不同的临床表现，出现不同的证候，当采用相应的方法治疗。症状和体征是病和证的基本要素，疾病和证候都由症状和体征构成的。同时，同一疾病的证候都表现出此疾病的核心症状和体征。

综上，模型将病和证的症状集合表达成为症状表达式的等价类，说明病和证的内涵，用症状的集合关系阐述病和证之间的关系，并指导辨证辨病。

暑温一般起病急，初起少见卫分过程，多见壮热、烦渴、汗多等阳明气分热盛证候的症状。随着病情的加重，患者的证候也随着变化，邪在气分、气营两燔、热结肠腑等是其中的典型证候。证候邪在气分的症状和体征为壮热汗多、口渴心烦、头痛且晕、面赤气粗、或背微恶寒，苔黄燥，脉洪数。故而系统将暑温的症状集合表示为壮热、心烦、口渴、汗多，即：

$$暑温≡暑温的症状集合=壮热∧心烦∧口渴∧汗多$$

将邪在气分的症状集合表示为壮热、汗多、口渴、苔黄、苔燥、脉洪、脉数、心烦、头痛、头晕、面赤、气粗和背微恶寒，其中头痛、头晕、面赤、气粗和背微恶寒为或然症状。所以将邪在气分的症状集合表示为必然症状的交集，同时定义邪在气分的症状集合的或然证属性，即：

邪在气分≡邪在气分的症状集合＝壮热∧心烦∧口渴∧汗多∧苔黄燥∧脉洪数

根据用户的症状输入，系统通过计算必然症状和或然症状的出现情况和影响因子，就可以得出患者所得的疾病和证候，实现计算机辅助诊断。由上述公式可得出邪在气分的症状集合是暑温的症状集合的子集：

邪在气分的症状集合⊆暑温的症状集合

同时，系统定义规则：〔rule：（?x rdf:type tcm：疾病），（?y rdf：type tcm：证候），（?x rdfs:subClassOf ?y）-> （? y tcm:是…的证候）〕。所以，可以自动推出邪在气分是暑温的证候。由此可以得出病因、病机等信息，指导预防、治疗和护理工作。本小节的语义关系图如图 3-24 所示，更加直观地说明了系统辅助诊断病证的过程。

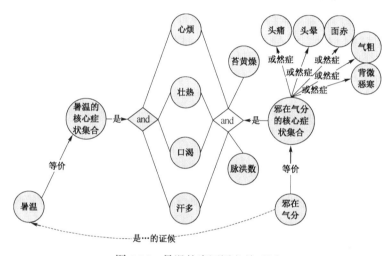

图 3-24 暑温的病证语义关系图

3.6.3 病因表达和辅助预防

凡能导致疾病发生的原因，即是病因，又称为致病因素。致病因素多种多样，诸如六气异常、七情内伤等，均可成为病因而导致发病。同时，中医理论中，针对致病因素提出预防方案。所以，分析病因能够有效地帮助公共卫生部门采取疾病预防措施。

考虑病因时，暑温体质因素方面为正气不足，时令一般在夏至后、立秋前、暑气当令之时，由暑热病邪邪气入侵导致，传播途径为蚊虫叮咬。暑温的预防方案为：好发于夏季，注意灭蚊、防蚊。饮食不要贪冷，起居注意避暑降温。流行前 1~2 个月，用乙型脑炎疫苗注射，人群保护力高。

模型综合考虑体质、环境、传播途径等因素，将病因等价为各个致病因素的综合表达式，并针对各个致病因素给出预防措施。针对暑温来说，对于环境因素暑气提出避暑降温的预防措施；对于蚊虫叮咬给出灭蚊防蚊的方案；而对于正气不足则要接种疫苗预防（图3-25）。

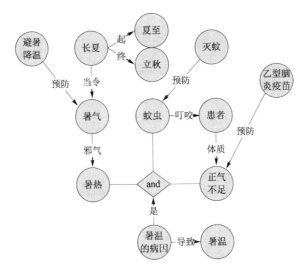

图 3-25　暑温的病因语义关系图

3.6.4　病机表达和辅助治疗护理

病机是疾病发生、发展与变化的机制。病邪作用于人体，正气奋起抗邪，而形成正邪相争，破坏了人体阴阳的相对平衡，必然引起人体生命活动的基本物质——精、气、血、津液的病变，从而产生全身或局部的多种多样的病理变化。

证候邪在气分，望文生义，表述了热邪（病邪）作用于气分（人体的组成部分）形成正邪相争的状态，其主体为热邪。同时按照卫气营血辨证方法来说，邪在气分是一个气分证，其损伤主体为气。

治疗和护理过程都针对证候主体进行干预，进行合理的知识表达就可以实现计算机辅助治疗和护理。以邪在气分为例：治疗方法为清气泄热，即对气采取清气的治疗，对热邪采取泄热的疗法。清气泄热使用的方剂为白虎汤或白虎加人参汤，当出现兼挟证时则根据情况对应给出方剂加减建议。护理方面，应安静、通风、降温。暑热在气分，饮食应予以高热量的流质或者半流质，针对热邪，采用清暑的方式，使用如西瓜汁、甘蔗汁、藕汁、绿豆汤之类的饮料。邪在气分的病机语义关系图如图 3-26 所示。

气营两燔和热结肠腑等证候的病机表达方式与此类似。气营两燔证候，同时属于气分证和营分证；治法上采用清气凉营解毒的方式，用清瘟败毒饮合羚角钩藤汤；护理上，对于营分疾病，消耗过多，应大量补充体能，给出如豆浆、米汤、藕粉、牛奶等流质饮食。热结肠腑，采用三焦辨证，属中焦证候；治法上针对热侵中焦采用通腑泄热的疗法，用大承气汤。也有一些证候同时使用三焦辨证和卫气营血辨证，如证候暑入阳明，分别属于中焦证和气分证。

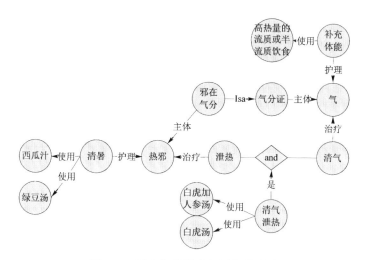

图 3-26 邪在气分的病机语义关系图

温病本体模型暑温部分的语义关系总图如图 3-27 所示。

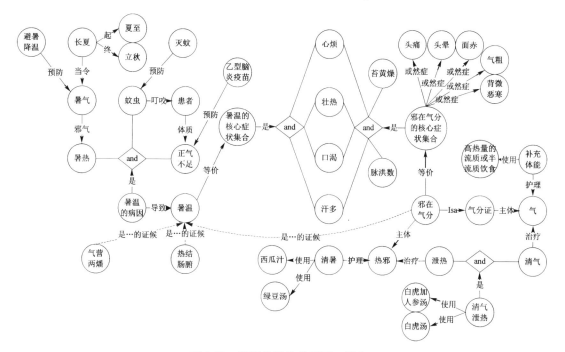

图 3-27 暑温的语义关系图（部分）

3.6.5 温病因果知识建模与推理

不同于西医，中医药是建立在其内在规则和模式的基础上，该规则或模式即为因果链。现有的知识挖掘技术应用在语义本体未能较好地利用中医药的内在规则。通过知识表达，我们可以将这种隐含知识转化为因果图。梁欣颖等提出了一种使用具有规则推理的OWL 2语言对中医药领域的温病诊疗体系建模的方法。该研究特别关注症状和证候之间的因果关系，通过两个典型用例来评估该方法。该模型使用 Protégé 建立温病因果知识模型，使用基于规则的推理引擎 Jena 实现推理过程。评估结果表明该方法可以清晰地展示温病诊疗体系的因果关系，在中医知识挖掘领域具有较大的潜力。

梁欣颖等将温病知识模型划分为 5 个功能层。本体层使用 OWL 2 提供基本的术语和声明；关联规则集中在规则层；规则引擎层作为处理规则的机构；方法层作为建立在本体和规则上的知识挖掘层；应用层则应作为温病模型的展示工具，并可以作为知识推理和挖掘的平台。

温病知识模型建立在中医药诊疗体系的基础上，旨在实现温病的因果推理。根据该理论，我们定义 5 个顶层类。"理论学说"用于描述中医的朴素的哲学体系，如阴阳五行等；"环境"包含各种用于疾病诊断的自然因素；"人体"包含各种人体生理组成；"治疗"由中药、处方、治则、治法等组成；"症状"则描述人体的各种异常状况。

OWL 2 通过属性建立本体之间的关系。目前，该模型包含 20 余种属性，用于定义规则推理时的属性链。综上，本体类建立中医温病知识领域的术语体系架构；属性则将术语紧密联系起来形成更完整的知识模型。

温病诊断建立在内在规则基础之上，本节将诊断过程划分为层状因果图。鉴于中医诊断关注的焦点是证候，在因果图中，我们将证候作为术语的基础，证候与其他本体的关系作为因果链，从而形成该因果图。如图 3-28 所示，因果图的节点表示症状、证候、治则、治法、处方、中药等概念。在因果图中，如果从 X 到 Y 有一条实线的边，代表 X 到 Y 具有直接因果关系，即 X 可直接导致 Y；如果从 X 到 Y 有一条虚线的边，代表 X 到 Y 具有逻辑因果关系，即多个 X 可导致 Y，此种关系存在于症状与证候间。规则模式定义为从 X 到 Z 的直接路径或 X 的集合到 Z 的逻辑路径，即关联本体的链均可定义为规则。

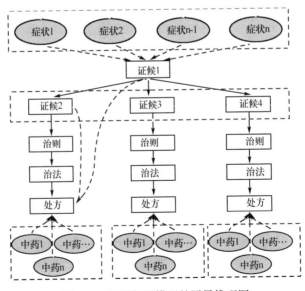

图 3-28　温病知识模型的因果推理图

在图 3-28 中，特定的症状集合定义证候或疾病，即逻辑因果；证候或疾病存在相应的治则和治法及直接因果；最终，处方由症状、证候和治法决定。因果推理将温病的诊断过程划分为结构化的图，并对于不同层提供相应的算法。

本小节讨论该模型的实验评价。该模型建立了 423 个本体类，25 种属性关系，101 个类声明公理和 56 个属性公理。鉴于本因果模型来源于中医诊断原则，本文使用两个典型医学应用来评价该处理方法。用例 1 的输入为"邪在气分"（证候），输出的因果图如图 3-29 所示。当获得用户输入，系统通过属性链和预定义的规则搜索因果图获得"邪在气分"节点相关的节点。所有的白色节点为最终的显示结果。用例 2 的输入为症状集合，输出为一个或多个根据症状得到的证候。当用户提交症状集合，系统搜索相应的证候并显示如图 3-30 所示的结果。用例 1 展示了温病模型的诊疗体系，用例 2 体现了症状和体征（简称为症状）是病和证的基本要素，疾病和证候都由症状和体征构成这一原理。该模型在知识表达上取得了较为满意的结果。

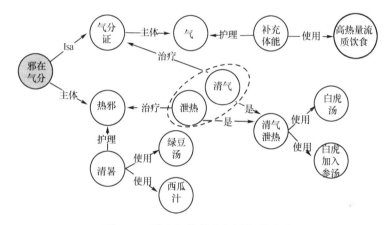

图 3-29　邪在气分的病机语义关系图

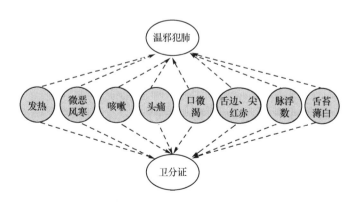

图 3-30　症状-证候语义关系

综上所述，温病知识建模的目的在于发现一种中医知识的形式化表达方法。建立该因果模型的基础在于中医药温病的隐含因果关系可以使用 OWL 2 语言表达。我们定义了 5 个顶层类和相应的子类，并根据诊疗体系中概念间的行为活动定义本体类之间的关系。症状和证候之间的关系是整个诊疗体系的核心，该关系并非简单的一对一的关系，而是多对多、多对一的关系。因此，我们将温病知识划分为层状因果图，并将症状集合作为一个整体。因果知识推理的本质就是一种将本体通过预定义的规则关联起来形成因果图的方法，可以清楚地展示温病诊断的过程，在语义知识挖掘中具有较大的潜力。

目前温病模型的展示和推理工具实现了模型展示和辅助诊断两个功能。模型展示界面展示类型级别的语义网络图。在辅助诊断功能中，用户通过选择添加患者的症状和体征，系统通过比较症状表达式的比较，给出治疗方案，其中包括诊断的证候、治法和推荐方剂，如图 3-31 所示。

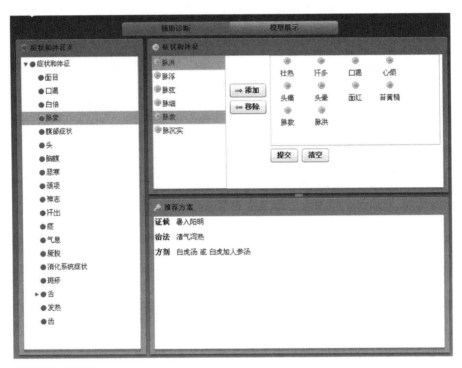

图 3-31　温病辅助诊断系统截图

3.7　小　结

中医药根植于中华文化，源于中国传统哲学，擅长使用"取象比类"的形象思维。中医药知识与经验总结，应以名老中医的思维方法为线索，并参考经典文献中体现的认知方式。为促进中医药知识传承，应该用现代语言和逻辑来阐述中医理论，使其更易被人理解和接受。知识分析与建模方法可以在其中扮演有益的角色。

中医药行业尚缺乏被广泛接受的标准化知识表示模型，严重阻碍中医药知识的交换、共享与传播。本章针对中华传统文化的特性及中医药知识难于精确描述的问题，以本体为主要手段，对中医药领域的思维模式和知识体系进行分析与建模。"象思维"是中华传统文化特有的形象思维体系，"象"文化是华人拥有的文化多样性资源。"取象比类"是中医药领域核心的思想方法，决定了中医药领域知识体系的本质。"取象比类"法与现代科学和艺术创造中的一些思维方法在本质上是相似或一致的。本章针对"象"所带有的隐喻色彩，采用语义网的表示框架对"取象比类"方法进行建模，对"取象比类"进行了综合论述和理论分析，进而提出了针对阴阳、五行、证候、辨证、治疗、温病等专题的知识建模方法。这些工作表明，领域本体和语义网技术为中医药知识建模提供了有效手段，有助于中医思维方法和理论体系的归纳总结。

参 考 文 献

高博，朱玲，顾佩嶷.2013.五行子系统概念模型上层关系浅述［J］.中国数字医学，8（4）：68-71.

国务院十六部委.2007.中医药创新发展规划纲要（2006-2020年）［J］.中医药管理杂志，1（4）：3-6.

梁欣颖，马振华，柯玉涛.2014.基于语义网技术的中医温病因果知识建模［J］.信息系统工程，(4)：115-116.

梁欣颖.2012.基于OWL的中医理论语义模型及应用［D］.杭州：浙江大学.

宓金华.2010.中医药知识工程应用［D］.杭州：浙江大学计算机科学与技术学院.

潘桂娟.2007.论中医学理论体系的基本范畴［J］.中国中医基础医学杂志，13（12）：881-882.

任廷革.2000.中医理论信息模型的研究［J］.中国中医药信息杂志，7（11）：82.

王忠.2007.中国传统创造思想论纲［D］.北京：中国科学技术大学.

于彤，陈华钧，顾珮嶷，等.2013.中医象思维的OWL语义建模［J］.中国数字医学，8（4）：29-33.

于彤，崔蒙，李敬华，等.2013.中医药本体工程研究现状［J］.中国中医药信息杂志，20（7）：110-112.

于彤，崔蒙，李敬华.2013.语义Web在中医药领域的应用研究综述［J］.世界中医药，8（1）：107-109.

于彤，崔蒙，吴朝晖，等.2013.基于语义web的中医临床知识建模［J］.中国数字医学，8（11）：81-85.

于彤，贾李蓉，刘静，等.2015.中医药学语言系统研究综述［J］.中国中医药图书情报杂志，39（6）：56-60.

于彤，杨硕，贾李蓉，等.2013.基于web本体语言的中医证候知识建模初探［J］.中国数字医学，8（8）：41-44.

于彤，杨硕，贾李蓉，等.2014.基于OWL的中医证候知识建模方法研究［J］.中国数字医学，9（10）：76-78，81.

张连文，袁世宏.2006.隐结构模型与中医辨证研究（Ⅰ）——隐结构法的基本思想及隐结构分析工具［J］.北京中医药大学学报，29（6）：365-369.

周仲瑛.2007.中医内科学［J］.北京：中国中医药出版社.

http：//www.ihchina.cn/s/11057.html.

Tong Yu，Jinghua Li，Hongjie Gao，et al.2015. Ontolgy-Based modeling of clinical reasoning in traditional Chinese medicine［C］.International Conference on Information Technology in Medicine and Education（ITME 2015），133-137.

Tong Yu，Meng Cui，Lirong Jia.2015. Towards a TCM domain ontology：standardization，ontology engineering，and applications［C］.International Conference on BioMedical Engineering and Informatics（BMEI 2015），500-504.

4 中医药知识获取

知识获取是任何知识管理和知识工程的基础性工作。无论是构建知识库，还是开发知识系统，其前提都是从专家、文献、数据库等知识来源获取完整、准确的知识。如果切断了知识的来源，得不到完整的知识，那么任何知识工程项目都会成为无源之水、无本之木。实际知识工程项目往往要花很多人力和财力在知识获取上，特别是在中医药领域，知识获取是一项复杂的工作，被公认为知识处理过程中的一个"瓶颈"问题。近年来，学者们试图通过大量专家虚拟协作和文本挖掘这两种主要方法来突破中医药领域的知识获取瓶颈。其中所使用的具体途径和方法及所取得的结果，将在本章中进行详细介绍。

4.1 概　　述

在知识工程领域，知识获取传统上特指获取知识系统所需的知识（如规则、本体等）的过程。这种知识是高度结构化，它可能被写成计算机程序，也可能存储于专门的知识库中并支持推理。但在实际的知识工程项目中，知识获取方法也已被广泛用于构建数据库、用户交互模型及半结构性文献库等知识资源，而不仅是形式化知识。因此，传统上对"知识获取"的内涵的理解也应该相应的扩展。

从广义而言，知识获取泛指通过各种手段，从各种渠道获取一个组织所需要的知识。知识获取强调组织性和系统性，这是它和"个人学习"的区别。知识获取通常是一个组织（领域团体、机构、用户群体或项目组）的行为，它是对存在于组织内部已有知识的整理积累或外部现有知识的获取，而不仅是某一个人的学习行为。

在本文中所指的知识获取，其含义介于上述的狭义概念和广义概念之间。在此，知识获取是指将外部知识转换为计算机内部知识的过程，其结果必须是计算机可处理、可利用的知识。所谓计算机可处理的知识，不限于规则、语义网络和框架系统等，也包括电子文档和数据库。这种知识的载体必须是数字化的，它即使不能直接支持推理，也可为知识检索和机器学习等技术所利用，从而解决某些实际问题。在下文中，延续这一思路，阐述中医药知识获取的价值、意义、方法及面临的问题与障碍。

4.1.1　中医药知识获取的价值和意义

在传统的知识工程中，知识获取的主要目的是构建知识系统。它并无多大的内在价值，而仅是训练机器的手段。这就带来了成本与收益的考量和权衡，知识系统所带来的收益是否大于构建知识库的成本，决定了知识工程立项的合理性。评估知识系统的成本和收益牵涉问题众多，很难做到准确。许多失败案例的共性包括：①知识获取和建模的复杂性超出预期，导致实际成本超出预算；②知识系统与实际需求不符，并未取得预期的效果和收益。这些失败的工程项目造成资源浪费，影响了组织对知识工程的信心，使得组织在制订知识工程政策时过于谨慎。解决该问题的一个方法，是提升知识获取和建模的内在价值。这种内在价值体现在两个方面：知识精炼和知识管理。它们使得知识获取工作对组织和个人而言"有利可图"。

4.1.1.1　知识获取能帮助领域专家进行领域知识精炼

领域知识精炼泛指通过知识分析、决策支持、知识展示和知识挖掘等方法，使领域专家理清思路、获得新知的过程。例如，UML 图可以表示软件结构，ER 图可以表示数据库模式。它们都可将一个复杂系统用简洁的图形表示出来，帮助系统设计师交流设计理念，因此都属于知识精炼的范畴。知识工程中的常用技术，包括控制词表、分类法、语义网络和概念图等，都是领域知识精炼的工具。但其局限性是表达能力有限，无法深入传达领域知识的丰富内涵。在语义网领域已出现了一些表达能力强的语言，包括 RDF（S）、OWL、N3 Logic 等，它们支持知识精炼的目标，但尚未得到广泛的使用，有待在中医药领域中进一步推广。

4.1.1.2　知识获取在整个知识管理过程中处于基础地位

知识获取也是完整的知识管理过程不可或缺的一部分，在整个知识管理过程中处于基础地位。只有做好知识的获取工作才可能进一步利用知识、创造知识。随着企业开始认识到知识管理的意义，越来越多的企业开始探索建立支持知识管理的信息平台。而知识管理系统首先应该具有成熟的知识获取能力，从而管控和存储领域、组织或个人的知识。因此，在知识管理系统的构建过程中，研发有效的知识获取功能模块被普遍提上日程。

4.1.2　中医药知识获取的主要途径与方法

知识获取是整个知识工程领域中公认的瓶颈问题。无论是通过专家访谈获取专家经验和实践方法，还是查阅大量文献搜集领域知识，抑或是将领域知识形式化，这些都是复杂、困难、繁琐的工作，大多数情况仍只能由人工的方法完成。

采用人工编辑方法构建知识库并非易事。知识编辑工作通常由从事知识库构建的研发人员来完成。研发人员要从领域专家那里获取知识，这是一个非常复杂的交流过程，有很强的个性和随机性。研发人员还要将领域专家头脑中的知识写成计算机能够处理的格式，并保证知识库的一致性。知识获取工作的复杂性，要求知识编辑人员具有很高的专业性和密切的协调性，导致加工团队规模不宜过大。由于团队规模、项目时间和经济成本的约束，这种方式很难建成大规模知识库。突破知识获取瓶颈的道路主要有两条：其一是利用"集体智慧"，即组织大量领域专家一起编辑知识库；其二是实现"机器智能"，即研发机器学习方法，使机器能够直接从文献等知识源中获取知识。

实现集体智慧的关键在于建立合理的交流、协作和激励机制。组织大量领域专家进行知识协同加工，涉及跨机构、跨学科的大规模协作，是一项复杂的系统工程。互联网能够支持大量用户进行跨地域、跨机构的协作，并能提供一个交流和培训的平台。"中医药虚拟研究院"是一个面向中医药领域的虚拟组织平台，该平台集合了全国 40 余家机构，近 300 多位科研人员进行协同工作，为实现中医药信息化与数字化的目标进行知识共享和在线协作。在虚拟研究院中建立了协作知识工程平台，用来支持中医药领域本体和知识密集型数据库的共建，建成了中医药学语言系统等一大批知识资源。

另一条技术路径则是自动（或半自动）知识抽取，其基本思想是设计智能算法，使机器从现有的文本中自动获取知识。这个过程又被称为信息提取，其中使用的技术也被称为文本挖掘。文本挖掘技术已在中医药领域得到成功应用，能够提升知识库加工的效率，以及从文献中发现隐含的知识。但与生物医学领域的大量研究工作相比，文本挖掘在中医药领域的发展仍处于早期探索阶段。需要针对中医药文献的特点，进一步研发实用的文本挖掘方法，深度挖掘中医药文献中蕴含的知识，以辅助中医药科学研究，促进文献的结构化。

综上所述，知识获取是知识工程的基础，因为只有做好知识获取才能进一步利用计算机系统来管理、利用和创造知识。因此，它成为业内人士必须努力解决的先决问题，也成为学术界共同关注的热点。在下文中，将重点讨论基于互联网的协作式知识获取方法及自动知识获取方法，探讨如何突破知识获取瓶颈，实现领域知识资源的完整性和可扩展性。

4.2　基于虚拟组织的知识共建

构建大型知识库系统需要获取和录入大量的知识，这往往不是个人所能完成的。近年来，"多人协作"在知识工程中显得越来越重要。传统中医实践者分布于世界各地，为学术交流和协同工作制造了障碍。互联网的普及及群件等软件工具的出现，使跨组织、跨地域的交流与协作变得越来越方便。在此背景下，虚拟组织（virtual organization，VO）应运而生。使用基于万维网2.0的知识加工工具，虚拟组织成员可以进行在线协作，开展中医药领域知识的采集、录入和审校工作，完成大型知识系统的构建。

中国中医科学院中医药信息研究所在国内率先建立了面向中医团体的虚拟研究院，以虚拟组织的方式实现知识资源的分布式加工和深度共享，研制并部署了面向中医虚拟研究院的大规模协同知识工程系统，支持全国40余家机构，近300人进行协同工作。该系统被用于开发数据库、领域本体、语言系统和信息标准等中医药知识资源，为中医标准化工作提供了有力的支持。在本节中，首先介绍虚拟组织的概念和性质，进而阐述中医虚拟研究院的协作模式及协同知识工程系统。

4.2.1　虚拟组织的概念和性质

虚拟组织是由在地理上分散的人员在互联网上构成的组织，其中的成员通过在线协作方式来解决一个问题或完成一项任务。"虚拟"这一术语意味着虚拟组织根植于由计算机系统构筑起来的虚拟世界。与虚拟组织相关的一个概念是"虚拟社区（virtual community）"，它是指一群主要借由计算机沟通的人们所形成的团体，他们享有共同的兴趣或目标，分享知识、经验和信息，甚至在很大程度上建立了朋友或同事的关系。虚拟社区可能是由某个互联网服务机构所提供的；可能是由某个机构的成员所建立的（如一个高校的BBS站点）；或围绕某个领域形成的。虚拟社区是一系列相关或相似的虚拟组织的汇集，比后者更加稳定和持久。

虚拟组织突破了物理世界中的组织、地域等边界,将多个协作单位的人力、数据、计算能力等资源组合起来,从而提升了整体的研发和服务能力。虚拟组织已经成为完成重大、协作性研究项目的重要组织形式。虚拟组织具有如下的特征。

(1)地理分散性:虚拟组织的必要属性是虚拟组织成员之间的地理分散性。处于不同物理位置的成员仍可使用电子邮件和音频/视频通信等工具进行交流与协作,但这也意味着虚拟组织成员的亲身接触受到限制,潜移默化的知识共享可能无法发生。虚拟组织可能无法完成一些要求亲身接触的任务,如中医按摩方法的传承等。

(2)项目驱动性:虚拟组织一般是为了解决某个问题而组建,由项目驱动的动态组织。在网络的背景下,领域、地理、组织的疆界被打破,人们可以针对一个实际问题组织在一起,在一个项目的框架下进行协作。在项目结束后随即将组织解散。

(3)自愿性/自发性:许多虚拟组织是由网络用户通过在线互动自发形成的,成员皆是自愿加入,可以自由退出。虚拟组织可以熔天下英才于一炉,但对成员的约束性相对较弱。最典型的自愿性虚拟组织是围绕某个开源软件的开发团体。

(4)跨域协作:虚拟组织促进不同背景的主体加入和参与,支持跨域协作。它非常适合完成多领域、跨文化的交叉型项目。

基于虚拟组织的知识共建模式类似于目前流行的"众包"(crowdsourcing)。众包泛指由虚拟组织的成员承包项目任务的业务模式,它是传统中外包(outsourcing)的网络版本。网络用户在众包平台上扮演承包商的角色。众包为基于虚拟组织的知识管理提供了群众基础,也在虚拟组织和个人知识管理之间找到了连接点。

4.2.2　中医药虚拟研究院

虚拟研究机构是一种面向科研的虚拟组织。虚拟研究机构是围绕某一研究目标和研究内容,利用现代网络技术和通信技术,将所需的研究资源及必要的组织功能跨越时空地联合在一起,优势互补,共同进行科研开发的一种新型研究组织。虚拟研究机构具备多学科参与的大型科学研究机构的功能。虚拟研究机构与传统的合作课题组相比合作更加紧密。它不是临时性集体,完成一个课题就解散,而是根据对研究目标的共识,通过共享知识和研究条件,以真正达到有限资源的优化组合和高水平研究成果为目标而达成的长远联盟。

中医药具有显著的跨领域、跨文化、交叉型学科的特征,是虚拟组织模式的适用领域。"中医药信息数字化虚拟研究院"(以下简称"中医药虚拟研究院")是在国内率先实践虚拟组织模式的成功案例之一。中医药虚拟研究院的核心理念是"以项目为依托,紧密联合多所大学、研究院编制内的实体研究机构或科研小组,构建跨地域的'虚拟'研究院(所)的结构框架,促进多学科协同研究"。

中医药虚拟研究院是一个"虚拟"的研究院组织框架,以中医药文献检索中心与17家分中心为基础,鼓励高校、科研院所多学科相互联系在一起,为实现中医药信息化与数字化的目标,构成协同攻关形式,建立资源共享、优势互补、风险共担、效益组合的机制。它共集合全国各地数十家单位,数百位科研人员,建立了中心、分中心、专题组的三级管理体系,具有人力集成虚拟化、信息网络化、研发活动并行分布化、组织结构柔性化、产权模糊化等特征。

在中医药虚拟研究院的框架下，搭建了知识资源共建、共享及本体工程的平台，建成了一个虚拟的中医药数据中心，产生了"中医药学语言系统"、"中医临床术语系统"等一大批实用的中医药知识资源。采用语义网格技术，在互联网环境下融合多个异质、异构的中医药数据资源，为用户提供统一的信息共享平台，以支持中医药数据库资源的共享、利用和应用开发。

中医药虚拟研究院利用网络空间，形成跨行业、跨部门的研究组织，组织全国 20 余家省级中医药院校和研究院所的 200 多个计算机与中医药专业人员共同建设数据库与进行多种研究，实现了无障碍远程研究与项目实施，这种远程电子管理模式，超越了地域的界线，成为在线人员管理与数据管理的控制台。

中医药虚拟研究院还提供学术讨论与交流虚拟平台。在共建过程中，需要解决科研人员交流与讨论问题。本院建立了一个网上专家研讨厅系统。当专家和（或）科研人员想就某一类科研问题进行集体讨论时，网上专家研讨厅系统可按需求召集相关领域的专家和科研人员，提供网上协作环境和沟通平台，为参与人员提供循环渐进式的讨论模式和过程控制，不断汇集和总结专家意见，直至形成最终的总结或汇报。其实现了快速与集中解决问题，避免了传统开会与召集人员等诸多不便，同时大家可以就某个专题集中并充分发表意见。

中医药虚拟研究院还建立了资源共享平台，有利于知识资源和科研成果的共享。按照虚拟研究院的共享机制，研究院成员可以共享数据库，也可以获取共享的数据。如上海中医药大学信息中心在 SARS 流行期间，利用共享数据，提供了一系列有价值的疾病控制报告。同时，在共享平台上，根据《医药卫生元数据标准》，结合中医药学科学数据的特征，依照《中医药学数据库资源的元数据目录》、《中医药学数据集分级分类办法》建立了 50 多个中医药学数据库的中医药学科学数据资源元数据目录和查询系统，为所有共享用户提供现有中医药学科学数据集的元数据描述、浏览和查询，让用户可以直观地浏览查找和定位其所感兴趣的数据库或数据资源。

4.2.3 中医药知识的协同加工

中医药本体和知识的协同加工是一项复杂的系统工程，涉及跨机构、跨学科的大规模协作。浙江大学计算机科学与技术学院 CCNT 实验室与中国中医科学院合作，在虚拟研究院的基础上，研制并部署了大型的中医药知识共建系统，支持大量专家进行在线协作，加工术语系统、本体、数据库、文献库等多种形式的知识资源。该平台是面向 Internet、多层的、B/S 结构的系统构架，采用浏览器的方式，支持分中心进行灵活、可扩展的数据采集，分层次的数据维护及集中式的数据监控和加工管理，设计安全可靠的集中式数据库构架，采用隔离缓冲的前后台数据库方法，提供可靠的数据安全机制。此外，还把语义网格技术引入到数据加工中，使得共建系统更易于扩展。在平台建设中，提出了分布式协作数据加工、分级质量控制、数据统计与分层权限管理等一系列创新方法。

中医药学语言系统（TCMLS）是中医药虚拟研究院的一个成功案例。在虚拟研究院中，建立了 TCMLS 的整体结构与原则、规范了术语加工标准与方法，搭建了基于万维网的 TCMLS 加工系统。该平台支持全国 40 余家机构，近 300 人进行协同工作，产生全球规模最大的中医药领域本体，包括 10 万多个概念、100 多万条语义关系，成为行业事实标准。在 TCMLS 项目中，建立了多学科、多研究小组协同开发的机制。下面介绍各小组的工作任务。

（1）领导小组：负责项目管理，控制项目进度，协调各研究小组的工作。

（2）专家小组：由项目总负责人、各专业组负责人与权威专家共同组成，主要负责语言系统的整体结构与功能设计；研究各专业小组提出的各项疑难问题，并针对国内外学科进展，提出前沿性观点；设计词表属性，关联结构的方式等技术问题；以保证本系统的学术地位与科学价值。

（3）理论研究小组：按专业可分为针灸、临床、教学等不同小组；按文献特征可分为古文献与现代文献组等。这些小组采用多组结合的形式，完成词库建设。

（4）计算机工作小组：根据本系统的需要，完成程序设计；建立文本挖掘系统；实现知识库系统。

项目组成员之间根据项目需求，建立了多种形式的联系；并充分利用现有工作基础，与国家名称委员会、国家标准化工作委员会等组织的人员进行交流，防止重复工作。

利用共建平台，还完成了中药基础数据库与中药数据仓库的数据共建。实现了图片上传、数据结构化处理、标准数据表的查询及数据筛选等多重复杂数据处理与加工编辑，实现了全国多点分布式的数据加工。参加人员根据特长，随意选择相关专业领域的数据进行加工与处理，形成了一个开放式的可自行定制的共建平台。全国中医药信息行业的同仁，在建立数据库的同时，共同研制了中药科技数据库的技术规范、操作规程及远程管理模式；实现了在线人员监控、数据安全管理、用户权限控制；在虚拟管理控制下，建立了数据加工、初级审校与终审等不同职责管理制度。平台支持中药基础、中药化学实验、中药药理实验、中医临床疾病、突发公共卫生事件、有毒中药等多种大型数据库的建设。200余人根据自己的专业随意选择加工及处理相应的数据。在统一平台上，不用考虑冲突与版本集成等问题。

中医药虚拟研究院还建立了项目管理系统，对项目落实与任务实施进行管理。对每一个中医药学数据库的建立目的、项目概括、建设过程、参与人员、数据服务、质量控制等协同共建活动提供全程配置和监控手段，为中医药知识协同共建提供了直观透明的管理和监督服务。每个成员的工作任务与评价均由网上统一发布，改变了人为考核的失真性，是科研课题量化考核的基础。

4.2.4　小　　结

我国从 20 世纪 80 年代起，开始进行中医药数据库的建设。但由于多种原因，导致了数据库规模过小，中医药资源信息化程度极低。中医药虚拟研究院旨在建设互动化的虚拟环境、充分利用资源、增强研发能力、提高人员素质。它能有效解决这种资金分散、建库无组织、研究与开发技术能力不足的问题，实现中医药知识工程的规模化，促进中医药信息化的发展。

中医药虚拟研究院的建立成功地实现了以较低成本和较高效率集成多个数据库，在全国范围内组织与集中行业力量（人力、设备、资源、经费），共同实现与完成某个主体项目研究的目标。从应用层面，为中医药科技数据库群的整合与应用提供了必要的基础条件平台。从技术层面，针对本项目实现的若干网格软件和核心技术具有较大的通用性，亦具有向其他领域推广的市场价值，从而可以通过计算机网络把不同国家、不同地区的中医药相关研究人员组织起来，形成庞大的研究群体，在世界范围内吸纳人力资源、物质资源和学术成果。

4.3　中医药知识的自动获取

随着中医药数字文献的大量积累，如何从这些文献中发现有意义的知识，成为中医药和计算机领域专家共同关注的热点问题。文献知识获取（knowledge acquisition from text，KAT）是人工智能中一个富有成效的分支，旨在通过计算机方法（如数据挖掘、机器学习、自然语言处理等）从海量文本（如文献、邮件、档案等）中抽取结构性信息或发现新颖的知识。KAT 方法可被分为两大类。第一类方法通过自然语言处理（natural language processing，NLP）的通用算法对文本进行理解，并从中提取概念及其之间的关系。此类方法可以自动地从文本中发现大量的知识，提升了知识获取的效率。但由于自然语言对于计算机都是极其难于理解的，因此 KAT 不可能完全自动化。第二类方法则需要在知识工程师的辅助下，由机器从已被标注的半结构化文本中获取知识。

4.3.1　文本挖掘技术概述

文本挖掘（text mining，TM）是从文本集中发现模式、模型、趋势、规则等知识的非平凡过程。学者已将各种文本挖掘技术用于中医药领域，从海量文献中自动提取知识，支持方剂配伍规律、中药的作用机制等方面的研究。下面介绍其中的一些代表性研究。

Zhou et al.（2007）采用文本挖掘方法，从 TCMLARS、MEDLINE 等文献库中抽取中医证候、疾病和基因之间的关系，从而生成基于证候的功能性基因网络。例如，该项研究发现了一组与"肾阳虚"相关的基因，如 CRH、PTH、PRL、BRCA1 和 BRCA2 等。通过分析这些基因的功能，发现它们彼此之间具有功能性的关联关系，并聚集成一个功能性的网络模块。此类研究能帮助我们从中医药的角度分析基因的功能。

Cao et al.（2004）提出了一种基于本体从半结构化文本（semi-structured text）中抽取中药和方剂知识的方法。他们根据课本、抄本、百科全书、字典等 7 个知识来源，开发了中药和方剂 2 个领域本体；再利用这些本体，从中药学文献中获取知识，产生了一个包含2710 种草药和 5900 种方剂的知识库。

Zhou et al.（2005）以少量已知方剂名称作为种子，从中医药文献中反复提取新的方剂名称；其提取方剂名称的准确率超过 95%。他们进一步利用所提取的方剂名称，通过启发式规则从半结构化的文献摘要中提取的方剂药物成分的信息，并通过关联规则挖掘算法从方剂组成信息中挖掘方剂配伍规律。

Fang et al.（2008）采用文本挖掘的方法，从中医药文献中识别中药、基因、疾病、中药化学成分和疗效等概念实体，并挖掘它们之间的关联关系，从而自动构建了 TCM-GeneDIT 数据库。TCMGeneDIT 中记录了 848 种草药的化学成分、疗效、相关疾病、相关基因等知识，可被用于研究中药化学成分的作用及中药的作用机制。

张小刚（2010）根据中医领域数据的实际情况，结合中医药领域本体与领域文献，提出了一种基于中医药领域本体和领域文献的语义关系发现和验证方法，并在此基础上进一步将研究扩展到概率领域，提出了基于概率的语义关系发现方法，并在实践中对其进行了检验。

综上所述，文本挖掘技术已在中医药领域得到成功应用，能够提升知识库加工的效率，促进文献的结构化，以及从文献中发现隐含的知识。与生物医学领域的大量研究工作相比，文本挖掘在中医药领域的发展仍处于早期阶段。需要针对中医药文献的特点，进一步研发实用的文本挖掘方法，深度挖掘中医药文献中蕴含的知识，以辅助中医药科学研究。

4.3.2　面向中医药文献的语义关系发现方法

从中医药文献中提取语义关系的方法，能充实中医药知识库系统，提升知识获取效率，改进知识检索效果。通过搜集中医药文献并从中找出一起频繁出现的词对，基于中医药学语言系统判断语义关系的性质，再将所发现的语义关系交由领域专家进行检验。该方法向中医药领域专家提供了从文本中发现语义关系的新颖技术手段。

目前，中医药领域实用的知识库系统显现出大型化的趋势，往往包含百万条语义关系。例如，中医药学语言系统（TCMLS）已收录概念12万余条，术语30万余条，语义关系127万多条。由人工编辑如此大量的语义关系，是一个耗时费力的大工程。若能实现从文献中自动抽取语义关系，则可大幅提升知识获取效率。因此，语义关系发现方法对领域知识库的构建具有很大意义。本节介绍了一项基于TCMLS从文本中发现语义关系的初步尝试。该研究试图将文本中蕴含的语义关系挖掘出来，与TCMLS现有的语义关系结合，得到更为全面、准确的语义关系，并明确系统中语义关系的文献来源，从而扩充TCMLS的数据规模，提升TCMLS中语义关系的准确性和可靠性。

中医药学是经过几千年的发展而形成的，文献记载是其重要的知识流传的方式之一。近年来，中医团体开展了大量的知识工程工作，采用各种文献中的知识来构建中医药领域知识库，提供知识检索服务。以TCMLS为例，因缺乏实用的中医药文本挖掘方法，在语义关系抽取方面，主要依赖于加工人员的个人知识和手工操作。这种方法与加工人员个人的知识、素养和责任心有很大关系，造成数据准确性良莠不齐，难以对数据质量进行有效管理。随着系统规模的不断扩大，人工编辑的复杂性也不断增大，制约着TCMLS的进一步发展。鉴于此，对中医药文献内容进行语义关系提取，得到具体概念之间的语义关系，与TCMLS的语义关系进行比较，并对TCMLS进行进一步扩充。

从自由文本中挖掘语义关系是一个非常困难的问题，因为同一种关系在文本中会有多种表达方式。常见的语义关系发现方法，主要包括以下两大类。

（1）基于语法分析的语义关系发现：此类方法的主要思路是：基于自然语言处理技术，通过对文本进行语法分析，构建出语法树，再通过语法和词性的分析得到其中的语义关系。这类方法的优点是对语义关系定位比较准确，并可以通过语法特征得到文本中的隐含信息。但其缺点在于：此类方法的效果严重依赖于语法分析的结果，对于一些特殊的领域，现有的语法分析方法往往无法取得令人满意的结果。因此，基于语法分析的语义关系抽取算法其应用范围受到了很大的限制，特别是在一些有着独特语法规则的领域中更是如此，本文中提到的中医药领域就是一个例子。

（2）基于模式匹配的语义关系发现：这种方法是用某种模式对文本进行匹配，根据匹配的情况得到相应的语义关系。根据匹配模式的不同来源，可以分为两类：基于领域知识的模式匹配和基于学习的模式匹配。基于领域知识的模式是由领域专家将其领域知识总结、升华得到的通用知识模式，然后再使用这些模式作为模板，从文献中找到相应的关系。基于学习的模式匹配方法，是指使用机器学习方法，通过对文献特征的分析得到有用的模式。这类方法的目标一般限定为仅挖掘某些特定类别的实体的几种特定关系，无法胜任中医药领域中语义关系种类很多的情况。

综上所述，这两类方法都不适合中医药领域的需求。本研究提出基于 TCMLS 的文本语义关系发现方法，该方法以 TCMLS 中的词汇为基础，发现语义关系中的主体和客体；以 TCMLS 中已有的语义关系为根据，推测从文本中挖出的语义关系的类型。本研究的基本策略，是基于 TCMLS 从文本中发现更多的关系，经用户验证后加入 TCMLS 之中，从而丰富 TCMLS 的语义关系；再用丰富后的 TCMLS 进行新一轮的文本挖掘，进一步丰富 TC-MLS；以此类推，从而形成一套基于文本语义关系发现来驱动 TCMLS 加工的技术方案。下面具体介绍基于 TCMLS 的语义关系发现方法。

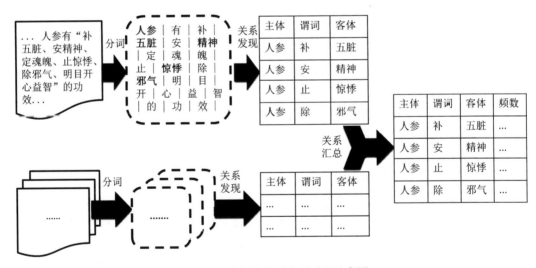

图 4-1　文本语义关系发现过程示意图

如图 4-1 所示，文本语义关系发现，是指从"……人参有'补五脏、安精神、定魂魄、止惊悸、除邪气、明目开心益智'的功效……"的文本中，发现"人参 补 五脏"、"人参 安 精神"、"人参 止 惊悸"、"人参 除 邪气"这样的关系。该方法会统计每条关系出现的频数：如果在文档 D_1，D_2……D_n 中都出现了某条关系 R，则 R 出现的频数即为 n。该方法的基本策略是：以 TCMLS 作为领域词库，从文献库中找出在同一文档中出现的两个领域术语（如"人参、邪气"、"人参、五脏"等），构成候选的文本语义关系，并统计每条关系的频数，以供语言学家进行检阅和处理。由机器判断语义关系的谓词（如"人参"与"邪气"之间的谓词为"除") 仍是一个技术难题。本方法会在这两个词附近找出一些候选性谓词(如"补"、"除"等) 推荐给用户;并提供 TCMLS 中的相关用法,以供用户参考(例如,针对"人参"和"肾阳虚证",系统会根据 TCMLS 中的用法向用户推荐"治疗"这一谓词)。

为实现该策略,首先需要将中医药文本分解成一系列独立的语义单元。中医药文献资源包括书籍、期刊、会议论文集、病历、报告等,语义单元划分要针对不同类型的文献进行具体分析。本研究主要考虑书籍、期刊和会议论文集。这些文献都可被分为一系列"文章"(在书籍中对应一章或一节,在期刊和会议论文集中对应一篇论文),可对文章进一步细分,将文章分为小节,将小节分为段落,将段落分为句子。

理论上,在一篇文章中出现的任意两个词汇之间都可能存在或强或弱、或直接或间接的语义关系。因此也可将"文章"作为语义单元进行语义关系发现。但在语义关系识别阶段,关键词组过长会极大增加算法复杂性。为保证算法效率,关键词组内词汇数量不宜过多,因此本研究未将整篇文章作为语义单元进行挖掘。与全文相比,"句子"是一个相对较小、且有完整语义的单元。"句子"通常描述一个完整的意思,且其中的词汇之间通常有某种联系,因此"句子"为中文分词及后续处理提供了天然的单元。但语义关系的主体和客体也有可能分散在不同的句子中,仅以句子作为语义单元会遗失掉很多的关系。鉴于此,分别以句子和小节作为基本的语义单元进行语义关系发现,其核心思想和设计原则如下。

第一,在文中距离越近的"名词、动词、名词",越有可能表达一条语义关系。因此,本方法会记录语义关系中的词汇在文中的最短距离,作为反映语义关系真实性的一个参数。

第二,在各种文献中多次出现的"主语-谓语-宾语",更有可能代表一条语义关系。若一条关系频繁出现于各种文献中,则其很可能是领域专家认可的。因此,本方法对从各种文献中发现的关系进行汇总,统计每条关系在文中共现的频数,将其作为一个参数提供给术语学家。

第三,文献量越大、越全面,所得到的语义网络就越具有统计价值。鉴于此,采用 TCMLS 对万方文献库进行检索,以期获得尽可能全面的文献。

第四,构建在中医药领域中常用的动词列表,以该表为基础推测语义关系中的谓词。将主语或宾语附近出现的动词记录下来,作为语义关系的候选谓词,推荐给术语学家。

第五,鉴于文本语义关系发现方法尚不能保证结果的准确性,开发了一个文本语义关系的检阅系统,对文本语义关系进行检查、分析和标注等工作,使术语学家了解语义关系与相关文本的关联。

在本研究中,采用 Java 语言开发了一套文本语义关系发现程序,以实现文本语义关系发现方法。以 TCMLS 作为关键词,从万方数据知识服务平台检出了 217 667 条文献题录信息(含摘要),再用文本语义关系发现程序从摘要中挖出了 87 826 条关系,其中部分的关系如表 4-1 所示。所得出的关系被存入一个关系型数据库中,通过文本语义关系检阅系统展示出来,以供语言学家进行检阅。

表 4-1　文本语义关系发现结果举例

主体	关系类型	客体	解释
湿热证	引起	脾虚	脾主运化，喜燥恶湿，若为湿所困，则运化失常
脾气虚	被治疗	参苓白术散	参苓白术散加减用于肺脾气虚，具有补肺健脾利湿功效
灵芝	……的概念部分	担子菌亚门	灵芝属于担子菌亚门
人参	……成分	四君子汤	人参是四君子汤的成分
肝郁脾虚证	被治疗	木香顺气丸	木香顺气丸疏肝理气，用于治疗肝郁脾虚证
湿热	引起	肝郁脾虚证	湿热是肝郁脾虚证的一种病因
阴阳两虚	上位词	虚证	阴阳两虚是虚证的一种
足三阴经	位于	三阴交穴	三阴交穴名意指足部的三条阴经中气血物质在本穴交会
气滞	引起	胃痛	气滞是胃痛的一种病因
阴虚火旺	引起	气滞	阴虚火旺引起气滞

如图 4-2 所示，开发了一套文本语义关系的检阅系统，支持用户对文本语义关系进行检阅、分析和标注，查看文本语义关系的文献依据和相关网页，并将文本语义关系正式插入某个术语系统（如 TCMLS）。在语义关系检索界面中，系统会将机器发现的语义关系分

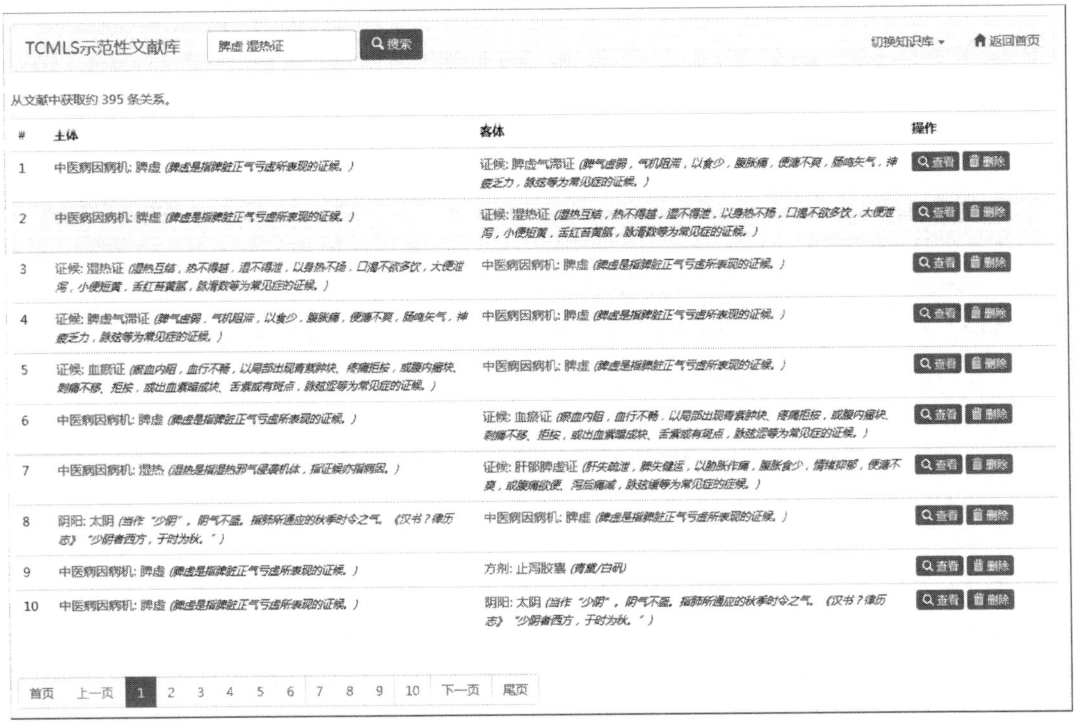

图 4-2　文本语义关系检阅系统的界面

页列出。用户可输入关键词（如"阳痿 肾阳虚证"）搜索个人关心的语义关系。系统列出了每条关系的主体和客体（如"益肾丸-肾阳虚证"），给出每个概念的类型、正名和定义。用户可点击查看某个概念，系统会转到这一概念的信息页面。当用户在上文提到的"语义关系检索界面"中点击查看某条关系，系统就会跳转到这条语义关系的展示和处理界面。

在语义关系的展示和处理界面中，用户可以查看这条关系的主体信息、候选谓词、客体信息、参考性参数。其中，对于主体和客体，都给出了概念的类型、正名、定义及概念信息页面的链接。候选谓词是基于 TCMLS 中的用法来生成的，例如，若主体为"人参"，客体为"肾阳虚证"，则系统会推荐"治疗"作为候选谓词。用户可以点击"文献资源"，查看该语义关系所出自的文献。对于每篇文献，系统都给出了题名和摘要。用户单击选择某篇文献的题名时，系统会跳转到该文献的题录信息页面。用户可以点击"百度搜索"，查看该语义关系相关的百度搜索结果，也可以点击"相关陈述"，查看该语义关系在TCMLS 中的相关陈述，以供语言学家参考。用户还可通过系统提供的表单，将这条语义关系加入语言系统中。系统会根据 TCMLS 中的相关用法，列出一些相关属性以供用户选择。用户也可以输入新的属性，例如，为添加"人参 除 邪气"这条关系，用户可输入"除"这一新属性。用户也可以添加一些注释信息。另外，当关系被录入 TCMLS 后，系统会记录这条关系的文献来源。

数字化文献是中医药知识密集型数据的基础。中医药语义网若与文献资源相脱节，则必成为无源之水、无本之木。从文献中提取语义关系的方法，能有效丰富中医药语义网的内容，建立中医药语义网和文献资源的有机联系，改进中医药文献检索的效果。本研究开展了中医药文献语义关系发现方法的初步探索：基于 TCMLS，搜集中医药文献，对文献进行分词处理，从中找出在一起频繁出现的词对，判断语义关系的性质，交由领域专家进行检验。本研究所开发的文本语义关系发现和检阅系统，向术语专家提供从文本中发现新颖语义关系的技术能力。

这项工作尚存在一些局限性。例如，我们尚缺乏判断文本语义关系准确类型的有效手段，也尚未实现发现新词的方法。另外，有些中医药领域的词汇尚未收入 TCMLS 之中，这影响了语义关系发现的效果。在进一步研究中，拟对从文本中获得的语义关系与 TCMLS现有的语义关系进行比较，补充完善 TCMLS 现有的语义关系网络。拟对从文本中获得的语义关系按概念的语义类型进行归纳，得到语义类型间的语义关系，融合成一个基于文献的顶层语义网络。对 TCMLS 的顶层语义网络和从文献中实际抽取的语义网络进行比较，对 TCMLS 现有的顶层语义网络进行补充和修正，从而指导中医药学语言系统实际发展和应用。

4.3.3 从中医文本自动获取超数据图的方法和系统

超数据（hyper data）是被连接到其他数据对象的数据对象。超数据经过语义关系连接就形成了数据网络（data web）。超数据可以为集成挖掘提供丰富、相互关联的数据。已经有大量研究工作关注于关系型数据库的超数据获取，但是缺少针对特殊领域的文本的超数据获取。

为了实现文本向超数据的转化，周春英（2012）提出一种基于领域本体的从文本自动提取超数据图的方法。超数据图由多个超数据节点和它们之间多维的、复杂的语义关系构成。句子是文本的基本组成单元。一个句子可能含有多个超数据节点，并且它们之间可能存在多种不同类型的语义关系。该方法利用超数据图作为句子的超数据信息的表达单元，然后利用自然语言处理、数据挖掘、概率统计技术实现从一个句子自动提取超数据图从而实现文本自动向超数据的转化。该方法可分为3步：①超数据节点识别和提取，把文本数据处理为一组有序的超数据节点标识；②利用关联规则挖掘方法从①的结果找出频繁的超数据图模式即频繁出现的一组有序的超数据节点集合；③利用已有知识库和概率统计理论，找出最可能表达该频繁图模式的超数据图。

周春英将该方法应用于中医药领域数据。中医药专家建立起了一个涵盖127个概念及56种语义关系的中医药学语言系统（TCMLS），积累了大量的人工提取的中医药语义数据，但仍有大量的中医药文本数据需要自动提取为语义数据，包括医书、药方、杂志和文章等文献。周春英（2012）使用TCMLS，采用本方法从2000篇中医药文献等文本数据中自动提取语义图作为新的知识。实验结果是，一共提取了7038种语义关系，其中260个属于已知链接的语义关系，6778个属于未知链接的语义关系。本方法预测出的这6778个未知链接的语义关系是对现有知识库的很大的扩充。

如图4-3所示，下面介绍一个从文本句子中提取出来的超数据图的例子。它由3个超数据实例节点（'意志'，'情绪'，'行为'）及'意志'和'情绪'之间的关系，'情绪'和'行为'之间的关系构成。其中，'意志'和'情绪'之间可能存在6种语义关系，分别是：①是…的概念；②是…的结果；③被…包含；④包含；⑤是…核心问题；⑥是…的方法；它们的出现概率在表4-2列出。'情绪'和'行为'之间也同样存在上面列出的6种语义关系；它们的出现概率与表4-2中列出的相同。

表4-2　6种语义关系的出现概率

语义关系	是…的概念	是…的结果	被…包含	包含	是…核心问题	是…的方法
概率	0.1	0.1	0.15	0.15	0.1	0.4

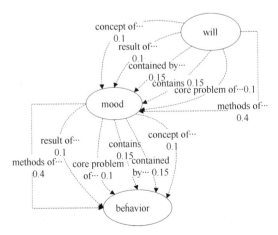

图4-3　从一个文本句子中提取出来的超数据图

为了让其他用户更简单和方便地使用本方法从文本数据中获取超数据图，周春英（2012）开发了 sGRAPH——基于领域本体的文本数据中超数据图的自动获取系统，如图 4-4 所示核心算法用的是前面几小节所介绍的方法，包括超数据节点识别和提取、超数据图结构挖掘、超数据图识别。除此之外，本系统还提供了几个简单易用的用户界面，以帮助用户实现：①文本数据的选取；②超数据图的自动提取；③提取出的超数据图的智能搜索；④有选择的用已提取的超数据图对知识库进行扩充。

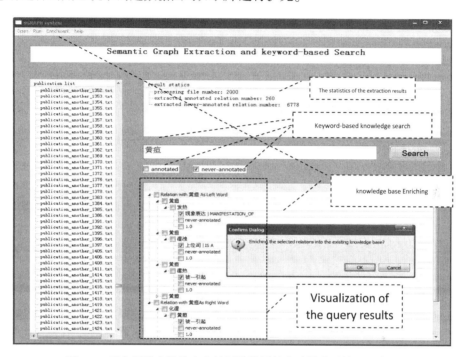

图 4-4　基本领域本体的文本的超数据图的自动提取系统界面介绍

下面结合如图 4-4 所示的系统界面的描述，给出本系统的使用流程和指导。

第一步：选取要进行提取的文本数据，以文本文件的格式输入，用户可通过指定文件夹的形式来批量处理多个文件。

第二步：执行超数据图的自动提取，用户可通过菜单栏点击 run 来执行提取过程。

第三步：系统直观地给出超数据图的自动提取结果，包括输入文件的统计信息，提取出的超数据节点间的语义关系的统计信息等。

第四步：由于批量处理的结果通常都很巨大，用户容易陷入结果之中，无法得到他们关心的提取结果。系统允许用户对已提取出的超数据图进行搜索；用户可通过输入关键字的方式进行对超数据图的搜索。

第五步：用户可有选择的用已提取的超数据图信息对已有知识库进行扩充，特别是用那些用户认为提取的准确的超数据图来扩充知识库。用户可以先搜索自己感兴趣的超数据图，然后可以通过点击选择的方式，把自己认为准确的超数据图加入到已有知识库中。

综上所述，介绍了一个基于领域本体的文本数据的超数据图提取方法。该方法综合利用自然语言处理、文本挖掘、数据挖掘、统计概率学习和本体等多种技术，识别出在知识库中已存在的超数据之间的语义关系，进而预测出在知识库中没记录的语义关系。基于该方法，我们针对中医药领域开发了一套基于 TCMLS 的中医药知识（超数据图）的自动获取系统。除了实现核心方法之外，这个系统还提供了一些简单易用的用户界面，以帮助用户实现：①文本数据的选取；②超数据图的自动提取；③提取出的超数据图的智能、快速搜索；④有选择的用提取的超数据图对知识库进行扩充。

4.3.4　中医文本信息抽取系统

近年来，文本信息抽取成为中医文献知识挖掘的一种新兴手段。我们构建了一个基于本体的中医文本信息抽取系统，它能从中医文献中提取领域概念及语义关系，并支持用户完成文本语义关系的检阅、分析和标注等工作。该系统能辅助中医专家从中医文献中挖掘知识，并进一步完善中医领域本体系统。

中医药文献是中医药文化的重要载体之一，记载着历代医家的智慧和经验。如何对浩如烟海的中医药文献进行系统梳理和深度挖掘，是中医药知识管理中的一个重要问题。文本信息抽取（text information extraction）是指从一段文本中自动抽取特定信息的计算机技术，它能显著提升人类处理海量文献并从中获取知识的效率。文本信息抽取的任务包括命名实体识别、语义关系发现、事件抽取、情感分析等。我们构建了基于本体的文本信息抽取系统，用于辅助中医专家从中医文献中挖掘知识，并进一步完善中医领域本体系统。本节介绍该系统所使用的文本信息抽取方法，以及该系统的主要功能和使用情况。

该系统使用一种本体驱动的文本信息抽取方法。本体是一种用于表示领域知识的计算机模型，它能帮助计算机更好地理解领域术语并处理文本内容。本体为文本信息抽取提供了领域背景知识，可将领域本体与文法分析技术相结合，从而改进文本信息抽取的效果。本系统基于中医药本体，从文献中提取关键性词汇，识别领域概念，进而发现领域实体之间的语义关系。信息提取有两种途径：① 关系提取，即理解作者在文本中直接提出的显性关系；② 假设生成，即根据显性关系推理出文本中并未直接提出的隐性关系。该方法包括以下 4 步。

第一步：提取关键性词汇。文本中仅有部分词汇有助于机器理解文本中蕴含的语义关系，这部分词汇被称为关键性词汇。首先，根据应用需求，从本体中导出关键性词汇，创建领域词库。例如，在药物发现应用中，"药物组成"、"感冒"、"甘草"、"主治"等词汇往往用于表示领域专家关切的医药学关系，而"西藏"等地理名称一般不可能构成有意义的医药学关联。又如，中医古籍文献中的某些关键动词（如"主"）往往对应概念之间的语义关系（如"管理"），因此需要找出这些关键动词，并建立关键动词与语义关系之间的对照表。在建立关键性词汇的词库后，利用一种词库驱动的最大匹配算法，从文献中提取关键性词汇，从而将原始的中文文本转化为词汇序列。

第二步：识别关键性概念。为消除领域知识表达中的歧义性，领域本体中定义了概念和词汇之间的语义关系，包括概念的正名和异名等。机器根据领域本体从词汇序列中识别对应的概念，并判断概念的语义类型。例如，根据本体中定义的异名关系〈甘草，藏名，'相额尔'〉（即甘草在藏医药学中称为'相额尔'），将藏医药学文本中出现的词汇'相额尔'理解为概念甘草；并根据本体中定义的类型关系〈甘草，$rdf:type$，草药〉，将概念甘草归属于草药这个类。此后，将概念及其类别加入词汇序列中的对应位置，生成文本对应的概念序列。

第三步：抽取语义关系。通过一系列预先定义的语义模板与概念序列进行匹配，若匹配成功则生成对应的陈述。该过程分为3步：① 基于领域本体生成一个语义模板库，其中的每个语义模板为由领域概念和词汇构成的三元组；② 根据资源序列中出现的概念在模板库中检索对应的一系列语义模板；③ 将每个模板与资源序列匹配，如果匹配成功，则生成对应的陈述。例如，针对文本"［七十味珍珠丸］的［药物组成］为：……［相额尔］……"，首先提取出其中的 3 个关键词，并识别对应的概念；其次根据本体中定义的概念类型〈七十味珍珠丸，类型，方剂〉和〈甘草（相额尔），类型，药物〉，获取相应的模板〈方剂，'药物组成'，药物〉；最后，将模板与资源序列匹配，从而推出陈述：〈七十味珍珠丸，包含，甘草〉。将所获得的陈述融合为一个图，并将其加入索引结构中。

第四步：推导假设性语义关系。根据文本中的语义信息，使用领域规则进一步推导出假设性的语义关系。领域规则形如 Body⇒Head，在 Body 和 Head 中均可出现变量。例如，规则 R_1：〈$?x$，包含，$?y$〉⇒〈$?y$，属于，$?x$〉表示对于任意 x 和 y，如果 x 包含 y，那么 y 属于 x；根据规则 R_1 和陈述〈七十味珍珠丸，包含，甘草〉，可以推出〈甘草，属于，七十味珍珠丸〉。又如，规则 R_2：〈$?x$，包含，$?y$〉〈$?y$，具有功效，$?z$〉⇒〈$?x$，具有功效，$?z$〉表示如果某种药物 x 的成分 y 具有功效 z，则 x 具有功效 z；根据规则 R_2 和〈七十味珍珠丸，包含，当归〉、〈当归，具有功效，补血〉可推出〈七十味珍珠丸，具有功效，补血〉。

下面通过一个关于方剂生化汤的案例来解释上述过程。下面是《中华药典》中描述传统方剂生化汤的组成和功效的部分文本："……［生化汤］中重用［当归］，补血活血，祛瘀生新为［君］；［川芎］行血中之气，［桃仁］活血祛瘀为［臣］；［黑姜］入血散寒，温里定痛为［佐］；［炙甘草］调和诸药为［使］。［功效］为［活血化瘀］……"首先，根据中医领域本体，从词汇序列中提取对应的概念，并对概念归类。据本体可知，生化汤为方剂的实例，当归、川芎、桃仁、黑姜和炙甘草为中药的实例，活血化瘀为功效的实例。进而，提取文中的语义关系。例如，根据模板〈方剂，药物，'君'〉，和序列（生化汤，当归，'君'），推出：〈生化汤，君，当归〉。最后，根据已知的语义关系生成假设。例如，根据陈述〈生化汤，具有功效，活血化瘀〉和规则〈$?x$，具有功效，活血化瘀〉⇒〈$?x$，治疗，血瘀证〉，推出假设：〈生化汤，治疗，血瘀证〉。提取出的语义信息构成了如图4-5所示的语义图。

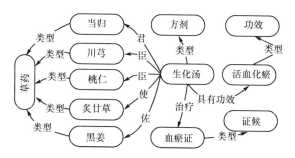

图 4-5　从文本中提取出的关于方剂生化汤的信息

我们采用上面的方法，构建了中医文本信息抽取系统。该系统基于本体对中医文献进行处理，自动识别其中出现的中医概念，生成文本内容的索引。该系统还能从文本中自动发现语义关系，再将所发现的语义关系交由领域专家进行检验。我们以综合性医学著作《医学纲目》等中医古籍作为试验文本对该系统进行了测试。该系统基于"中医古籍语言系统"对中医古籍进行处理，从中提取出中医药领域概念及其语义关系，取得了良好的效果。

该系统还实现了文本语义关系管理与检阅的功能，对从文本中发现的语义关系进行集中管理，支持用户查看语义关系在中医文本中的用法，并完成语义关系的检阅、分析和标注工作。如图4-6所示，该系统以网页的形式展示《医学纲目》古籍全文，以不同的颜色标出文本中出现的中医名词和谓词。该系统在左侧建立书籍目录导航，在页面主体部分显示全文，自动识别文中出现的中医概念并在文本右侧列出，用户可点击查看概念定义。该系统还找出文中出现的谓词，据此识别文中出现的语义关系。用户也可以点击查看原文中蕴含的语义关系。该系统还实现了中医本体加工辅助工具，将文本语义关系正式插入某个本体系统，为中医本体的修订和完善提供可行的技术路径。

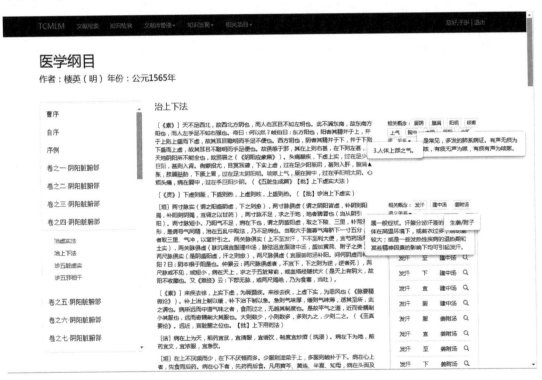

图 4-6　文本信息抽取系统界面截图（以《医学纲目》为例）

4.4　小　　结

知识获取通常是一项复杂、繁琐的工作，它不仅需要对领域专业知识的深入理解，也需要知识工程的专业技能，还涉及教育、计算机科学、符号学、语言学、认知科学等很多不同的领域。知识获取是建造知识系统的主要瓶颈，也是知识工程的中心问题和关键性的难关。在自动知识获取未取得突破性进展之前，知识获取还将是人工智能的一个长期存在的问题。通过互联网平台，邀请各方面的专家形成虚拟组织，可以集众人之力完成知识获取任务。在中医药虚拟研究院中，研制并部署了大型传统医学知识工程系统，支持数百名领域专家进行协同工作，产生全球规模最大的中医药领域本体——"中医药学语言系统"，包括10万多个概念、100多万条语义关系，成为行业事实标准。

另外，中医药文献是中医药知识共享的主要手段，也是知识获取的重要来源。近年来，随着文字识别等信息技术的广泛应用，大量的中医药文献被转换为数字文件、数据库等数字资源。中医药文献的数字化，为将文本信息抽取等各种文献处理技术应用于中医药领域奠定了基础。我们在研究中医药文本挖掘方法的基础上，研制了中医文本信息抽取系统，它能从中医文献中提取领域实体及语义关系，并支持用户完成文本语义关系的检阅、分析和标注工作。这套系统能辅助中医专家开展文献知识挖掘工作，为梳理中医药知识体系，实现中医文献和知识的共享和重用提供了技术支持。

参 考 文 献

丁晟春，刘迤迤，熊霞，等.2010.基于领域本体和语块分析的信息抽取的研究与实现［J］.情报学报，29（1）：53-58.

范宽.2006.基于语义本体的中医药科学数据共建工程［D］.杭州：浙江大学.

方纯洁，王波，罗杰，等.2012.基于信息抽取的中医药文献知识发现［J］.浙江中医药大学学报，36（1）：88-90，96.

顾铮，顾平.2007.信息抽取技术在中医研究中的应用［J］.医学信息，20（1）：27-30.

刘璇华，肖君，惠青山.2002.虚拟研究中心及其对国家技术创新体系的作用［J］.科技进步与对策，19（2）：18-19.

刘毅.2010.中医古籍数字化与知识挖掘［J］.图书馆工作与研究，（12）：92-94.

陶金火，陈华钧，胡雪琴.2011.中医药文献语义关系图发现［J］.计算机科学，38（03）：213-217.

陶金火.2011.基于语义的中医药数据采集工程及应用平台［D］.杭州：浙江大学.

吴家皋，周凡坤，张雪英，等.2014.HMM模型和句法分析相结合的事件属性信息抽取［J］.南京师大学报（自然科学版），（1）：30-34.

杨博，蔡东风，杨华，等.2014.开放式信息抽取研究进展［J］.中文信息学报，28（4）：1-11，36.

尹爱宁，崔蒙，范为宇，等.2006.中医药虚拟研究院［J］.国际中医中药杂志，28（3）：141-143.

于彤，贾李蓉，张竹绿，等.2014.面向中医药文献的语义关系发现方法研究［J］.中国中医药图书情报杂志，38（12）：1-5.

于彤，朱玲，李敬华，等.2015.中医文本信息抽取系统［J］.中国医学创新，12（21）：108-110.

于彤.2014.基于语义网的中医药知识工程方法研究［R］.博士后出站报告.

张小刚.2010.基于中医药本体的语义关系发现及验证方法［D］.杭州：浙江大学计算机学院.

赵军.2009.命名实体识别、排歧和跨语言关联［J］.中文信息学报，23（02）：3-17.

赵妍妍，秦兵，刘挺，等.2010.文本情感分析［J］.软件学报，21（8）：1834-1848.

周春英.2012.超数据集成挖掘方法与技术研究［D］.杭州：浙江大学.

周雪忠，崔蒙，吴朝晖，等.2003.基于文本挖掘的中医学文献主题自动标引［J］.中国中医药信息杂志，10（1），71-74.

Cao C，Wang H，Sui Y.2004.Knowledge modeling and acquisition of traditional Chinese herbal drugs and formulac from text［J］.Artificial Intelligence in Medicine，32（1）：3-13.

Fang Y，Huang H，Chen H，et al.2008.TCMGeneDIT：a database for associated traditional Chinese medicine，gene and disease information using text mining［J］.BMC Complement Altern Med，8：58.

Hotho A，Nürnberger A，Paass G.2005.A brief survey of text mining［J］.LDV Forum-GLDV Journal for Computational Linguistics and Language Technology, 20（1）: 19-62.

Jiang T, Tan A H, Wang K. 2007. Mining generalized associations of semantic relations from textual web content ［J］. IEEE Transactions on Knowledge and Data Engineering, 19（2）: 164-179.

Mukherjea S. 2005. Information retrieval and knowledge discovery utilizing a biomedical semantic web ［J］. Brief Bioinform, 6: 252-262.

Zhou X, Liu B, Wu Z, et al. 2007. Integrative mining of traditional Chinese medicine literature and MEDLINE for functional gene networks ［J］. Artificial Intelligence in Medicine, 41: 87-104.

Zhou X, Liu B, Wu Z. 2005. Text mining for clinical Chinese herbal medical knowledge discovery ［J］. Discovery Science, Springer Berlin/Heidelberg, 3735: 396-398.

Zhou X, Peng Y, Liu B. 2010. Text mining for traditional Chinese medical knowledge discovery: A survey ［J］. Journal of Biomedical Informatics, 43（4）: 650-660.

5 中医药知识组织与存储

信息技术为中医药知识遗产的数字化保存和深度挖掘提供了创新性的手段。近年来，随着知识创新步伐的加快和中医药信息化工作的推进，在中医药领域中积累了数字化文献、多媒体档案、数据库、知识库等多种形式的知识资源。如何采用信息技术对海量的中医药知识资源进行合理组织和有效存储，以利于知识的检索与应用，成为一个重要的问题。

在多数早期的人工智能项目中，知识工程师直接将领域知识转换成代码，嵌入人工智能程序之中。这种系统的缺陷是难以维护的，在不断编制、调试与修改程序的过程中，一般很难保持知识的一致性。为此，后期的知识工程更多地采用专门的知识库来存储知识，将知识存储与推理机制相分离。所谓知识库，即是由领域知识从程序中分离出来后按简单的数据结构存储组织而成的。

传统中，知识库主要是指采用谓词逻辑、框架等知识表示方法，在计算机系统中组织和存储的知识集合；它具有形式化、结构化、易查询、易操作等特点，能够支持机器推理。但在中医药信息化实践中，人们也把文献库、数据库、本体等多种形式的知识载体称为"知识库"。这些"知识库"都能起到知识组织与存储的作用，与自然语言处理、机器学习等人工智能方法相结合后仍可支持智能应用。因此，将它们称为广义的知识库也不为过。在本章中，首先介绍中医药知识库的总体情况，包括构建方法和应用范围等，再分别介绍文献库、数据库、知识组织系统、本体、知识图谱这5种广义的知识库，阐述它们的特点、功能和中医药应用。

5.1 概　　述

知识组织是指将无序或分散的特定知识，根据一定原则与方法，使之有序、集中、定址，以方便知识的提供、利用和传播。知识存储特指在计算机系统中安全、可靠地存储知识管理和知识工程中所涉及的知识资源。知识库是实现知识组织和存储的重要支撑工具，也是知识工程中的重中之重。知识库一般是针对特定领域的需求及问题求解的需要而建立的，需要对领域知识做一次大规模的收集和整理，按照一定的方法进行表示，进而按照一定的方案进行知识的组织、分类和保存，并提供相应的检索手段。知识库是所有知识系统的核心组件。一般的知识系统中都具有一个存放知识的知识库和一个运用知识的推理机，从而实现某种智能行为。

近年来，知识库系统成为中医药知识遗产保护和利用的创新手段。构建中医知识库系统，是指用人工智能技术把中医药理论和专家的经验按规范化、标准化的格式，组建成知识库，达到资源查询和共享。下文对中医药知识库系统的构建方法和中医药应用情况进行介绍，以供中医药信息化领域的研究人员参考。

5.1.1 中医药知识库系统的构建方法

构造知识库，是为了汇集领域知识并实现知识的有效推广和使用。在建立知识库系统的初期，必须首先明确问题的定义，确定目标、约束、资源，明确各自承担的任务。计算机工作者和领域专家首先必须了解对方领域的基本知识，了解对方的工作特点、目的、任务及要求。接下来，双方就可以一起研究知识库系统的建造。可采用典型的知识表示与知识库构建方法，也可根据领域特点和项目需求，创造适合任务的新方法。下面介绍中医药领域已经采用的知识库构建方法。

5.1.1.1 基于关系型数据库的中医药知识库系统

王连心等提出以关系型数据库为基础构建中药知识库的方案。据此方案，中药知识库分为3个层次：第一个层次是事实数据层，包含存在于文献资料中的原始数据；第二个层次是知识本体层，其内容是领域概念和领域规则；第三个层次是策略层，其内容是策略性的结论和规则。在中药知识库的构建中，可将关系型数据库作为事实数据层，在其基础上建立准则层和决策层，使中药数据上升为中药知识。陈国宁等在构建中医咳感症诊断专家系统的过程中，采用关系数据库作为知识库的存储组织形式，并实现了知识的增添、删除、修改等操作，以支持推理机制和咨询模块。

5.1.1.2 基于本体技术的中医药知识库系统

本体是一个源自哲学领域的术语，探讨世间万物如何存在。在计算机科学领域，本体是针对一个概念体系的正式而明确的规范。本体一般针对特定领域和议题而建，它使交互各方对特定领域内共用的概念、词汇及概念分类等达成一致，从而支持知识的共享和重用。近年来，本体技术逐渐成为构建中医药知识库系统的主流手段。

徐彬锋等将本体技术引入到医学知识组织当中，构建出包括中医本体和西医本体两大分支的医学本体框架。该本体定义了医学领域的类、类间关系及它们需满足的约束。其中，中医本体包括中医疾病类、中医证类、中医舌诊类、中医脉诊类、中医病案类；西医本体包括疾病属性类、化学物质类、疾病类、诊断类和器官类。Protégé工具被用于构建和展示这一本体。这项工作展示了本体知识库的可重用性和可扩展性等优点。

谷建军基于本体技术构建了一个中医古籍知识库。中医古籍所蕴含的知识相当丰富，知识之间的关联关系错综复杂，每一部中医古籍都作为一个本体存在，将所有中医古籍构成一个综合本体的难度可想而知。谷建军提出基于中医古籍文献叙词表构建领域本体的方法，该叙词表以一个树状结构表达了中医古籍文献的概念体系，其中的概念来自于中医古籍内容。谷建军使用Protégé 2000工具将该叙词表转换为一个OWL本体，该本体继承了叙词表的概念结构，但对概念之间的语义关系进行了更为深入细致的描述，为建立文献之间的知识关联提供了可行的途径。

此外，还有很多学者开展了构建中医药本体知识库的探索工作。例如，车立娟等以Protégé为工具，构建了用于表达"肺阴虚证"病机规则的本体知识库；李新霞以Jena为工具，构建了中医脾胃病领域本体知识库；孙海舒等从规范控制、构建原则、本体构建工具、系统架构、术语规范化、构建本体模型等诸多方面，探讨如何基于本体构建中医古籍知识库；易钢等基于本体构建了一个中医知识库系统，其中包括中医概念、关系、推理及中医诊断等大量知识。这些工作初步验证了将本体技术用于构建中医药知识库的可行性，为中医领域内的知识组织提供一种新的方法，但构建全面、完整、实用的中医药学本体仍是一个长期而复杂的过程。

5.1.1.3　基于神经网络的中医药知识库系统

中医诊断学知识具有不确定性、复杂性、模糊性等特点，需要能够充分模拟症状与证候之间的非线性映射关系的数据模型。人工神经网络（artificial neural network，ANN）是由大量处理单元（神经元，neurons）互连而成的网络，是对人脑的抽象、简化和模拟。人工神经网络具有非线性映射功能，其通过对输入输出样本的自动学习，能够以任意精度逼近任意复杂的非线性映射，因此很适合模拟中医诊断的推理过程。吴芸等使用神经网络方法，构建了面向中医舌诊八纲辨证的知识库。该项研究基于"舌象"与中医"八纲"（包括表、里、寒、热、虚、实等）之间的对应关系，建立了"概率神经网络"、"广义回归神经网络"和"学习矢量量化神经网络"3种类型的神经网络，并尝试将其用于中医诊断推理。另外，周金海等也利用人工神经网络算法构建了中医舌诊知识库，它所预测的舌像与八纲辨证的关系与临床诊断结果基本一致（个别属性存在误差）。这些工作说明采用神经网络技术构建中医诊断知识库是可行的。

5.1.2　中医药知识库系统举例

近年来，知识库技术在中医药领域已得到了广泛的应用。在中医人体、中医疾病、中医证候、中医医案、中药、中医养生等方面都出现了知识库系统，它们被用于文献整理、知识可视化、知识共享、临床诊疗、教学、研究等诸多应用。

5.1.2.1　中医人体知识库

赵静等初步建立了一个"三维可视人中医知识库"，将经络腧穴学等中医知识融入三维可视人模型中，构成了具有中医特色的人体三维医学影像图谱。该知识库使用语义网络方法，描述腧穴与经络之间的归属关系，以及腧穴与解剖结构（包括肌肉、骨骼、内脏、血管、神经等）之间的对应关系；它还包含腧穴标准定位、功能主治、针刺方法、进针层次、毗邻结构及针刺意外等针灸临床知识。这项工作为今后开发基于"中国虚拟人"的腧穴和经络三维可视化模型提供了支持。另外，郑雷在三维人体可视化模型上对中医腧穴进行了系统定位，并开发了能够显示中医针灸针刺过程的三维影像浏览器。

5.1.2.2　中医疾病和证候知识库

在医学知识中，最重要、最核心的知识是关于疾病的知识。徐彬锋等以冠心病知识为例，建立了中西医知识相结合的本体知识库。该系统定义了"冠心病"及相关疾病的中英文名称、定义、发病率、病因和主要治疗方法等信息，并进一步定义了诊断学公理。这些公理是医学元知识（即关于医学知识的知识），比一般的医学知识具有更高的抽象层次。

例如，发病率大于 0 小于 1；疾病的并发症是一种疾病；疾病的人群死亡率小于发病率等。该系统再经完善、扩展后可用于中医辅助诊疗。谷建军建立以"病证"为中心的本体模型，将中医古籍中的相关概念和知识加入本体之中。该本体包括证候、病位、病因、病机、鉴别诊断、治则、治法、用药、处方、治疗禁忌等类型，明确了类型的属性和相互关系，能较为准确地反映中医对"病症"的理解和认识。李新霞以老中医关于脾胃病的病案为基础，建立了中医脾胃病领域本体知识库。该项目对中医症状术语进行了规范化处理，将零散的中医脾胃病知识组织起来，实现了疾病诊断、证候诊断、治法、方药等方面的推理功能，以支持知识共享和疾病诊疗。

5.1.2.3　中医医案知识库

中医医案是中医临床思维活动和辨证论治过程的记录，是中医理法方药综合应用的具体反映形式。特别是名老中医的医案，对于中医理论和方法的传承具有重要意义。近年来，在名老中医经验传承的背景下，中医医案知识库的构建成为学术界的一个热点。彭笑艳采用本体、Agent 等技术，构建了中医医案知识库，其中主要包含中医肝病、胃病等领域的医学知识、材料和医案，为用户提供在线诊疗服务。曹宇峰基于本体技术设计了中医病案知识模型，构建了中医病案的知识库，以辅助学生通过大量病案实践来巩固所学的理论知识。

5.1.2.4　中药知识库

中药知识是提高中医临床与学术水平的重要环节和文献宝库之一，值得当代医家学习与研究。王连心等提出了一套中药知识库的设计方案，该知识库的内容包括中药的名称、出处、剂量、性味、归经、功效、主治、用药宜忌等信息，以及方剂的处方来源、剂型、药物组成、功效主治、制备方法、用法用量与禁忌等。这些知识通过对古典医籍、学术专著、学术期刊和报纸、各种学术会议论文和报告及相关指南等进行普查与筛选、分析与整理而获得。该方案还对中药命名、药效和剂量的规范化问题进行了讨论。

5.1.2.5　中医养生知识库

《黄帝内经》是中医药理论体系的奠基之作，其养生理论和方法对中医养生学有着深远的影响。臧知明采用 Linux、MySQL、PHP 等技术，初步构建了面向网络应用的《黄帝内经》养生知识库。臧知明对《黄帝内经》的语言特点和思维方式进行了分析，提出了基于词句的《黄帝内经》养生知识的表达模式，并提出了《黄帝内经》养生知识库的框架。

于彤等（2016）以中医理论为指导，研究符合中医养生特色的知识分类方法，构建面向中医养生的专题知识库，对中医养生知识进行存储。在中医养生文献和知识资源基础上，设计开发中医养生知识服务平台，为中医养生知识的静态展示和动态查询提供支持，从而将知识库内容向全社会开放。中医养生知识库是进行中医养生知识数字化存储的重要方式，可对中医养生学知识进行系统整理和现代诠释，是开展中医养生知识服务和共享的基础。

5.2　中医药文献库

中医药学历经数千年的传承发展，留下了浩如烟海的古籍文献。近年来，随着中医药科研事业的蓬勃发展，也积累了大量的现代文献。中医药文献是中医药文化的重要载体之一，记载着历代医家的智慧和经验。面对如此规模庞大、内容复杂的文献资源，如何对其进行有效的分类、整理、评鉴和保存，是中医药传承与创新发展中的重点和难点问题。近年来，随着个人计算机、数据库、文字识别等信息技术的广泛应用，大量的中医药文献被转换为文本文件和数据库等数据资源。中医药文献的数字化，为将文献检索等各种信息等技术应用于中医药领域奠定了基础，在中医药文献的妥善保存和深度利用中发挥了重要作用。中医药文献的数字化对于中医药知识遗产的保存、传播、开发与利用具有重大意义。在本节中，回顾中医药文献数字化的发展历程，讨论中医药文献型知识的处理方法，介绍文献标引、文献检索、文献元数据规范等技术在中医药领域的应用现状，并讨论存在的问题和发展趋势，以供中医药文献的管理和研究人员参考。

5.2.1　中医药文献资源的数字化

如上文所述，在 20 世纪 80 年代，中医药工作者开始利用个人计算机和数据库等技术实现中医药文献的数字化存储与检索。例如，中国中医科学院在 1987 年建成了"中医药学文献数据库检索系统（TCMLARS）"，该库当时收录了 1984~1987 年发表的中医药相关文献约 5 万余篇，是我国第一个综合性的中医药学文献数据库。TCMLARS 经过逐年扩展，已收录自 1949 年至今的国内外 1000 余种生物医学及相关中文期刊中的 80 余万条中医药文献，内容涵盖中医、中药、中西医结合、各种民族医药、针灸、气功、按摩、养生等方面，已成为国内外广泛使用的中医药文献检索与分析工具。另外，中国中医科学院还于 1986 年研制了"针灸文献分析检索系统"（ACULARS），该系统当时收录了 1984 年以来国内外 460 多种生物医学期刊中有关针灸、针麻、经络方面的文献和专业会议资料约 9000 余条，为促进针灸事业发展做出积极的贡献。

除现代文献之外，数字化手段对于中医古籍的保护和利用亦尤为重要。其采用扫描和文字录入等手段对中医古籍进行处理，既可永久保存中医古籍的原图原貌，又可通过网络广泛传播，避免阅读原书对古籍造成的损伤。鉴于此，中国中医科学院构建了"中医药古籍资源数据库"，现已收录 1500 种中医古籍的元数据信息和其中的 850 种中医古籍的原文图像，为中医古籍保护和利用开辟了新的途径。

随着中医药数字文献的大量积累，如何对文献资源进行有效的分类、组织和检索，成为具有挑战性的问题。由于文献资源具有很高的临床价值和理论价值，大量的人员在从事文献的手工编辑任务，其中的一项重要工作是对文献进行主题标引，以提升文献检索的查全率与查准率。为了便于用户检索利用中医药文献，需要通过主题词标明文献的主题内容。主题词和副主题词组配构成了中医药学文献主题标引的核心内容。

为解决中医药文献主题标引的一致性问题，IITCM 从 20 世纪 70 年代开始研制《中国中医药学主题词表》。该词表于 1987 年出第一版，于 1996 年出第二版，于 2008 年出第三版。其中，第三版共收录主题词 13 905 条（其中正式主题词 8307，入口词 5598 条）。该词表具有编制技术先进、词表体系结构科学、词语标准规范、收词完备、一表多用、实用性强、与国际权威医学词表 Mesh 兼容等特点，在国内外的中医药文献管理领域得到了广泛的应用。

中医药工作者在数十年的文献标引实践中积累了丰富的经验，总结出了主题标引的原则和方法，能较为有效地控制文献标引的一致性。鉴于主题信息抽取的复杂性和系统性，当前人工标引仍是医学文献标引的主要手段。国际著名的 Medline 生物医学文献库也依赖于各领域专家的手工标引，不过借助万维网技术在入口词选择、相似文献标引信息参考等方面提供辅助。Medline 大量的专家资源仍不能使手工标引跟上每周万余篇文摘的增长速度要求。中医药文献在规模上虽不及 Medline，但手工标引的工作量也很大。而且，手工标引存在专家的主观性带来的非一致性问题。手工的主题标引仍是一项费时费力的工作，单凭手工作业已经越来越难以跟上中医药文献的更新速度。

鉴于此，学者们开始研究基于文本挖掘的中医学文献主题自动标引方法。中国中医研究院信息所承当着中医药文献库建设的主要任务，我们在合作过程中，于 2002 年实现了万维网远程标引系统，并于 2003 年开发了基于规则学习的自动标引系统，但其副主题词抽取效果仍不理想。中医药副主题词共 92 个，但临床文献的研究内容很不均衡。据初步分析，疾病治疗方面的临床文献占中医药文献库的 60% 以上，且以中医药疗法的相关研究为主。周雪忠（2004）针对中医药疗法的副主题词识别问题，采用 bootstrapping 方法对临床文献的自动标引进行研究，获得了 80%F1 值。在自动标引的基础上，再由加工人员对机器自动标引的结果进行干预，从而提升文献数据库建设的效率。

中医药文献库系统普遍基于文献的著录信息和主题标引，实现了文献检索功能。例如，TCMLARS 支持用户通过文献的作者、主题词、副主题词、关键词、期刊名等进行检索，并使用 AND、OR、NOT 等布尔运算符进行扩展检索。文献检索系统一般分为单机版和网络版两种：单机版一般通过光盘进行传播，在用户的个人计算机上进行安装和运行；网络版则部署在服务器上，通过互联网向中医药工作者提供文献检索服务。如上文提到的 TCMLARS 和"中医药古籍资源数据库"都提供了上述两种服务方式。

5.2.2　中医药文献元数据规范

元数据（metadata）是"关于数据的数据"。它是数据组织和处理的基本工具，可以为各种形态的信息和知识资源提供规范和统一的描述方法，在数据资源的管理与利用中发挥着日益重要的作用。元数据标准是指描述某类资源的具体对象时所有规则的集合。元数据标准的制订，引起各国的广泛重视。目前，在国际上应用最广、影响最大的元数据标准被称为都柏林核心元数据元素集（Dublin core metadata element set，以下简称为 DC），它定义了一组最为核心的术语，通用性强，可用于描述各种资源。此外，应用于不同领域的元数据标准亦相继出现，例如，描述政府信息资源的元数据 GKS，描述档案库与资源集合的元数据 EAD，描述教育资源的元数据 IEEE LOM、GEM 等。

目前，中医药领域的众多文献库系统之间彼此异构，难以实现信息交互，严重阻碍了中医药文献的传播、共享与利用。因此，需要在中医药领域中实施统一的文献元数据规范，用于编制规范化的文献资源联目和索引，实现文献管理系统之间的互操作，为中医药工作者提供更为全面的检索结果。中医药文献具有鲜明的领域特色，通用的元数据标准都不完全适合中医药领域，因此需要建立一套专门面向中医药领域的文献元数据标准。

鉴于此，中国中医科学院中医药信息研究所于 2008 年代表我国向 ISO 的健康信息学技术委员会（TC 215）提出了"中医学信息元数据标准"的提案。该提案后更名为"Traditional Chinese Medicine Literature Metadata（中医文献元数据）"，并于 2012 年作为一项 ISO 技术规范（technical specification）得到成功立项（编号为［ISO/DTS 17948］，以下简称为"TCMLM"）。经过中国、韩国、英国、美国等多国专家的多次会议讨论和反复修改，TCMLM 于 2013 年完成草案，于 2014 年正式发布。下面将对 TCMLM 的技术特点与主要内容进行介绍。

中医药文献具有内容宏博、医理深邃、字词古奥、版本藉藉、抄刻误多等鲜明的特色，并继承了中国古代文献的特征性元素。通用的文献元数据标准在专指度与精深度上尚显不足，无法充分揭示中医药文献的特征。TCMLM 则是一套专门针对中医药文献的元数据技术规范，它规定了中医药文献元数据标准化的基本原则和方法，以及中医药文献元数据的基本内容。TCMLM 建立在 DC 的基础之上，并参考了 "ISO 13119 Health informatics-Clinical knowledge resources-Metadata"、"ISO 19115 Geographic information-Metadata" 等 ISO 标准，以及 "GB/T 20348-2006 中医基础理论术语" 等国家标准。另外，TCMLM 与中国中医药学主题词表等系统存在依赖和相关关系。从架构上分析，TCMLM 的元数据模型分为 4 个层次。

（1）元数据子集（metadata section）：元数据的子集合，由相关的元数据实体和元素组成。

（2）元数据实体（metadata entity）：一组说明数据相同特征的元数据元素。

（3）元数据元素（metadata element）：元数据的基本单元。

（4）元数据元素的细化（metadata refinement）：与某个元数据元素具有相同意义，但含义更窄的资源属性。

TCMLM 保留了 DC 的元数据元素集，又包括中医药领域的特征元素。它的设计原则包括：①重用 DC 元数据元素，如题名（title）、类型（type）、创建者（creator）、主题（subject）、描述（description）、日期（date）、标识符（identifier）、语种（language）、关联（relation）等；②根据中医药领域逻辑，对 DC 元数据元素进行细化，例如，将 DC 中的题名（title）进一步细化为版心题名（title on the fore-edge）、内封题名（title on the inside cover）、书衣题名（title on the book cover）、卷端题名（title on the first page of text）等；③添加具有中医药特色的元数据元素。TCMLM 中包含 24 个元数据元素，它们被分为以下 7 个元数据子集。

（1）标识信息子集：提供了关于中医文献外部特征的描述信息，包括题名、创建者、贡献者（contributor）、类型、格式（format）、标识符、描述、出版者（publisher）、出版地点（place of publication）、印刷地点（place of printing）和日期 11 个元数据元素。

（2）内容信息子集：提供了关于中医文献内部特征的描述信息，包括主题（subject）、历代医家（physicians of past generations）、中医各家（TCM School of thought）、来源（source）、覆盖范围（coverage）、语种（language）6 个元数据元素。

（3）分发信息子集：提供了关于用户获取和收藏文献资源的信息，包括存储地点（storage location）、收藏历史（collection history）2个元数据元素。

（4）质量信息子集：提供了关于文献资源保存状态的质量信息，包括文献破损级别（physical degradation）、珍稀程度（rare degree）2个元数据元素。

（5）限制信息子集：提供了对文献资源进行获取和使用的限制信息，包括权限（rights）这一元数据元素。

（6）维护信息子集：提供了关于维护保养文献资源的信息，包括保存方式（preserve method）这一元数据元素。

（7）关联信息子集：提供了资源之间关联关系的参考信息，包括继承于（inherit from）、后续（subsequent）、替代（substitute for）、被替代（be replaced by）、译自（translated from）、包含（contain）等关系（relation）。

TCMLM为中医药文献资源的规范化描述奠定了基础，它有助于构建明晰、周全、简单、易懂的文献描述性记录，能有效支持中医药文献的收集、保管和利用，改善中医药文献检索的效果，对于中医药文献资源的系统保护和深度利用具有重要意义。为在TCMLM的基础上实现计算机辅助的文献标注和检索功能，我们需要使计算机能够"理解"TCMLM的内容，这就需要通过一种形式化的表达方式对TCMLM进行表达。语义网为领域本体和文献元数据在全球范围内的交换和共享提供了基础性的技术平台，因此可为TCMLM在全球范围内的实施提供潜在的解决方案。为此，于彤等采用语义网技术，构建了面向中医药文献元数据的本体，并采用该本体对中医药文献进行了示范性标注，为在语义网环境中实施该规范奠定基础。

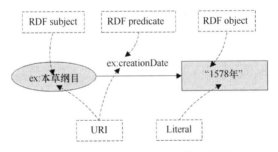

图5-1　基于资源描述框架的文献元数据标注

如图5-1所示，可基于语义网的资源描述框架（resource description framework，RDF）对文献的元数据进行标注。例如，"本草纲目的作者是李时珍"这一三元组可被表达为RDF三元组（本草纲目，作者，李时珍）。"本草纲目"这一概念的URI可以被设为"http：//example.org/本草纲目"，其中，"http：//www.example.org/"被称为名称空间。由于URI较为冗长，在RDF文档中可通过前缀来代表名称空间。例如，可用前缀"ex"代表"http：//www.example.org/"，将"本草纲目"的URI简写为"ex：本草纲目"；或可将"http：//www.example.org/"设为默认的名称空间，从而将"本草纲目"的URI简写为"：本草纲目"。

在RDF三元组中，除可出现URI外，也可出现文字（literal）和空白节点（blank node）。RDF三元组可被表达为一个带标签的有向图，其中subject和object用于标注2个节点，predicate 用于标注从 subject 节点到 object 节点的一条边。包含一组 RDF 三元组的文档又被称为 RDF 图（RDF graph）。RDF 的具体语法形式很多，其中 TURTLE 是一种简洁、易于理解的 RDF 语法，因此本文使用 TURTLE 来描述 RDF 三元组。例如，图 5-1 中的 RDF 三元组可被表达为如下的 TURTLE 语句：

:本草纲目　　:creationDate　"1578 年"．

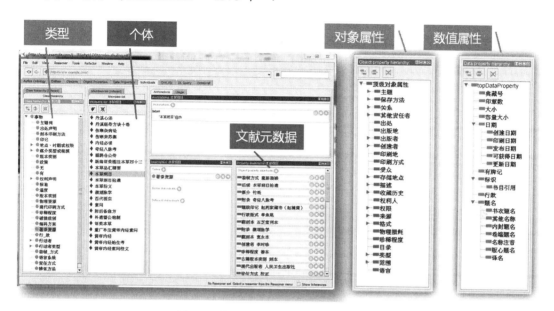

图 5-2　在 Protégé 中打开的 TCMLM 本体

在语义网中，采用在万维网上共享的本体（简称万维网本体）来描述 RDF 三元组中用到的词汇（vocabulary）。为在语义网环境中实施 TCMLM，本研究采用 Protégé 工具构建了符合 TCMLM 的万维网本体（图 5-2），该本体对 TCMLM 的内容进行了表示和进一步扩充。下面介绍本体构建的具体过程。

首先，在本体中建立与 TCMLS 相匹配的类型系统。中医药文献元数据中涉及医家、组织、权利声明、政策等一系列事物。中医药文献本身的分类也较为复杂：从载体形态上可分为纸质资源、数字资源、石碑、刻板、微缩胶卷、教学模型、标本等；从年代上可分为古代文献、现代文献、当代文献等。在 RDF 模型中，将一组同类资源的集合定义为类，属于某个类的资源被称为该类的实例。例如，下面的 RDF 图声明了"Bibliographic Resource（著录资源）"这个类，并给出了它的中英文标签和解释：

:BibliographicResource　　rdf:type owl:Class ；

　　　　　　　　　　　　rdfs:label "Bibliographic Resource" @ en，

　　　　　　　　　　　　　　　　"著录资源" @ zh ；

　　　　　　　　　　　　rdfs:comment "书籍、文章或其他文档资源。" @ en，

　　　　　　　　　　　　　　　　"A book，article，or other documentary resource. " @ zh.

通过这种方式，我们在本体中定义了与 TCMLM 相关的事物类型，添加了各种文字标签和解释。在本体中进一步建立了类之间的层次关系。例如，用｛石碑 rdfs：subClassOf

物理资源．⌉表明"石碑"是物理资源的一个子类。

其次，将 TCMLS 的元数据元素定义为本体属性（property），并给出了属性的中英文标签和解释。其中，创建者、出版者、媒介（medium）等被定义为对象属性（object property）；创建日期、标识、题名等被定义为数值属性（datatype property）。通过 rdfs：subPropertyOf 可以建立元数据元素之间的层次关系。例如，可将"创建日期"定义为一种"日期"：

　　:creationDate　rdfs：subPropertyOf：date.

可进一步对元数据元素的取值范围进行限定："rdfs：range"用来约束属性适用的客体的取值范围；"rdfs：domain"用来约束属性适用的主体的取值范围。例如，可将文献的"更新日期（publication date）"限定为"dateTime"：

　　:publicationDate　rdfs：range　xsd：dateTime.

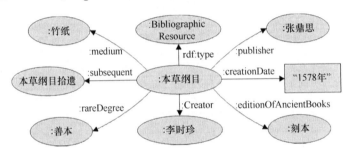

图 5-3　表达"本草纲目"文献元数据的 RDF 图（局部内容）

接下来，采用该本体对"本草纲目"、"黄帝内经"等一系列经典古籍的元信息进行了示范性标注。下面以"本草纲目"为例，介绍基于 RDF 图表达文献元数据的方法（图5-3）。在 RDF 模型中，使用 rdf：type 声明一个资源的类型：

　　:本草纲目　　rdf：type　：BibliographicResource；

　　:李时珍　　rdf：type　：Person.

其次，可通过 RDF 图表达"本草纲目"的创建者、创建时间、出版者、介质等属性：

　　:本草纲目　:creationDate　"1578 年"；

　　　　　　　:editionOfAncientBooks　：刻本；

　　　　　　　:rareDegree　：善本；

　　　　　　　:publisher　：张鼎思；

　　　　　　　:creator　：李时珍；

　　　　　　　:medium　：竹纸；

　　…

另外，可通过本体精确表达文献之间的关联关系，如"继承于（inherit from）"、"后续（subsequent）"、"替代"、"译自（translated From）"、"包含（contain）"等。例如，"'本草纲目'继承于'证类本草'，其后续作品为'本草纲目拾遗'"这一事实可被表示为：

　　:本草纲目　:subsequent　:本草纲目拾遗；

　　:inheritFrom　:证类本草.

　　TCMLM 是国际上首部专门针对中医药文献的元数据技术规范，为中医药文献资源的规范化描述奠定了基础，对于中医药文献资源的系统保护和深度利用具有重要意义。TCMLM 已经正式发布，如何在全球范围内实施该规范，成为接下来需要考虑的问题。本研究采用国际先进的本体和语义网技术，构建符合 TCMLM 规范的中医药文献元数据本体，还基于该本体对 20 多本经典古籍的元信息进行了示范性标注，初步验证了该本体的实用性。本研究充实了中医文献元数据的技术规范体系，为 TCMLM 规范的宣传、推广和应用起到了积极的推动作用。

5.2.3　中医药文献检索和知识发现系统

　　为了 TCMLM 规范的推广应用，于彤等开发了一套基于万维网的中医药文献检索与知识发现系统（以下简称 TCMLM），作为中医药文献元数据的示范应用。该系统采用 PHP 和 MySQL 等主流万维网技术开发，部署于 Apache HTTP 服务器，通过网络向中医药工作者提供知识服务。该系统实现了文献管理、文献检索及知识发现等功能：基于文献库对文献资源进行管理，支持文献元数据著录，文献内容标引，以及文献上传和下载；在文献库的基础上实现了文献资源检索功能；还实现了面向中医文献的知识发现功能，可基于 TCMLS 等语言系统从中医药文献中自动识别领域实体和语义关系。下面对其进行详细介绍。

　　TCMLM 系统实现了基本的文献资源管理功能，支持用户对中医药文献著录信息与全文进行组织与管理。它可管理多个文献库，管理人员可在多个文献库之间进行切换。用户可通过该系统向文献库中添加文献资源，上传、下载或删除相关文献。它提供元数据著录界面，实现了文献元数据的增加、删除、修改等功能，支持用户采用 TCMLM 技术规范对中医药文献进行标注。

　　TCMLM 系统实现了基于文献元数据和知识库的文献检索功能。如图 5-4 所示，它根

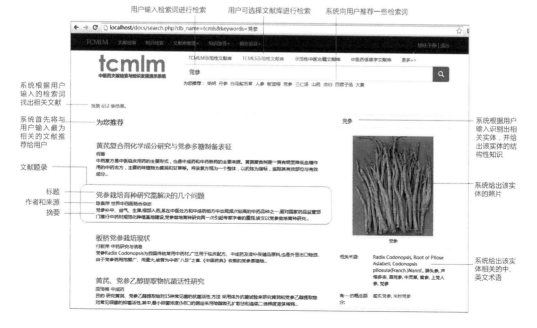

图 5-4　文献检索界面

据用户输入的检索词从文献库中找出相关文献，列出文献的简要信息（包括标题、作者、来源、摘要及文献之间的关系），并提供相关概念实体的知识。例如，若用户输入检索词"党参"进行检索，系统会首先将与"党参"最为相关的文献推荐给用户，再分页列出所有与用户输入的检索词相匹配的文献。该系统支持用户检索多个文献库：系统列出所维护的文献库，用户可选择其中的某个库进行检索。

系统会根据用户输入识别出相关实体，并在界面右侧简要列出该实体的核心信息。例如，在"党参"的文献搜索结果右侧，列出了其图片、相关术语和相关知识，包括它的药性、药材基原、炮制方法、药理学等属性，以及"党参"涉及的语义关系。这些语义关系分为层次关系和相关关系2大类：层次关系是指概念之间的上下位关系（如"党参"的上位概念为"补气药"）；相关关系则有50多种，它们将中医药领域概念关联起来（如将"党参"与其相关花卉、相关生物和相关药品等连接起来），构成一个大型的语义网络。通过语义关系，用户可以在概念之间进行跳转，从而对中医药知识体系进行连贯的浏览。用户在检索界面中选择某个概念后，即可进入该概念的知识展示界面。在该界面中，展示该概念的名称、类型、简介、文字信息及语义关系，并列出与该实体相关的文献题录。

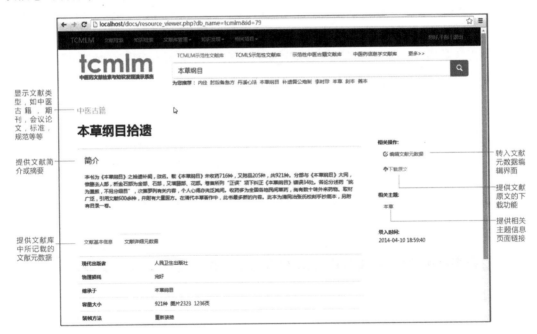

图 5-5　文献题录信息展示界面

用户在检索界面中选择某条文献，即可进入该文献的题录信息界面。如图5-5所示，该界面展示文献的类型（如古籍、期刊、会议论文、标准、规范等）、题名、摘要（或简介），以及作者、出版者、来源等文献元数据。系统还列出当前文献的相关文献及相关主题（点击可进入相关主题的知识页面），并提供文献下载功能。用户还可转入该文献题录信息的编辑界面，对其进行增、删、改等操作。

该系统初步实现了从中医药文献中自动提取概念实体的功能。该系统基于术语系统（如"中医古籍语言系统"），对《医学纲目》等中医古籍进行了处理，自动识别其中出现的中医概念和实体，生成文本内容的索引。该系统以网页的形式展示古籍全文，以不同的颜色标出文本中出现的中医名称和谓词。它还在文本右侧列出相关概念，用户可点击查看概念定义。

该系统还实现了从文本中自动发现语义关系的功能：该系统搜集中医药文献并从中找出在一起频繁出现的词对，基于术语系统判断语义关系的性质，再将所发现的语义关系交由领域专家进行检验。该系统提供文本语义关系管理界面，对从文献中的语义关系进行集中管理、浏览和加工。这套文本语义关系发现和检阅工具，向术语专家提供从文本中发现新颖语义关系的技术能力。

5.2.4 小　　结

历代医家为后世留下了浩如烟海的经典文献。文献工作是中医药发展的一个重要组成部分，要加快中医药事业的发展，就必须掌握和处理大量信息。用现代化的手段处理中医信息，为临床、科研、教学等提供资料，是文献工作的当务之急。近年来，中医药文献的数字化取得了长足发展，它们在文献的妥善保存和深度利用方面发挥了重要作用。目前，在中医药领域中建立了许多文献库，并积累了海量文献资源，但检索效率仍较为低下，从文献中发掘知识的难度很大。实现中医药文献的数字化管理和深度挖掘，仍是一项艰巨的任务，尚需开展大量的研究工作。

中医药文献具有显著的特色，其许多特征是 DC 等通用的元数据方案所不能完全表达的。我们需要一部专门面向中医药领域的文献元数据技术规范，来表达中医药文献的特色信息。中医药文献元数据（TCMLM）技术规范覆盖中医药学领域具有共性的全部元数据内容，为中医药学的文献资源提供了一套通用的描述元素。TCMLM 已经正式发布，如何在全球范围内实施该规范，成为接下来需要考虑的问题。为了推动 TCMLM 规范的推广应用，将该规范内容写入一个中医药文献元数据本体，并采用该本体对中医药文献元数据进行规范化标注，从而实现文献元数据在互联网上的共享。进而，研发了与之配合的文献处理技术，并搭建了示范性的"中医药文献检索与知识发现系统"，用于演示 TCMLM 及相关信息资源的使用方法和应用效果。它基于万维网实现了文献管理、文献检索及知识发现等功能，用于演示该规范及相关的信息资源在中医药文献处理方面的应用方法和应用效果。该系统表明上述规范和信息资源可被用于中医药文献资源管理与检索，中医药知识检索与展示，以及面向中医文献的知识发现等多种应用，提升的中医药信息资源的规范化水平和利用价值。

5.3　中医药"知识密集型"数据库

中医药数据库的建设，是中医药信息化事业中的一项核心工作，也是中医药知识遗产保存的一种核心手段。中医药行业的数据库建设起源于 20 世纪 80 年代；经过 30 余年的努力，现已建成了覆盖中医疾病、中药、方剂、中药化学成分、古籍、医案、针灸等主要学科门类的中医药科学数据库群。这些数据资源中蕴含着丰富的中医药知识遗产及相关科学知识，面向知识百科、知识检索、知识地图等知识服务系统提供数据支持，为中医药知识传承、临床实践和科学研究做出了重要贡献。中医药数据主要来源于中医药工作者在长期的医疗实践和科学研究过程中所产生的知识和经验的系统总结，其中蕴含着丰富的中医药知识，因此可被称为"知识密集型"的数据。

中医药领域的"知识密集型"的数据库，已经成为知识组织与存储的一种有效和主流的手段。因此，关系型数据库技术是中医药知识工程的技术体系中的一个核心环节。中医药数据处理的方法学，也需要研究解决中医药知识表示、融合、推理等一系列与"知识"相关的问题。本节分析中医药"知识密集型"数据的内涵和特点，讨论中医药"知识密集型"数据处理方法学研究的思路。

5.3.1　中医药"知识密集型"数据的内涵

近年来，随着各领域数据的大量积累，以及数据处理分析技术的发展和创新，人类已经进入了"大数据"时代。大数据不仅是信息技术的变革，也是生活、工作与思维的变革。"大数据"时代的来临，为进一步推进中医药科学数据建设，提升中医药数据的质量和利用价值，发展基于数据的中医药科学研究，提供了重要的机遇。为此，有必要进一步思考中医药数据的本质，利用"大数据"的最新理念和技术来革新中医药数据分析处理方法。

中医药科学数据主要包括中医经典、医案、科技文献、临床指南、文献型数据库及结构性数据库等，它们都是中医药知识的载体。中医药科学数据明显不同于交易记录、网站访问记录、聊天记录、卫星图像等数据。相比之下，中医药科学数据的数据量不是很大，但数据中蕴含的知识量却很大，数据的"知识密集度"很高。因此，中医药科学数据可被称为"知识密集型"数据。

中医药数据的"知识密集型"特征是由中医药数据的来源和获取方式决定的。在很多领域中，大量的数据产生于人类所发明的观测工具（如天文望远镜、显微镜、传感器等）和信息系统（如电子商务、社交网站等）。在"大数据"时代，随着数据传输和数据存储能力不断增强，以及数据分析的效率不断提高，人们有能力将各种数据实时、动态地整合在一起以供人类进行数据分析和知识发现，显著增强人类对世界的理解能力。

中医药数据主要是知识表达的产物，并非观测得来的数据。中医药数据主要来源于中医药工作者在长期的医疗实践和科学研究过程中所产生的知识和经验的系统总结。中医药数据也反映中医及其所发明的工具对世界进行观测的结果，如中医对四诊的描述、舌象、脉象及舌诊仪和脉诊仪观测的数据。但这些观测结果一般都经过了中医的认识、理解和解释后，才形成了中医领域常见的数据（如中医经典、医案等）。这种数据体现的是经过人类理性加工、处理之后的客观信息，是客观信息与中医的经验性知识叠加起来之后形成的。中医药数据因其根源于中医观察和实践而仍保有其客观性，但主要是人类认知和思维的产物。

中医药"知识密集型"数据的典型案例是浩如烟海的中医药文献资源，包括数字化文献、纸质文献及其他载体上的文献。中医药文献是历代医家在临床诊治中的心得体会，是科研学者对实验结果和科学探索成果的系统总结，是中医智慧的集中体现。出于文献管理、文献检索和快速阅览等目的，已出现了对文献的元数据、摘要和主题内容进行系统管理的文献性数据库，它们可被视为文献资源的衍生产品，同样也属于"知识密集型"数据。

中医药领域的另一类重要的数据资源是"结构型数据库"。中医药工作者将各种文献中关于中药、方剂、中药化学成分等各方面的知识分别搜集起来，进行系统整理，构建了中药库、方剂库、中药化学库、中医病案库等数据库。针对中医药数据库的调研表明：这些数据库的主体内容并非观测得来的数据，而是知识表达的产物。例如，中医病案库是对中医专家的经验性知识的总结；中药库、方剂库、中药化学库等也都是各领域知识的系统性记载。当然，中医药数据中也包括一些"非知识型数据"，如诊断仪器产生的数据，信息系统的技术性元数据等，但其主体部分仍是"知识密集型"数据。

综上所述，中医药数据的生成模式与获取手段，决定其无法成为传统意义上的"大数据"，而必然是"知识密集型数据"。中医药数据具有以下特点：①数据多为定性，缺少量化表达，不利于现有计算机程序直接处理；②非结构化数据较多，结构化难度较大，给数据分析造成困难；③数据内容体现人文科学与自然科学的结合，不利于逻辑推理与一般数据分析工具的应用；④数据具有的高维小样本及个性化特征，需要进行特殊处理。为处理中医药"知识密集型"数据，不能照搬一般的"大数据"方法，需要建立适合中医药领域特点的方法学体系。

5.3.2　中医药"知识密集型"数据处理研究

在中医药信息学的研究中，需要提出适合知识密集型数据的处理方法。中医药数据的知识量很大，主要体现在概念之间存在着丰富的语义关系。这些语义关系一起构成了一个复杂的语义网络。语义网络结构的复杂度，反映了数据中的知识含量。若能利用语义网技术实现"知识密集型"数据资源的合理组织，则可在中医药数据资源利用中取得突破。语义网技术发端于知识表示和推理领域的研究成果，能解决数据集成与互联问题。它为处理中医药"知识密集型"数据并从中发现新颖知识，提供了理想的技术手段。在21世纪，语义网技术已经取得了长足的发展，从一个构想演变为一套相对完整的技术体系，语义网上的数据也在不断增长，越来越多的大数据应用引入语义技术，通过语义链接，给大数据系统带来开放性和互操作性，并能提供基于"知识"的分析。

有必要在中医药领域本体的基础上，建立一套基于语义网的中医药知识密集型数据处理方法学。其中包括：①建立中医药本体体系，为处理知识密集型数据奠定基础；②基于本体建立的中医药学语言系统，为数据处理提供必要的术语资源；③建立基于人机结合的中医药数据采集技术及知识获取方法体系；④基于语义网技术，从数据中挖掘概念之间显性或隐性的语义关系。通过这套方法学，能汇集中医药及相关学科的数据资源，挖掘数据中蕴含的潜在规律及知识点，发挥多学科研究成果对中医药发展的支撑作用。

"大数据"的一个核心理念是，当我们把一系列相关的数据集联系起来进行分析，可能导致一些我们一开始预想不到的发现。在人规模数据的基础上可以发现的知识，是在小规模数据上无法发现的。将数据集成起来所产生的知识及其价值，是预先无法预测的。在"大数据"时代，我们需要考虑如何将中医药及相关领域的知识密集型数据资源整合起来，以辅助中医药工作者开展知识发现活动。

在中医药领域，知识发现是一个从"知识"到"知识"的知识精炼过程。在海量数据中"蕴含"着知识，而"知识发现"过程则将知识（模式和规则）从数据中提取出来。从知识发现的角度分析，我们以"知识量"为分子，以"数据量"为分母，就可以得到数据的"知识密集度"。数据的"知识密集度"反映了数据在知识发现方面的价值。

传统上，知识发现一般针对通过数据采集工具自动产生的数据。这些数据之中的"知识密集度"一般比较低。例如，我们去超市消费所产生的单据，每张单据本身并不蕴含有价值的知识，但将数以亿计的单据记录结合起来进行分析，则可得到有关人类购买行为的模式和规律。虽然挖出的知识很有价值，但因数据总量很大，所以数据的"知识密集度"仍然较低。

对于"知识密集型"数据而言，数据集之间的集成体现出了各种知识甚至知识体系之间的关联与融合。在医学领域中，将不同来源的知识资源关联起来进行分析已有很长的历史。Swanson DR 于 1986 年发现有的文献记载了部分雷诺病患者血液中有些异常（如血液黏度偏高），又有一些文献记载了食用鱼油能纠正这些异常（降低血液黏度），因而提出"食用鱼油会对雷诺病患者有益"的科学假设。这类案例表明，将不同专家及不同领域的知识体系相互融合起来，可能导致新的知识发现。

在中医药领域，知识融合已成为知识创新的一个来源，特别是将中医与其他科学知识关联起来进行分析，已经产生了一些重要的知识发现。例如，屠呦呦在 20 世纪 70 年代，从中医经典《肘后备急方》中获得启发，发现了抗疟的新药青蒿素。将中医药知识密集型数据整合起来所构成群体性知识系统，体现了中医药工作者的群体性智慧，可能蕴含着大量具有启发性的知识。

语义网可将数据资源整合推向极致，实现各种中医药数据资源的集成，并与其他学科的数据关联起来，构建一个全球性的中医药数据空间。该空间含有丰富的中医药知识，是实现知识整合的基础，能支持全球的中医药工作者进行知识发现研究。一方面，从中医药数据中发现的知识是新颖的，知识发现的结果也是不可预测的；另一方面，中医药知识获取和数据集成都是非常困难的工作，需要耗费很大的人力成本。因此，开展中医药数据集成和挖掘工作，也需要考虑成本和收益如何平衡的问题。

5.3.3 小　　结

中医药工作者从 80 年代开始采用数据库技术，建设中医药科学数据资源，实现了大量中医药知识遗产的数字化，并已经建成大量的科学数据库。但多年来该领域一直沿用传统的关系型数据库技术，数据处理水平并没有明显提高。

在"大数据"时代，人类所发明的各种工具在实时地搜集和整合各种数据以供人类分析，显著增强了人类对世界的感知和理解能力。"大数据"时代的来临，为中医药数据建设事业的发展提供了重大的发展机遇。为此，有必要重新思考中医药数据的本质，革新中医药数据处理方法。中医药数据的核心内容是对中医药知识的系统表达，其中蕴含着丰富的中医药知识，因此可被称为"知识密集型"数据。由中医药数据资源构成的"中医药大数据"，其核心也必将是中医药知识资源。"大数据"时代的中医药信息处理方法和技术体系，应侧重于解决中医药知识表示、融合、推理等一系列与"知识"相关的问题，语义网技术可在其中发挥重要作用。

5.4 中医药知识组织系统

在知识资源极其丰富、知识体系非常复杂的医学领域（包括中医药），实施知识工程的关键是领域知识的合理组织，即将已积累的知识资源按照一定的知识体系组织起来。知识组织系统（knowledge organization systems，KOS）包括各种用于对知识资源进行有效组织并促进知识管理的方案，如主题词表、叙词表、本体、语义网等。知识组织系统是实现知识组织的重要支撑工具。在中医药领域中，已建成了"中国中医药学主题词表"、"中医药学语言系统"和"中医临床术语集"等大型的知识组织系统，在中医药知识资源的组织和检索中发挥了重要的作用。许多知识组织系统规模浩大，包含数以万计的概念和术语。在本节中，探讨知识组织系统的定义、类型和特点，描述中医药领域典型的知识组织系统，提出存在的问题和研究思路。

5.4.1 知识组织系统的概念和分类

随着计算机和网络技术的发展，信息泛滥、知识无序的问题日益突出，知识组织问题越来越受到学者们的关注。知识组织是指将无序或分散的特定知识，根据一定原则与方法，使之有序、集中、定址，以方便知识的提供、利用和传播。为实现领域知识体系的描述及知识资源的组织，往往需要某种知识组织系统。知识组织系统是对人类知识结构进行表达和有组织地阐述的各种语义工具的统称，包括主题词表（subject headings）、叙词表（thesauri）、权威文件、语义网络和本体等。根据知识组织系统的结构、复杂性、术语间关系等特征，可将知识组织系统分为以下 3 大类。

（1）术语列表（term lists）：一系列规范化、体现主题内容、已定义的术语集合体，包括词汇表、字典、权威文件等。

（2）分类法（classification and categorization schemes）：按照主题将知识资源分门别类的方案，包括主题词表、分类方案（classification schemes）和分类表（taxonomies）等。

（3）关系列表（relationship lists）：对领域概念和术语之间的关系做出明确定义的知识表示模型，包括语义网络和本体等。

知识组织系统虽然多种多样，但它们具有一些共同特征：知识组织系统一般面向特定领域而建，旨在囊括该领域的概念体系；知识组织系统可以被自动或人工地应用于知识资源；知识组织系统中的概念应与该概念所指的现实事物具有足够的共性；知识的搜索者必须能够将某一概念与它在知识组织系统中的表示关联起来。这些共性对知识组织系统在知识资源管理系统中发挥作用是至关重要的。

在医学领域，已出现了医学主题词表（medical subject headings，MeSH）、国际疾病分类（international classification of diseases）、医学系统命名法-临床术语（systematized nomenclature of medicine-clinical terms，SNOMED CT）、一体化医学语言系统（unified medical language system，简称为 UMLS）等许多大型的知识组织系统系统。它们在医学信息学中得到了实际的应用和推广，对医学知识的组织与检索及信息系统互操作提供了有力的支持。

5.4.2　中医药领域的知识组织系统

在中医药领域中，《中国中医药学主题词表》等知识组织系统的研发已有数十年的历史。传统的知识组织系统包括分类法、主题词表、叙词表等形式。近年来，随着数字化知识资源的急剧增长，传统的知识组织系统越来越难以满足需求，本体、语义网络等新型的知识组织系统应运而生。下面通过分术语列表、分类法、关系列表 3 个方面，对中医药领域主要的知识组织系统进行介绍和说明。

5.4.2.1　术语列表

术语列表是指一个术语的序列，一般没有复杂的层次结构。术语列表包括词汇表、字典、权威文件等：词汇表列举了一系列词汇，并给出它们的定义；字典是按字母序排列的词汇及其定义，在范围上比词汇表更广；权威文件是对地理名称、人名等关键信息的若干版本进行控制的文件。

近年来，中医界研制了一系列的术语列表，例如，全国科学技术名词审定委员会于 2005 出版的《中医药学名词》，世界卫生组织于 2007 年出版的《WHO International Standard Terminologies on Traditional Medicine（TM）in the Western Pacific Region》及世界中医药学会联合会于 2007 年出版的《中医基本名词术语中英对照国际标准》。这些术语列表涉及中医基础理论、中药、中医证候、症状体征、中医治法等诸多方面。其中一些已成为国家标准，包括 GB/T 16751.1-1997《中医临床诊疗术语 疾病部分》、GB/T 16751.2-1997《中医临床诊疗术语 证候部分》、GB/T 16751.3-1997《中医临床诊疗术语 治法部分》、GB/T 20348-2006《中医基础理论术语》、GB/T 12346-2006《腧穴名称与定位》、GB/T 13734-2008《耳穴名称与定位》等。这些术语列表有助于实现中医药领域知识的规范化表达，为建立知识资源的索引奠定了基础。

5.4.2.2　分类法

分类法规定了一系列类别或范畴，用于对领域对象进行合理分类，从而优化领域信息的组织、检索和交换。某些分类法还包括对主题的编码方案。中医药领域的分类法包括国家标准 GB/T 15657-1995《中医病证分类与代码》、国家军队标准 GJB 791.22-1990《全军后勤物资分类与代码 中药类》、卫生行业标准 WS/T 118-1999《全国主要产品分类与代码 第 1 部分：可运输产品（中药部分）》等。此外，《中医内科信息分类与代码》、《中医针灸信息分类与代码》和《中医骨伤推拿信息分类与代码》正在研制中。

主题词表可被视为一种分类法，它提供了一组受控术语，用以表达知识资源的主题。在实际使用中，主题词表作为文献与情报检索中用以标引主题的一种检索工具。在医学领域中，《医学主题词表》已在国际上得到广泛使用，但它无法满足中医文献标引的需求。《中国中医药学主题词表》是国内外首部被医学界广泛采用的中医药学专业主题词表。该词表于 1987 年正式出版，1996 年出版第 2 版，2008 年出版第 3 版。第 3 版共收录主题词 13 905 条，其中正式主题词 8307，入口词 5598 条。它与 Mesh 兼容，成为全球范围内医学界进行中医药文献标引的依据。

5.4.2.3　关系列表

关系列表与分类法相比，增加了对概念和术语之间关系的明确定义。这些关系包括上下位关系、等价关系（同义关系）、相关关系、整体-部分关系、因果关系和父子关系等。关系列表主要包括语义网络和本体。语义网络是一种基于网络的知识表示方法，其中网络节点表示概念，节点之间的弧表示概念之间的语义关系。本体是针对领域概念体系的精确规范。本体除了可以表达概念之间复杂的语义关系，还增加了对规则和逻辑公式的表达。近年来，本体和语义网络成为中医药领域广泛关注的研究热点，这方面的内容将在下一节中详细介绍。

5.4.3　讨　　论

传统的知识组织系统包括权威文件、主题词表、叙词表等。近年来，随着网络资源急剧增长，传统的知识组织系统越来越难以满足需求，许多新型系统应运而生，如本体、主题地图及语义网络等。知识组织系统决定了知识组织的机制，因此它是所有图书馆、博物馆、档案库及知识库的核心。知识组织系统用于对知识资源集合进行组织，以便于知识检索与知识导航。知识组织系统能够帮助用户了解知识资源集合的规模和状态，发现一些原来不了解的知识资源。它在用户的知识需求与知识资源之间搭建了桥梁。因此，知识组织系统是图书馆学、情报学及知识管理等领域中的一个核心问题。

在中医药领域已出现了许多成功的知识组织系统，它们在中医界得到了广泛的使用，在中医药信息化建设中发挥着重要的作用，但相关系统尚需进一步扩展和完善，需要开展进一步的研究。下面分析其中存在的问题，并提出研究解决这些问题的思路。

5.4.3.1　中医药知识组织系统的国际推广

我国中医界已建成了许多实用的知识组织系统，但这些系统的影响力主要局限于华人世界，在西方世界的应用相对较少。为实现中医药知识组织系统的国际推广，需要构建支持中文、英文、日文等多种语言的知识组织系统。中医药和西医之间存在着显著的文化差异，多语言的知识组织系统是弥合这些文化鸿沟的重要基础。例如，TCMLS、TCMCTS 等系统都含有英文名称、定义和注释；又如，《WHO International Standard Terminologies on Traditional Medicine（TM）in the Western Pacific Region》之中的每个术语都具有英文和中文名称，以及一个简明的英文定义。这些 KOS 实现了常用中医药概念的英文表达，但尚不完整；需要开展进一步术语翻译研究工作。另外，国际推广也需要标准化工作的支撑。需要在 ISO 等国际权威机构的框架下，制定与中医药知识组织系统相关的国际标准，从而使中医药知识组织系统在国际上得到认可与接受。

5.4.3.2　中医药知识组织系统在互联网环境中的应用

目前，互联网已成为知识管理与知识服务的基础性平台。在此背景下，知识组织系统需要与互联网技术相结合，从而更好地发挥作用。语义网是一项新兴的互联网技术，它旨在解决互联网上的数据发布与互联问题，从而构建一个全球互联的巨型数据网络。语义网以本体作为知识组织体系的基础，实现知识资源在语义层次上的互联，将异质、异构的知识资源组织成一张巨大的知识网络。语义网是知识组织系统的一种配套技术，它支持中医药知识组织系统在互联网之上的发布、共享与应用，从而进一步优化中医药学知识的组织与管理。

5.4.3.3 中医药知识组织系统的互操作

中医药领域已经出现了许多知识组织系统，但它们各成体系、互不兼容，导致系统之间难以互操作。"简单知识组织系统（SKOS）"为解决这一问题提供了理想的解决方案。SKOS 是万维网联盟（world wide web consortium，W3C）于 2005 年提出的一项推荐标准，它为各种知识组织系统的规范化表达提供了统一的本体模型。可在中医药领域推广 SKOS 技术，将各种知识组织系统转换为 SKOS 本体，进而建立它们之间的语义链接，最终实现它们之间的关联、协调与融合。

5.5 中医药领域本体

中医药学历经数千年的发展，形成了一套完整的知识体系。中医药信息学的一个核心任务，是实现中医药知识体系的数字化，从而面向中医团体提供准确、详实的知识服务。中医药知识资源具有鲜明的中国文化特征，包含大量古汉语成分，难于精确描述。在西医中所使用的知识建模方法并不完全适合于中医药领域。中医团体迫切需要提出创新的知识建模方法，以支持中医药知识的数字化建设。

学者们已开始尝试基于"本体"，研制符合中医药领域特点的知识表达框架，解决中医学知识的获取、分析和推理等问题。本体（或称为本体论，英文名为 Ontology）是针对一个概念体系的正式而明确的规范。本体帮助交互各方对特定领域内共用的概念、词汇及概念分类等建立一致的认可和理解，从而支持知识的共享和重用，解决系统之间的互操作问题。本体技术主要源自人工智能（尤其是知识表达与推理）领域，也涉及哲学、语言学、术语学和认知科学等。由于它针对特定领域和议题而建，并在有关人员之间共享，所以又被称为共享领域本体（shared domain ontology）。本体在代理计算、分布式信息系统和专家系统等领域取得了广泛的应用。

近年来，本体工程成为中医药领域广泛关注的研究热点和重要发展方向。例如，曹氏等在国家知识基础设施（national knowledge infrastructure，NKI）的过程中，构建了中医领域本体，它包括中医诊断方法、中医术语、中医证候、中医脉象、中医病机等 30 多个中医本体类，用于实现中医学知识的获取、分析和推理。

又如，中国中医科学院中医药信息研究所联合全国 13 家中医药科研单位和高等院校，从 2002 年开始研制中医药学语言系统（原名为中医药一体化语言系统，英文名为 traditional chinese medicine language system，TCMLS）这一大型领域本体。它是在参考统一医学语言系统（UMLS）的基础上，根据中医药领域的语言特点及学科体系特色，采用本体的设计理念和方法研制而成的大型术语系统。其目的在于利用现代信息技术，逐步建立规范化的中医药术语体系，从而支持中医药信息资源的合理组织和有效检索。TCMLS 主要包括"语义网络"和"基础词库"两大部分。其中，语义网络定义了中医药领域最基本的语义类型（semantic type）和语义关系（semantic relation），构成了 TCMLS 的顶层框架。基础词库则以概念为单位对中医药术语进行了系统梳理和准确诠释，建立了科学合理的概念分类体系及概念之间的语义关系。经过 10 余年的研发，TCMLS 的技术体系日趋完善，相关研究也越来越深入和系统化；基于万维网技术，建立了成熟的术语采集系统，支持多人在线协作；组建了由 300 多名专家所组成的术语加工团队；收录了约 12 万个概念、30 万个术语和 127 万条语义关系，涵盖了中医药学科体系及与之相关的生物、化工、哲学等学科的专业术语，在文献检索、文本挖掘、术语集成等方面得到了实际应用。

此外，本体还被用于阴阳理论、五行理论、中医诊断、证候学、中药学、方剂学、治则治法、针灸学、中医古籍等领域的知识建模和知识获取。这些工作表明，本体为中医药知识体系的形式化表达和系统管理提供了一种有效手段。在本节中，介绍本体技术及其在生物医学领域的应用，探讨中医药本体工程的方法、技术、覆盖范围和应用，以期为中医药本体开发人员提供参考。

5.5.1　本体技术概述

在全球化的背景下，人们对跨组织、跨地区、跨领域的交流与合作产生了日益强烈的需求。众所周知，互联网为全球通信提供了基础性的平台，大大促进了知识与信息的跨域共享。然而，不同的人员、组织和软件系统之间，在语言、工具和技术等方面存在着各种差异，这为有效通信设置了重重障碍。信息学家认识到，需要建立标准化的知识表示模型，以解决系统之间的互操作问题，提升跨域通信能力。

本体是哲学、计算机科学和信息科学之间的交叉学科。在哲学领域中，本体是一门关于世界本原的学问，它试图罗列世间万物，并对它们进行准确的定义和完善的分类。在计算机和信息科学领域中，本体是一种用于表示领域知识的计算机模型，它定义了一组知识表示原语（primitive），如类、属性和关系等（Gruber，2008）。Gruber 于 1993 年发表了一篇颇具影响力的文章，将本体定义为"某一概念化的显性规范"。其中，"概念化"是指我们所要表达的世界的一个抽象、简化的视图，它是所有知识库和基于知识的系统的基础。构建本体的目的，则是基于某种共享的概念化，实现程序之间的知识共享和互操作。本体的构建本质上是一个概念清晰化的过程，旨在深化对某个领域的概念系统的理解。由于本体一般针对特定领域和议题而建，并在领域团体成员中间共享，所以又被称为共享领域本体。近年来，本体已经成为代理计算、分布式信息系统和专家系统中的核心技术，在生物学和医学等领域取得了广泛的应用。

5.5.2　生物医学本体工程

近年来，领域本体在生物医学领域广泛应用，在知识的获取中、管理和检索中发挥了积极的作用。当前，在生物学和医学领域，已出现了 GALEN、UMLS、SNOMED-CT、FMA、MED、NCI Thesaurus、Gene Ontology 等数百个本体，它们在文献标引和知识检索系统之中得到广泛的应用。在此，介绍了生物医学领域的代表性本体，并讨论了存在的问题和发展趋势。

5.5.2.1 GALEN

GALEN（general architecture for languages，enclopedias and nomenclatures in medicine，医学语言、百科全书和的通用架构）是一项经典的生物医学本体工程项目，旨在为临床系统提供可重用的术语系统。GALEN 的核心成果之一是通用参考模型 CRM（common reference model），它已成为 GALEN 所提供的术语服务的基础。CRM 是一个使用 GRAIL 语言表达的通用医学概念模型，与特定电子病历系统的数据模型无关。Rector et al. 对 GALEN 工程的指导原则、具体方法及遇到的问题（包括如何处理非确定性和异常，以及如何表示药物相互作用、疾病等方面的知识等）进行了详细的讨论。另外，Alan L. Rector 等于 2000 年发起了 OpenGALEN 这一开源项目，实现了 GALEN CRM 的免费发布，并与软件及术语开发者合作对其进行扩展，从而提升了 GALEN 的开放性和可用性。

5.5.2.2 Unified Medical Language System

UMLS（unified medical language system，统一医学语言系统）是由美国国立医学图书馆（NLM）开发的一套医学语言系统，用以辅助医学信息学家开发能够"理解"生物医学领域语言的信息系统。UMLS 实现了一系列知识组织系统（如术语、分类框架和代码标准等）的整合与传播，大大促进了医学信息系统（如电子病历系统）之间的互操作。UMLS 的核心知识资源是大型术语数据库 Metathesaurus，它包含来自 100 多个词表中的 100 多万个概念。UMLS 的语义网络是一个医学领域的顶层本体，包含 135 个语义类型（即节点）和 54 种语义关系（即节点之间的链接）。它为 UMLS Metathesaurus 中的概念提供了一贯的分类体系，从而大大降低了 Metathesaurus 的复杂性。

5.5.2.3 SNOMED-CT

SNOMED-CT 是世界上最全面的医学临床术语集，能用于完整表达病史、疾病、治疗和疗效等患者信息。从结构上看，SNOMED CT 包括代码系统、受控词表、分类系统和词库等部件。SNOMED CT 还定义了一个巨型的语义网络，包括 30 多万个医学概念和 700 多万条语义关系。SNOMED CT 在全世界 30 多个国家中得到了推广，与 Cerner Millennium 等商业性电子病历系统实现了整合，对电子病历系统的互操作和临床信息的语义检索提供了有力的支持，为医疗保健水平的提升做出了贡献。

5.5.2.4 FMA

FMA（foundational model of anatomy，解剖学基础性模型）是一个面向解剖学的领域本体，它定义了与人体组织结构相关的类和关系。FMA 已被用于整合解剖学中不同的数据，并实现生物医学领域本体的互联。在 FMA 的开发过程中，开发人员采用了行之有效的本体构建原则，以及基于框架的知识表达方法，保证了 FMA 的结构完整性和逻辑严谨性。

5.5.2.5 The Medical Entities Dictionary

MED（the medical entities dictionary，医学实体字典）是一个基于医学概念的术语系统。MED 以框架（frame）的方式对实验、制药等领域的术语进行了形式化描述，并使用语义关系（如近义关系、种属关系等）将医学概念连接起来，从而构建了一个大型的医学语义网络。MED 提供了统一的编码系统，以实现临床信息系统中数据的一体化和标准化。MED 已被用于病历数据检索、专家系统、数据挖掘等实际的医学应用。

5.5.2.6 NCI Thesaurus

NCI Thesaurus（national cancer institute thesaurus）是一套基于描述逻辑构建的医学术语系统，旨在通过一种形式化结构将医学概念联系在一起，使人类和计算机都能利用其中的术语资源完成各项任务（包括自动推理等）。NCI Thesaurus 已被用于对 NCI 资料库中的数据进行标注、检索和搜索，并有望支持自动索引和异构数据集成等高级应用。

5.5.2.7 Gene Ontology

GO（gene ontology，基因本体）是一个结构化的术语系统，旨在统一各种基因产物数据库的信息表达方式。从结构上看，GO 包含细胞组件（cellular component）、分子功能（molecular function）和生物过程（biological process）3 个子本体，它们通过"is a"和"part of"等语义关系将生物医学概念互相关联起来，构成大型语义网络。当前，国际上主要的基因组资料库都采用了 GO 本体所提供的术语，这使用户得以通过统一的查询来访问这些资料库。

在生物医学领域中，本体已成为用于构建术语系统的一项主流技术。该领域已出现了数百个本体，内容覆盖疾病学、分子生物学、制药等诸多领域。它们在文献标引和知识检索系统之中得到广泛的应用。然而，生物医学领域的本体彼此异构，难于集成，影响了应用的效果。为解决生物医学本体集成的问题，Smith et al. 组建了 OBO（The Open Biomedical Ontologies，开放性生物医学本体）团体，旨在制订本体文件的标准格式及本体工程的统一规则，提升生物医学本体的标准化程度和兼容性。OBO 还对 GO 等遗留本体进行了系统性重构，使其转化为标准化本体。当前，许多本体工程都采用了 OBO 原则，从而产生了一大批相互兼容、结构严谨的新本体。符合 OBO 规范的本体可以相互连通并融合起来，从而完整地反映生物医学领域的现实。

生物医学领域的专家、学者分布于世界各地。为使本体能在国际学术团体中充分共享，需要实现一个全球性的本体服务平台。为此，美国国家生物医学本体中心（national center for biomedical ontology，NCBO）建立了本体服务门户 BioPortal，面向网络用户提供本体的浏览、检索和映射等服务，支持用户参与本体的评估与改进工作。

5.5.3　中医药本体工程方法学研究

本体开发在传统中被视为一项个人技艺，而非系统工程。长期以来，本体是由研究人员面向特定应用构建的，因而缺乏共享性和可重用性。近年来，随着方法和工具的成熟，本体开发出现了明显的工程化趋势。本体工程是一个新兴的工程领域，旨在构建符合领域需求的本体，实现领域术语的标准化和领域知识的结构化，以支持知识的获取、管理与发现等应用。本体工程往往是由领域团体以协作的方式完成的，所研制的本体则在领域团体内共享。

在生物医学领域，已出现了从事本体工程的专业人才和专门机构。例如，NCBO（national center for biomedical ontology，美国国家生物医学本体中心）是一个国际主流的本体工程中心，旨在开发一套逻辑严谨、相互兼容的本体，用以完整诠释生物医学领域的现实情况。又如，IFOMIS（The Institute for Formal Ontology and Medical Information Science）是一个跨学科研究团体，其成员来自哲学、计算机科学、医学和医学信息学等多个领域，旨在开发在生物医学领域具有实用价值的形式化本体。这些专业性机构聚集了大批本体工程专家，他们正在成为生物医学本体工程的中坚力量。

本体工程多是面向特定领域开展的，其方法在各个领域中也不尽相同。中医药领域的本体建设仍处于起步和探索阶段，其方法学体系尚未成熟、亟待完善。目前，国内外尚缺乏构建中医药领域本体的成熟流程、方法和标准规范。中医药领域的知识体系独具特色，极为复杂。中医药本体建设必然是一项复杂的系统工程，涉及中医团体的广泛参与和密切协作。若没有合适的方法学作为指导，就难以在不同的本体工程中贯彻一致的设计原则，这不利于本体的规模化和互操作。因此，需要对中医药本体工程方法学进行深入研究。

在方法学研究中，学者们首先提出了一些构建中医药本体的基本原则。例如，为了避免中医本体建设出现的"各自为战"的局面，高成勉等提出了本体构建的原则：①后建本体必须逐条参照先建的相关本体，并沿用其所有合理的条目；②若弃用先建相关本体的条目，必须阐明实质性分歧；③此原则也适用于任何本体的自身修改过程。又如，林丹红等提出：对中医药概念的表达不必单纯的强求标准化和一致性，而应该在本体的启发和应用上，完整、忠实、准确地表达中医药传统理论的语义，并做到机读、通用、可共享，为实现中医药资源数字化奠定基础。再如，方青提出，中医药本体的建立必须在深入理解中医药领域知识的基础上进行。另外，一般认为本体工程需要领域专家的参与，应由知识工程师在中医专家的指导下完成。这些原则对本体工程的实施都具有指导意义。

本体工程方法学中的一项关键任务是顶层本体的设计。中医顶层本体不仅为中医本体的构建提供了框架，而且有利于实现中医本体同其他领域本体之间的整合，是构建完整中医本体的基础。高成勉等对中医顶层本体的构建做了初步的探索，并指出中医顶层本体必须包括：①一般科学的概念接口；②一般生物医学的概念接口；③中医的最高层的抽象概念。另外，TCMLS的语义网络中包括层次化的语义类型和通用的语义关系，为TCMLS的构建提供了框架，也可被视为一个顶层本体。

在中医药学语言系统（TCMLS）的构建过程中，开展了大量的方法学研究工作。TCMLS是在本体论指导下构建的大型术语系统，它旨在提供一套计算机化的术语系统，支持中医药数字资源的系统整合和深度利用，向中医团体提供开放、智能的知识服务。方青提出了一套基于本体构建TCMLS的方案，其中涉及本体类及其层次结构、语义系统、概念集合、术语规范、通用编码等诸多方面；并提出了本体规范存储和查询的方法，以帮助用户管理和获取中医药信息。曾召论述了TCMLS的构建思路、设计原则、架构与方法，包括术语及定义的采集范围及标准、定义类和类的层次结构（hierarchy）、语义关系等。谢琪等对TCMLS的语义网络进行了深入分析，并将其与UMLS的语义网络进行了比较研究。汤萌芽提出了面向中医药本体工程的协作方法，并据此构建了TCMLS的共建平台。毛郁欣等提出了基于子本体模型的本体演化方法，并将该方法应用于TCMLS的管理和重用。TCMLS的建立是一种创新性工作，对中医药学数字化、标准化的实现具有重大意义。

在目前国内外缺乏构建领域本体的成熟流程、方法和标准规范的状况下，TCMLS 也为中医药本体工程方法学的完善与发展做出了贡献。

构建大型领域本体需要耗费大量的人力资源。为降低成本，学者们开始研究领域本体的自动构建方法。刘耀等利用自然语言处理技术对中医药领域中已有的公认领域知识进行了重构与利用，并利用领域专家知识实现了受限文本的本体自学习机制，从而成功实现了中医药学知识描述体系的自动构建与获取。这项工作初步证明了中医药本体工程自动化的可行性，为解决本体构建的瓶颈问题提供了另一途径。

5.5.4　中医药本体服务系统

本体工程一般由领域团体以协作的方式完成，所研制的本体则在领域团体内共享。本体工程普遍涉及本体的编辑、管理、共享和利用等任务，需要浏览、展示、分析、推理等共性技术的支持。中医药本体工程人员受计算机知识、技术能力或时间所限，一般无法完成本体版本管理、本体分析、本体推理等高级任务，对本体共性技术平台有迫切的需求。本体应用人员也普遍需要一个本体服务平台，来浏览和获取所需的本体。

中医药本体服务系统，旨在为中医药领域的大型本体工程提供共性技术支持。我们构建了一个基于互联网的中医药本体服务系统，实现了本体的存储、浏览、编辑、可视化等功能，支持用户通过虚拟协作完成本体的版本管理、本体分析、本体推理等高级任务。该系统适用于中医证候、中药、临床、养生等领域本体的协同加工、有效管理、共享和利用，成为中医药本体工程的一项支撑技术。

该系统能有效支持中医药本体工程项目，面向本体加工人员提供本体加工、审校、托管等服务，面向本体应用人员提供本体访问服务，并支持研究人员开展本体分析、本体推理等研究活动。该系统提供的主要服务包括：中医药本体的上传、管理、维护和下载；中医药本体的浏览和展示；基于中医药本体的知识推理和分析等。该系统分为本体知识库、本体协同加工及本体可视化 3 个子系统，下面分别进行介绍。

5.5.4.1　本体知识库

本体知识库是指一个根据描述逻辑理论构建的知识库系统，用于存储本体数据。知识库包括 TBox（术语盒，taxonomy box）和 ABox（断言盒，assertion box）两大元件。TBox 专门存储领域中的内涵知识，ABox 专门存储领域中的外延知识。内涵知识是领域概念体系的内涵部分，它是一般化、不随时改变、不依赖具体情境的知识；外延知识是领域概念体系的外延部分，它是具体的、会随时改变、依赖具体情境的知识。将 TBox 和 ABox 两者相结合，即可完整地呈现领域概念体系。下面具体介绍 TBox 和 ABox。

（1）TBox：是针对一个领域中的抽象概念所建立的阶层式描述框架。TBox 以概念为基本单位来组织内涵知识，可以视为一系列概念的集合。TBox 通过概念之间的层次关系建立概念层次结构，并通过概念声明来描述概念的属性。

（2）ABox：描述该领域中具体个体的信息。ABox 的主要组成部分是关于个体的断言，这些断言描述了个体的类型和属性值。其中，个体是从某个（或某些）抽象概念延伸出来的一个特殊的实例，而这个（这些）概念被称为该个体的类型。

　　在构建知识库的过程中，由知识工程师将特定领域的概念体系和知识转换为机器可处理的知识表达模型。通常是先建立 TBox（包括类、属性和属性取值限制等），再建立 ABox（包括各个类之下的实例及其断言）。构造 TBox 的基本方式，是将新的概念加入概念层次结构的适当位置，从而说明新的概念与原有概念之间的层次关系。构造 TBox 的基本方式，是逐条录入关于个体的断言。这些断言必须符合 TBox 中对个体类型的定义。也就是说，TBox 为 ABox 提供了一个描述框架。

5.5.4.2　本体协同加工子系统

　　该系统基于互联网支持分散于各地的领域专家对本体进行协同加工。该系统实现了概念查询、语义关联查询、概念实例查询、概念层次查询等功能，并可直接显示概念层次与语义关联图。该系统还实现了完整的本体编辑功能，并支持在协同工作中的权限管理。从技术上分析，该系统侧重于分布式支持，性能优化及具有中文语言特点的语义表达模型的支持。对于大型本体，传统的一次性本体装载并不适应实际的本体开发和维护。本系统则利用异步数据传输 AJAX 方法来读取数据，提高了数据读取的效率。这项技术解决了大型中医药本体在线浏览和编辑的效率问题，能确保知识工程师进行虚拟协作的流畅性和高效性。该系统与传统的单机版本体编辑工具相比，是一种巨大的技术创新。它的主要技术特点如下。

　　（1）便捷性：领域专家只需打开浏览器，即可通过互联网进行本体查看和编审工作，无需安装程序或进行复杂的配置。

　　（2）协同性：领域专家可通过统一的平台访问中医药领域的本体，为本体建设和维护添砖加瓦，各抒己见，发表观点。

　　（3）安全性：该系统设置了浏览权限、加工权限、一级审校权限、二级审校权限和终审权限五级权限。不同权限的领域专家在协作中的角色不同，在系统中的具体功能和数据视图也不尽相同。这一设计符合中医药本体工程的特点，也能确保本体内容的准确性及数据的安全性。

　　（4）高效性：利用异步数据传输的技术，无需一次性数据装载。每个用户只需读取和关注感兴趣的数据，无需担负一次性数据装载而带来的额外开销。

5.5.4.3　本体可视化子系统

　　中医药的许多本体具有规模巨大的语义网络。例如，TCMLS 的语义网络现有 100 多万条语义关系。为浏览如此巨大的语义网络，需要开发专门针对本体的可视化工具。其中的核心问题是在线语义网络的总结问题，即根据用户提交的查询模式，在大型语义网络中在线提取一个总结性子图。该系统通过图可视化引擎、图抽取器、图生成器 3 个元件解决这个问题。图可视化引擎从中医药语义网络中提取概念层次图和概念关联图。图抽取器按照用户的请求，从概念层次图和概念关联图中抽取用户需要的子图结构。图生成器基于子图结构生成可视化文件，再将可视化文件传递到万维网用户界面进行展示。该系统利用现有的开源软件解决可交互图的绘制问题。

　　在本节中，介绍了本体的概念及其在中医药领域的应用情况，阐述了中医药本体服务系统的结构和功能。中医药本体服务系统已投入使用，能有效支持中医药本体的协同加工、有效管理、共享和利用，成为中医药本体工程的一项支撑技术。该系统能够支持多家机构的大量人员进行协同本体加工，并支持本体使用人员开展知识展示、决策支持、知识发现等应用。这项工作进一步验证了本体技术在中医药领域的适用性，为中医药本体工程的发展积累了宝贵的经验。

5.5.5　中医药领域本体的覆盖范围

在中医药领域中，除了 TCMLS 等覆盖全面的通用本体之外，还出现了面向特定子领域、针对特定主题或满足特定需求的领域本体。本体技术已被引入病因、病机、脏腑、证候、中药、方剂、疗法、养生等诸多领域，本体建模的对象涉及阴阳五行、辨证论治、方剂配伍等各种思想和理论学说，在知识建模和获取中发挥了重要作用。下面介绍中医药几个主要子领域中的领域本体。

5.5.5.1　中医临床

"中医临床术语系统（TCMCTS）"是一个专门面向中医临床的大型领域本体，已收录约 11 万个概念，27 万个术语及 100 万条语义关系。TCMCTS 主要包括临床所见、病证、治则、治法、中药、处方、机体形态等类目。该系统有望成为中医临床信息化建设和中医临床疗效评价标准建设的基础，在中医临床实践、理论研究和新药发现中发挥重要作用。

5.5.5.2　中医证候

中医证候是中医辨证论治思维的基础，中医内科学的核心内容。中医证候知识建模，是研发中医临床知识库和决策支持系统的基础。李氏等分析了证候的语义特点，将证候的组成要素拆分成中医意义下的基本语义单元，对语义单元如何组合成证候名称的规律进行了探讨，并在此基础上构建了证候本体。于彤等通过构建证候本体，梳理中医证候的概念体系，对证候进行系统分类，准确表达证候的含义和特征。实践证明，本体为中医药领域复杂知识建模提供了有效的手段。

5.5.5.3　中医诊断

曹宇峰和曹存根在 NKI 本体的基础上构建了中医舌诊本体，该本体划分为"舌质"和"舌苔"两个子类：在"舌质"类下建立了"舌神"、"舌色"、"舌形"、"舌态"4 个子类；在"舌苔"类下建立了"苔质"和"苔色"两个子类。该本体已被用于中医舌诊知识的获取。

5.5.5.4　中医古籍

"中医古籍语言系统"是一个专门面向中医古文的领域本体，收录概念 3843 个，术语 26 149 个。它将中医古籍中的术语分成 11 大类：阴阳、五行、藏象、疾病、诊断、治疗、本草、方剂、针灸、医疗器具、摄生和相关知识，大体上涵盖中医古籍中涉及的概念和知识点。

5.5.5.5　传统针灸

"传统针灸知识体系语义网络"对中医针灸领域的知识体系进行了系统梳理。它将针灸概念分为刺灸、形体官窍、治疗、病候、经络、脏腑气血津液、腧穴、针灸用具 8 个大类，定义 16 种语义关系，收录传统针灸领域术语 939 条。

5.5.5.6　中药方剂

在中药方剂学领域，周扬和王振国构建了面向中药学的领域本体，以全面描述中药的本质，揭示中药本身及中药间复杂的功效与物质关系，澄清中药的知识结构，为中药的知识表达提供数据基础；林丹红和钟伶在分析中医药领域概念表达的特点和中医药检索的现状的基础上，尝试建立了方剂学本体，其内容包括方剂分类、主治、功效、禁忌、配伍等。

此外，高博等对气的失常与阴阳失调病机的逻辑联系进行了本体建模；朱玲和崔蒙基于语义网络技术研发了面向传统针灸知识体系的顶层本体；高博等等对五行理论及其在中医临床中的应用方法进行了本体建模；于氏等对中医基础理论体系进行了本体建模；纪军等探讨了基于本体理论的针灸学知识组织方法，初步建立了一个针灸学领域本体框架，并验证了该本体应用于古籍检索的可行性；李毅等参照中医脑病学的理论体系，复用已有中医学本体和国外生物医学领域本体，构建了包括概念及其概念间相互关系在内的中医脑病学本体。

领域本体在中医药国际化方面也发挥了作用。例如，韩国的 Jang 等构建了面向"传统韩国医学"的本体，它描述了药材的名称、用药部位、功效等知识，并刻画了药材、症状、疾病和疗法之间的关系。该本体中包含 60 000 多条陈述，这些知识是由领域专家从韩国药典、传统医学经典和教材中获取的。这项工作对于加强国际社会对中医的理解和认识、促进中医药国际化进程具有重要意义。

5.5.6　中医药领域本体的应用

实践表明，构建中医药本体有助于对中医药理论知识进行辨认、梳理、澄清和永久保存，还能支持机器实现知识推理并模拟中医思维过程。近年来，中医药本体被广泛用于从文献等知识资源中获取中医药结构性知识。中医知识获取是计算机自动实现知识管理、知识重组的前提，也是知识工程领域的一个难点问题。郑健等采用本体技术及数据挖掘分析技术，通过对中医医案与中医经典著作文献进行关联研究分析，实现了名老中医的知识获取和传承。蒋宏潮等提出一种基于领域本体的知识获取方法，对医案中蕴含的知识进行形式化表示，构造中医领域的语义网络，对其进行定量分析，抽取中医领域的概念语义场。刘和洋等提出了一种新颖的中医专家临床病案的知识获取方法，这种方法基于中医学本体，通过电子病案获取专家丰富的临床经验和诊疗知识，并将病案蕴涵的知识转化为形式化的知识，存入 NKI 知识库和 NKI 病案库。

中医药本体也为中医药古代文献的数字化做出了贡献。朱玲等构建了面向中医古籍的语言系统（包括语义类型和语义关系）。林尔正从收集的中医骨伤资源（主要是中医骨伤古籍）中提取骨伤相关的术语，然后设计本体的框架并构建了中医骨伤古籍小本体。谷建军基于中医古籍文献叙词表，构建了面向中医古籍文献的领域本体。这些本体已被用于从中医古籍中获取结构性知识，从而支持古籍的语义检索和深入分析。

　　构建中医药本体的另一个重要目的，是解决中医领域知识同其他领域知识的融合，以及中医领域知识内部的融合问题。在中医药领域中，存在着大量富含中医药领域知识的数据库，但它们之间存在严重的异构性，这增加了中医药知识融合的难度。陈华钧等基于领域本体实现了中医药异构数据库的集成，从而将中医各科知识融合为计算机化知识体系，以支持知识的统一访问。此外，中医药领域本体在知识检索、专家系统、中医百科、智能系统等诸多领域得到了广泛的应用。

5.5.7　小　　结

　　本节介绍了本体的概念，以及中医药本体工程的方法、技术、覆盖范围和应用情况，以期为中医药本体开发人员提供参考。本体是一种新型的知识组织技术，主要源自人工智能（尤其是知识表达与推理）领域，也涉及哲学、语言学、术语学和认知科学等。在生物医学领域中，本体为知识的获取、管理、发现和展示提供了强大的知识表达和推理能力，被用于解决数据资源的异构性问题，并对各种领域实体进行语义标注。本体已成为生物医学领域的主流技术，并具有广阔的推广应用前景。

　　近年来，本体成为中医药领域广泛关注的研究热点和重要发展方向。中医药学是一个复杂而全面的知识体系，具有复杂的概念层次结构和网状的知识结构，并且与其他的自然、人文学科之间存在着交叉融合的关系。传统的知识组织系统结构简单、表达能力有限，无法完全解决中医药知识表达中的复杂问题。本体为解决这些问题提供了强大的知识表达和推理能力，因此在中医药领域具有广阔的应用前景。本节所述工作表明，领域本体能够准确定义中医药领域概念，系统表达它们之间复杂的语义关系，并支持知识展示、决策支持、知识发现等中医药应用。这些工作初步验证了本体技术在中医药领域的适用性，为中医药本体工程的发展积累了宝贵的经验。

5.6　中医药知识图谱

　　知识图谱（knowledge graph）是以"语义网络"为骨架构建起来的巨型、网络化的知识系统，能捕捉并呈现领域概念之间的语义关系，使各种信息系统中琐碎、零散的知识相互连接，支持综合性知识检索及问答、决策支持等智能应用。于彤等探索如何构建面向中医药领域的知识图谱，实现中医药知识资源的有效整合，面向中医药工作者和百姓提供全面、及时、可靠的知识服务。

5.6.1　知识图谱技术

　　随着大数据时代的来临，越来越多的结构性数据在互联网上发布和共享。互联网正从仅包含网页和网页之间超链接的"文档万维网"演进为包含大量描述各种实体和实体之间丰富关系的"数据万维网"。知识图谱是在大数据的时代背景下产生的一种新型的海量知识管理与服务模式。它是以"语义网络"为骨架构建起来的巨型、网络化的知识系统，能捕捉并呈现领域概念之间的语义关系，使万维网上的琐碎、零散的知识相互连接，支持综合性知识检索及问答、决策支持等智能应用。国内外互联网公司纷纷推出知识图谱以提升服务质量，如谷歌知识图谱（Google knowledge graph）、百度"知心"和搜狗的"知立方"。其中的一个典型案例是谷歌公司于2013年推出的知识图谱，它是一个包含约5亿个事物（对象）和35亿条语义关系的大型知识库。它与谷歌的搜索引擎相结合，提升了谷歌搜索搜索的丰富性和相关性。随着互联网公司纷纷推出大型知识图谱，知识图谱构建研究也成为知识服务领域一个新的热点。在中医药领域中则尚未出现这种能够支持各种知识服务的大型知识图谱。在本节中，我们讨论如何建立涉及领域专家、基础理论、疾病、方剂和结构性文献等方面的大型知识图谱，将分散于各种数据库、文献库中的知识资源汇集起来，面向中医药工作者和大众提供权威、准确、全面的中医药知识。

5.6.2　中医药知识图谱的构建

如图 5-6 所示，知识图谱是一种基于图的知识表示与组织方法。它的核心部件是语义

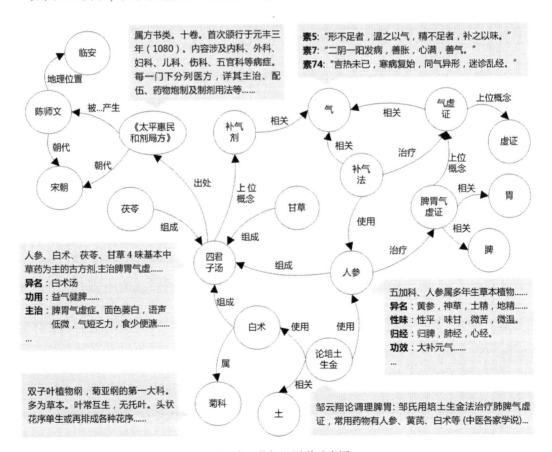

图 5-6　中医药知识图谱示意图

网络，其中的节点代表领域概念，边代表概念之间的语义关系。知识图谱在语义网络的基础上添加了更多的知识内容，如领域概念实体的各种信息及相关文献资源的链接等。这些新增的知识内容可能来自于各种数据库、文献库、数据文件等，它们可能分散于不同的信息系统和组织之中。知识图谱以语义网络为骨架，对分散的领域知识进行汇集和系统组织，并实现知识检索、知识展示和知识服务等功能。

"中医药学语言系统（TCMLS）"为构建中医药知识图谱提供了相对完整的框架。TCMLS 是以本体和语义网络的技术理念构建的大型语言系统。它已发展为一个包含 10 余万个中医概念及 100 余万个语义关系的大型语义网络，基本覆盖了中医药学科的概念体系，在规模和完整性等方面都处于中医界的领先地位。TCMLS 实质上已经具有了知识库的架构，可通过添加概念属性的方式，很自然地将其扩展为领域知识库。为保持 TCMLS 作为术语系统的简洁性和稳定性，我们在 TCMLS 中仅添加了概念的定义和注释，而无概念的其他信息，可在知识图谱的技术框架下，将 TCMLS 或它的某个子本体发展成领域知识库，以支持知识服务系统的实现。因此，中医药知识图谱的技术体系，实质上是 TCMLS 的自然扩展和完善，它为 TCMLS 的应用和自我完善提供了必要的技术途径。

另一方面，中医药工作者已建立了相对完整的数据库体系，内容涵盖疾病、中药、方剂、中药化学成分等，为填充中医药知识图谱提供了数据资源。鉴于此，我们提出以中医药学语言系统为骨架，将中医药领域现有的术语资源和数据库资源融合起来，构成大规模知识图谱。该知识图谱是 TCMLS 的一种自然的扩充，其知识内容更加丰富，因此对于中医药工作者和大众其更具参考和服务价值。

5.6.3　中医药知识图谱的应用

知识图谱将在知识服务系统中得到广泛的应用。中医药知识图谱可通过可视化语义图的方式进行展示，也可嵌入语义搜索、语义维基等系统提供服务。可视化语义图可以形象地表达领域概念之间的关联中，用户可通过交互的方式来浏览领域概念，并选择其中的某个概念开始构造查询或搜索。知识图谱能增强中医药知识资源的联通性，支持中医用户在概念层次上浏览领域知识资源，发现中医药概念或知识资源之间的潜在联系。

可基于中医药知识图谱在检索系统中嵌入"知识卡片"。如图 5-7 所示，检索系统会根据用户输入识别出相关实体，并简要列出该实体的核心信息。例如，在"党参"的文献搜索结果右侧，列出了其图片、相关术语和相关知识，包括它的药性、药材基原、炮制方法、药理学等属性，以及"党参"涉及的语义关系。这些语义关系分为层次关系和相关关系 2 大类：层次关系是指概念之间的上下位关系（如"党参"的上位概念为"补气药"）；相关关系则有 50 多种，它们将中医药领域概念关联起来（如将"党参"与其相关花卉、相关生物和相关药品等连接起来），构成一个大型的语义网络。通过语义关系，用户可以在概念之间进行跳转，从而对中医药知识体系进行连贯的浏览。在界面右侧提供的实体知识源自"中医药知识图谱"，它集成了 TCMLS 及一系列相关的中医药数据库，含有丰富的中医药知识。

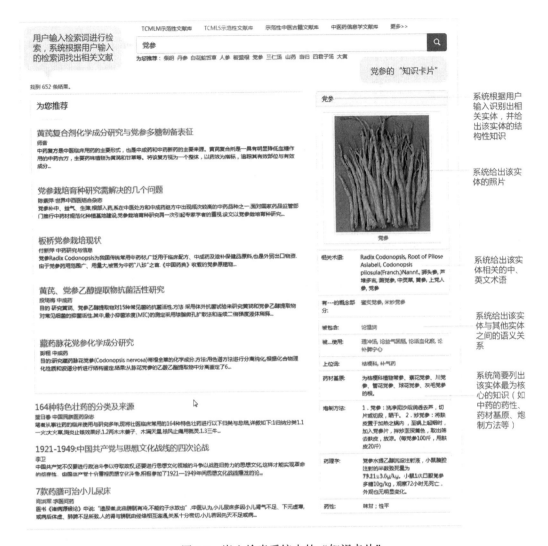

图 5-7　嵌入检索系统中的"知识卡片"

可基于知识图谱实现"知识地图（knowledge map）"系统，它以可视化概念图的方式形象地表达领域概念之间的关联。用户可通过交互的方式来浏览领域概念，并选择其中的某个概念开始构造查询或搜索。如图 5-8 所示，知识地图界面的上部为检索栏，供用户输入检索词以检索相关概念信息。界面的主体部分包括两个部分：左侧为概念图；右侧为文字信息栏。概念图用于展示概念之间的关系。文字信息栏按用户要求展示与"概念（对应节点）"或"关系（对应边）"相关的文字信息。知识地图凸显出了中医药领域核心概念和知识点，快速呈现知识的结构和相关性，与阅读文献等手段相比，可以节约知识检索和获取的时间。知识地图能够实现对中医药知识的有效导航，协助用户迅速发现所关注的知识，驾驭复杂的中医药知识体系；它还能协助用户在浏览中发现具有潜在关联的"知识孤岛"，以促进知识的关联和共享。

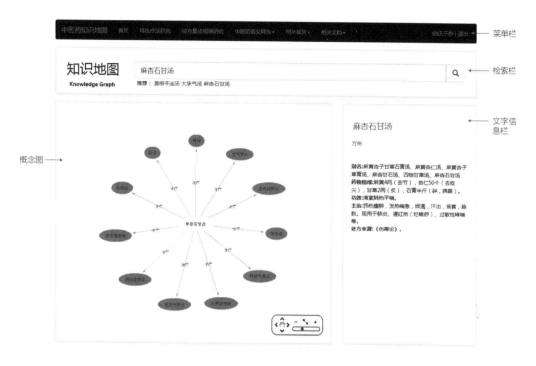

图 5-8　中医药知识地图演示界面

另外，还可基于知识图谱搭建中医药维基百科系统，面向中医药工作者和大众提供百科全书式的知识服务。中医药维基百科系统按概念实体对知识和文献进行组织，它将知识图谱中关于某个概念实体的知识综合呈现出来，包括该概念的名称、类型、简介、文字信息及语义关系等，并列出与该实体相关的文献题录。可参考维基用户的编辑和反馈结果，不断完善和丰富中医药学语言系统等知识资源。

5.6.4　小　　结

知识图谱是以语义网络作为组织形式的大型知识库系统。TCMLS 在规模和完整性等方面都处于中医界的领先地位，为我们开发中医药知识图谱奠定了基础。可在 TCMLS 的基础上补充相关的知识资源，形成以语义网络为骨架的大型知识图谱。本节提出了以 TCMLS 为骨架，以中医药领域现有的术语和数据库资源为内容，构成大型知识图谱的构想，并开展了相关的探索和实践。在未来的研究中，拟采用这套技术方案，构建大规模中医药知识图谱，实现中医药知识资源的有效整合，面向中医药工作者和百姓提供全面、及时、可靠的知识服务。

5.7　结　　论

知识库是指在计算机中系统组织、有效存储的知识集合。在中医药领域，知识库系统是知识组织和存储的一种有效手段，在中医药信息化和中医药知识工程等领域中都扮演着核心的角色。在中医药领域中，关系型数据库目前是实现知识库最为实用的手段；领域本体则在复杂知识建模和推理等方面显示了技术优势，且其实现技术和工具日趋成熟；学者们也在探索使用人工神经网络等机器学习和人工智能手段来实现知识库，体现出了较大的潜力。知识库系统已被用于中医疾病、证候、医案、中药、养生和古籍等诸多领域，且在辅助临床诊疗、辅助教学等方面取得了一些实际应用。但从现有的文献来看，中医药知识库系统的建设尚不成熟，还有很长的路要走。我们尚需在术语规范化、知识建模方法、本体工程方法、知识获取方法和推理机制等方面开展深入研究，并进一步开展中医药知识库系统在中医药信息化中的实际应用。

参 考 文 献

曹锦丹, 李欣欣 . 2003. 基于 DC 的医学信息资源元数据比较分析 [J] . 图书情报工作,（7）：24-27.

曹宇峰, 曹存根 . 2006. 基于本体的中医舌诊知识的获取 [J] . 计算机应用研究, 23（3）：31-34.

曹宇峰 . 2005. 病案分析引导下的中医智能教学的研究 [D] . 北京：首都师范大学 .

车立娟, 王瑾德, 周强, 等 . 2009. 基于"肺阴虚证"本体的中医证候知识库构建方法研究 [J] . 上海中医药大学学报, 23（4）：18-20.

陈国宁, 陈秋莲, 李陶深 . 2001. 一个中医咳感症诊断专家系统的设计 [J] . 广西大学学报（自然科学版）, 26（02）：101-104.

陈和琴 . 2011. 知识组织系统（KOS）及其相关标准概介 [J] . 佛教图书馆馆刊, 53：65-77.

陈志鹏, 陆惠民 . 2005. 中医药文献主题标引研究概况 [J] . 湖南中医杂志, 21（2）：84-85.

崔蒙, 李海燕, 雷蕾, 等 . 2013. "大数据"时代与中医药"知识密集型"数据 [J] . 中国中医药图书情报杂志, 37（3）：1-3.

崔蒙, 尹爱宁, 范为宇, 等 . 2006. 中医药科学数据建设研究进展 [J] . 中国中医药信息杂志, 13（11）：104-105.

董小芸 . 2000. 中医药文献标引与检索之关系初探 [J] . 医学情报工作, 21（5）：50-52.

董燕, 朱玲, 于彤, 等 . 2014. 中医临床术语研究现状与系统构建方法探讨 [J] . 国际中医中药杂志, 36（11）：965-968.

方青 . 2004. 基于本体论的中医药一体化语言系统 [D] . 杭州：浙江大学 .

符永驰, 李斌, 郭敏华, 等 . 2008. 中医古籍电子化系统的研究与实现 [J] . 中国中医药信息杂志, 15（2）：103-104.

高博, 崔蒙, 宓金华, 等 . 2010. 气的失常与阴阳失调病机的逻辑联系及三维展示模式 [J] . 中国数字医学, 05（5）：50-53.

高博, 朱玲, 顾佩嶷 . 2013. 五行子系统概念模型上层关系浅述 [J] . 中国数字医学, 8（4）：68-71.

高成勉, 包含飞, 周强, 等 . 2008. 本体构建原则及其在中医顶层本体构建中的应用 [J] . 医学信息, 21（5）：581-583.

谷建军 . 2006. 基于叙词表的中医古籍文献领域本体建模方法研究 [D] . 北京：中国中医科学院 .

侯玉, 张昌林, 车立娟, 等 . 2010. 构建中医治则治法本体的研究 [J] . 数理医药学杂志, 23（5）：603-606.

胡滨 . 2007. 中医药文献检索 [M] . 上海：上海科技出版社, 33-45.

纪军, 徐鸣曙, 杨韵华, 等 . 2008. 针灸学领域本体构建研究 [J] . 医学信息学杂志, 29（5）：25-28.

贾李蓉, 李海燕, 于彤, 等 . 2014. 中医药学语言系统基础词库分析 [J] . 中国数字医学, 9（2）：66-67.

贾李蓉, 于彤, 李海燕, 等 . 2015. 中医药语义网络的顶层框架研究 [J] . 中国数字医学, 10（3）：54-57.

蒋宏潮, 王大亮, 张德政, 等 . 2008. 基于领域本体的中医知识获取方法 [J] . 计算机工程, 34（12）：16-18, 21.

李兵, 刘国正, 符永驰, 等 . 2009. 从中医古籍数据库建设看中医古籍数字化 [J] . 中国中医药信息杂志, 16（3）：92-93.

李兵, 裘俭, 张华敏, 等 . 2010. 中医药领域本体研究概述 [J] . 中国中医药信息杂志, 17（3）：100-101, 106.

李方玲, 梁嵘 . 2006. 对中医证候规范化研究的探讨 [J] . 辽宁中医杂志, 33（4）：386-387.

李明 . 2009. 证候本体的构建及其应用 [D] . 上海：上海中医药大学 .

李新霞.2008.基于本体的中医学脾胃病知识库的构建［D］.南京理工大学.

李毅，张梅奎，杜侃，等.2007.中医脑病学本体的探讨及其构建［J］.世界科学技术-中医药现代化，9（6）：96-101.

林丹红，钟伶.2007.Ontology在中医药概念表达中的研究［J］.医学信息学杂志，28（6）：545-549.

林尔正.2008.基于中医骨伤古籍本体的语义检索研究［D］.福州：福建中医学院.

刘和洋，曹宇峰，秦丽娜，等.2005.基于本体的中医专家临床病案的知识获取方法［J］.计算机系统应用，（8）：80-83.

刘炜，夏翠娟，张春景.2013.大数据与关联数据：正在到来的数据技术革命［J］.现代图书情报技术，（4）：2-9.

刘耀，穗志方，周扬，等.2008.中医药本体构建研究［J］.大学图书馆学报，26（4）：58-62.

马斌荣.1997.中医专家系统与中医知识库-中医领域计算机软件的开发与应用［M］.北京：北京出版社：68-98.

毛郁欣.2008.面向大规模本体重用的子本体模型研究［D］.杭州：浙江大学计算机科学与技术学院.

宓金华.2010.中医药知识工程应用［D］.杭州：浙江大学计算机科学与技术学院.

彭笑艳.2009.基于中医医案的知识库构建［D］.北京：北京科技大学.

全国科学技术名词审定委员会.2004.中医药学名词［M］.北京：科学出版社.

沈国俊.2009.中药功效术语的规范化研究［D］.福州：福建中医学院.

世界卫生组织.2007.WHO International Standard Terminologies on Traditional Medicine（TM）in the Western Pacific Region［M］.World Health Organization，Western Pacific Region.

世界中医药学会联合会.2007.中医基本名词术语中英对照国际标准［M］.北京：人民卫生出版社.

司莉.2007.KOS在网络信息组织中的应用与发展［M］.武汉：武汉大学出版社.

宋朋，张秀兰.2010.我国最近十年知识组织研究的新进展［J］.图书馆学研究：应用版，18）：7-11.

孙海舒，符永驰，张华敏，等.2011.基于本体论构建中医古籍知识库的探索［J］.医学信息学杂志，32（3）：64-68.

汤萌芽.2007.中医药本体工程及相关应用［D］.杭州：浙江大学.

陶惠宁.1991.我国医药学文献检索系统的发展概况及趋势［J］.南京中医学院学报，7（3）：175-176.

王昊奋.2014.大规模知识图谱技术［J］.中国计算机学会通讯，10（3）：64-68.

王连心，孟庆刚，王志国，等.2011.中药知识库设计浅析［J］.世界中医药，06（06）：535-537.

王志国，王永炎.2008.制定《中医临床诊疗术语·症状体征部分》国家标准的重要性和迫切性［J］.北京中医药大学学报，30（11）：729-729.

维克托·迈尔·舍恩伯格.2012.大数据时代——生活、工作与思维的大变革［M］.盛扬燕译.杭州：浙江人民出版社.

吴建中.2000.DC元数据.上海：上海科学技术出版社.

吴兰成，中国中医科学院中医药信息研究所编制.2008.中国中医药学主题词表［M］.北京：中医古籍出版社.

吴芸，周昌乐，张志枫，等.2006.中医舌诊八纲辨证神经网络知识库构建［J］.计算机应用研究，23（6）：188-189，198.

肖斌，陶欧，顾浩，等.2011.基于功能靶点的中药功效术语规范［J］.中西医结合学报，9（3）：252-256.

谢琪，崔蒙，曹存根，等.2009.基于领域本体方法构建中医概念信息模型的思考［J］.世界科学技术-中医药现代化，11（4）：621-625.

谢琪.2011.基于本体方法构建中医药概念信息模型的方法学示范研究［D］.北京：中国中医科学院.

徐彬锋，温志浩，罗小刚，等.2011.基于本体的医学知识库构建及应用［J］.北京生物医学工程，30（6）：618-623.

姚丽.2010.中药饮片传统鉴别术语的总结［J］.中国民族民间医药杂志，19（9）：39-40.

易钢，罗尧岳.2010.基于本体的中医知识库系统的研究［J］.医学信息（上旬刊），23（10）：3516-3518.

易钢.2012.应用Protégé构建中医药学本体方法研究［J］.电脑知识与技术，08（1）：223-225.

尹爱宁，张汝恩.2003.建立<中医药—体化语言系统>［J］.中国中医药信息杂志，10（3）：90-91.

于琦，崔蒙.2010.中医基础理论体系知识表示［J］.中国数字医学，05（5）：25-26，29.

于彤，崔蒙，李敬华，等.2013.中医药本体工程研究现状［J］.中国中医药信息杂志，20（7）：110-112.

于彤，崔蒙，杨硕，等.2012.生物医学本体工程进展［J］.中国数字医学，7（11）：3-6.

于彤，贾李蓉，刘静，等.2015.中医药学语言系统研究综述［J］.中国中医药图书情报杂志，39（6）：56-60.

于彤，李敬华，杨硕，等．2015. 中医药"知识密集型"数据研究思路［J］．中国中医药图书情报杂志，39（4）：1-3.

于彤，刘静，贾李蓉，等．2015. 大型中医药知识图谱构建研究［J］．中国数字医学，10（3）：80-82.

于彤，刘丽红，张竹绿，等．2015. 中医药文献数字化研究进展［J］．中国数字医学，10（2）：74-76.

于彤，杨硕，贾李蓉，等．2013. 中医药文献元数据标准化研究进展［J］．中国数字医学，8（7）：66-69.

于彤，杨硕，贾李蓉，等．2014. 基于 OWL 的中医证候知识建模方法研究［J］．中国数字医学，9（10）：76-78，81.

于彤，杨硕，李敬华．2014. 中医药知识库系统研究进展综述［J］．中国医学创新，11（18）：142-144.

于彤，于琦，李敬华，等．2015. 中医药本体服务系统［J］．中国数字医学，10（6）：105-107.

于彤，张竹绿，刘静，等．2014. 中医药文献检索和知识发现系统．中国数字医学，9（11）：16-18.

于彤，朱玲，张竹绿，等．2014. 中医药文献元数据规范在语义网环境中的应用［J］．中国数字医学，9（7）：91-93.

于彤，朱玲，张竹绿．2014. 中医药知识组织系统概述［J］．国际中医中药杂志（已录用）．

臧知明．2005.《黄帝内经》养生知识库框架构建研究［D］．广西中医学院．

曾召．2007. 本体论在中医药学语言系统中的应用研究［J］．中华医学图书情报杂志，16（1）：4-6.

张德政，彭嘉宁，范红霞，等．2007. 中医专家系统技术综述及新系统实现研究［J］．计算机应用研究，24（12）：6-9.

张启明，张振中，李檬，等．2008. 作为科技术语的中医症状的命名［J］．北京中医药大学学报，30（12）：797-799.

赵静，庄天戈，刘红菊，等．2005. 基于语义网络方法的三维可视人中医知识库［J］．上海交通大学学报，39（4）：517-521，526.

赵臻，邓文萍，常凯，等．2012. 中医药信息标准化进展［J］．中国医院管理，31（12）：57-58.

郑健，林丹红，李其铿，等．2008. 基于本体的名老中医医案研究应用系统［J］．福建中医学院学报，18（6）：48-50.

郑雷．2004. 结合中医针灸的三维医学影像学研究［D］．上海：上海交通大学．

周金海，杨涛，沈大庆，等．2010. 基于 ANN 的中医舌诊八纲辨证知识库构建与应用［J］．计算机应用研究，27（5）：1771-1772，1790.

周孟霞．2004. 基于规则学习的中医药文献自动标引系统［D］．杭州：浙江大学．

周雪忠，崔蒙，吴朝晖，等．2003. 基于文本挖掘的中医学文献主题自动标引［J］．中国中医药信息杂志，10（1）：71-74.

周雪忠．2004. 文本挖掘在中医药中的若干应用研究［D］．杭州．浙江大学．

周扬，王振国．2009. 中药 Ontology 概念关系体系的构建探析［J］．中国中医药信息杂志，16（3）：96-97.

周仲瑛．2007. 中医内科学［J］．北京：中国中医药出版社．

朱玲，崔蒙，贾李蓉，等．2012. 中医古籍语言系统中的语义类型分析研究［J］．中国数字医学，7（4）：5-7，14.

朱玲，崔蒙．2010. 传统针灸知识体系语义网络的构建探讨［J］．中国数字医学，05（5）：47-49.

朱玲，刘静，贾李蓉，等．2014. 传统针灸知识本体的构建研究［J］．中国数字医学，9（2）：85-87.

Bodenreider O. 2004. The unified medical language system（UMLS）：integrating biomedical terminology［J］．Nucl Acids Res，32（suppl 1）：D267-D270.

Cao C G，Wang H T，Sui Y F. 2004. Knowledge modeling and acquisition of traditional Chinese herbal drugs and formulae from text［J］．Artificial Intelligence in Medicine，32（1）：3-13.

Cimino J J. 2000. From data to knowledge through concept-oriented terminologies：experience with the medical entities dictionary［J］．J Am Med Inform Assoc，7（3）：288-297.

Consortium G O. 2001. Creating the gene ontology resource：design and implementation［J］．Genome Res，11（8）：1425-33. Smith et al.（2007）．

Domingue J，Fensel D，Hendler J. 2011. Handbook of Semantic Web Technologies［M］．Springer.

Fan W. 2001. The traditional Chinese medical literature analysis and retrieval system（TCMLARS）and its application［J］．IN-SPEL，35（3）：147-156.

Gruber T R. 1993. A translation approach to portable ontology specifications［J］．Knowledge Acquisition，5（2）：199-220.

Hartel F W，de Coronado S，Dionne R，et al. 2005. Modeling a description logic vocabulary for cancer research［J］．J Biomed Inform，38（2）：114-129.

Hodge，Gail. 2000. Systems of knowledge organization for digital libraries：beyond traditional authority files［R］. The Digital Library Federation Council on Library and Information Resources.

Huajun Chen，Yuxin Mao，Xiaoqing Zheng，et al. 2007. Towards semantic e-science for traditional Chinese medicine. BMC Bioinformatics，8（S-3）.

Hyunchul Jang，Jinhyun Kim，Sang-Kyun Kim，et al. 2010. Ontology for medicinal materials based on traditional korean medicine. Bioinformatics 26，18（September 2010）：2359-2360.

Mao Y X，Wu Z H，Tian W Y，et al. 2008. Dynamic sub-ontology evolution for traditional Chinese medicine web ontology［J］. Journal of Biomedical Informatics，41（5）：790-805.

McCray A T. 2003. An upper-level ontology for the biomedical domain［J］. Comparative and Functional Genomics，4（1）：80-84.

Rector A L，Nowlan W A. 1994. The GALEN project［J］. Comput Methods Programs Biomed，45（1-2）：75-78.

Rector A L，Rogers J E，Zanstra P E，et al. 2003. OpenGALEN：open source medical terminology and tools. AMIA Annu Symp Proc，982.

Rosse C，Mejino Jr J L. 2003. A reference ontology for biomedical informatics：the foundational model of anatomy［J］. J Biomed Inform，36（6）：478-500.

Rubin D L，Lewis S E，Mungall C J，et al. 2006. National center for biomedical ontology：advancing biomedicine through structured organization of scientific knowledge［J］. OMICS，10（2）：185-198.

Smith B，Ashburner M，Rosse C，et al. 2007. The OBO foundry：coordinated evolution of ontologies to support biomedical data integration［J］. Nature Biotechnology，25：1251-1255.

Stearns M Q，Price C，Spackman K A，et al. 2001. SNOMED clinical terms：overview of the development process and project status. Proc AMIA Symp，662-666.

Swanson D R. 1986. Fish oil，Raynaud's syndrome，and undiscovered public knowledge［J］. Perspect Biol Med，30（1）：7-18.

Tong Yu，Meng Cui，Haiyan Li，et al. 2013. Traditional Chinese medicine literature，metadata：a draft technical specification developed by the international organization for standardization. 2013 International Symposium on IT in Medicine and Education（ITME2013），413-420.

Tu Y. 2011. The discovery of artemisinin（qinghaosu）and gifts from Chinese medicine［J］. Nature medicine，17（10）：1217-1220.

Weibel S. 1997. The dublin core：a simple content description model for electronic resources［J］. Bul. Am. Soc. Info. Sci. Tech.，24（1）：9-11.

Whetzel P，Noy N，Shah N，et al. 2011. BioPortal：enhanced functionality via new web services from the national center for biomedical ontology to access and use ontologies in software applications［J］. Nucl. Acids Res，39（suppl 2）：W541-W545.

Zhou X，Wu Z，Yin A，et al. 2004. Ontology development for unified traditional Chinese medical language system［J］. Artificial Intelligence in Medicine，32（1）：15-27.

6 中医药知识发现

数据库中知识发现（knowledge discovery in database，KDD）是 20 世纪 80 年代末兴起的一种信息技术，是人工智能与数据库、统计学、机器学习等技术的交叉产物，是从海量数据中获取有效、新颖、有潜在应用价值和最终可理解模式的过程。面对中医药领域的海量数据，采用 KDD 技术进行有效的知识发现，既是必要的，也是可行的。

中医团体开展了将各种知识发现方法（如频繁模式发现、关联规则发现、聚类分析、复杂网络分析等）引入中医药领域的若干探索，例如：周忠眉使用关联规则发现等方法来揭示方剂配伍规律；Qiao et al. 通过知识发现方法辅助中医开具中药处方；Zhang et al. 通过基于隐结构模型的机器学习方法来揭示中医证候的本质；雷蕾等使用知识发现方法辅助中药新药研发；Zhou et al. 使用文本挖掘方法从海量中医药文献中挖掘新颖知识，并使用图挖掘方法来分析中医药领域中的各种复杂网络，等等。本章对中医药知识发现的主要工作和核心技术进行介绍。

6.1 概　　述

中医药学是中华民族五千年优秀文化和科学历史发展的积累，为人民的健康和生存质量的提高作出了极大贡献。然而，作为中华民族重要文化财富和学术成就的中医药，近年来面临着生存和发展的挑战。如何把这一挑战化为中医药发展的契机，实现中医药的跨越式发展，是中医药界需要解决的一个关键问题。在这中间，知识发现技术可以发挥重要的作用。

从中医来讲，中医整体、系统的理念与西医以还原论为主的思维方式有着本质的区别。近年来，随着生命科学的发展，人类逐渐认识到还原论的局限性，系统思维得到的重视与日俱增，系统生物学的兴起和发展，即是一个明证。以生命科学为核心的交叉大学科研究将成为 21 世纪科学研究的主体内容之一，而计算机和信息技术是大科学研究不可或缺的组成部分. 在这一浪潮中，以整体思维为方法论的中国传统医学，应抓住这个机遇，完善和发展自己的理论，加强与计算机和信息技术的交叉，推动大生命科学的发展。KDD 作为知识发现的信息技术，必能在这一浪潮中发挥其独特的作用。对于中医理论的确证、完善和发展，对于中医人才培养的快速化，KDD 技术具有重要意义。

从中药来讲，近年来，我国的中药发展面临着巨大的市场压力。目前我国的中成药产品缺乏国际市场竞争力，使我国中药产品在国际中成药市场的占有份额仅为 3%～4%。与此对应的是，大量的原材料出口到日本、韩国等国家，被制成中成药产品。这中间的关键问题是我国对于中药方剂有效成分的分析和提取，缺乏有效、快速的方法。此外，由于人类生活条件、生存环境的改变，使人类身心疾病增加，疾病谱发生了很大的改变，免疫功能障碍性疾病、环境污染疾病、肿瘤、有源性疾病、外伤及营养过剩或营养不良性疾病、老年性疾病明显增加，疾病从单纯治疗型向预防、保健、治疗、康复相结合的模式转变，现有的化学药品已不能完全适应社会的需要，人类健康呼唤天然药物的大规模开发和应用。面对回归自然的发展趋势与现代市场化的要求，加快我国中药的发展已成为一个迫切的任务。因此，利用知识发现技术，加深对方剂配伍规律和药性理论的理解，加快从中医药方剂当中提取有效成分的过程，对于中医药产品的研究、开发、生产，对于推动中药理论和教学的发展，具有不可替代的作用。

几千年来，中医药领域的无数临床实践与理论研究积累了海量的科学知识，这些知识包含在中医药古籍、文献及当前的临床研究文献中。据统计，目前国内收藏的辛亥革命以前的中医药学古籍文献 13 000 多种，其中在社会上流通较广的古籍近 1000 种。与此同时，现当代出版的大量中医药图书和期刊中也包含着有价值的大量信息。仅中国中医科学院图书馆就收录了 1911 年以后出版的中医药图书达 12 000 多种，中医期刊 230 多种。根据中国中医药期刊文献数据库的数据显示，仅 1987~2003 年发表的中医药文献就高达530~700篇。面对如此海量的中医药数据，如何有效地利用这些宝贵资源就成了发展中医药必须面对的一个问题。而知识发现所擅长的正是从海量的数据当中寻找有意义的模式、知识，完成普通人不能够完成的任务，是分析中医药的海量数据所需要的技术。

应用知识发现技术的前提和基础是海量数据得以数字化。浙江大学计算机科学与技术学院 CCNT 实验室和中国中医科学院于 1998 年就开始合作搭建中医药科技数据库群，并成功建立了集成全国 17 个分中心的分布式多库融合平台。2002 年开始，我们逐步将原有多库融合平台转变为语义网格平台 DartGrid，提供动态的语义注册、语义查询等功能。

通过全国 30 余家中医药学院、大学和科研院所近 300 名科技工作者的数据录入工作，该平台目前已集成了 50 余个数据库，100 余 G 数据，其中包括中国中医药期刊文献数据库（收录了中医药文献约 80 万篇）、中国中药数据库（收录中药 8000 余种）、疾病诊疗数据（收录了各科疾病约 3700 种）、中国方剂数据库（收录古今中药方剂约 85 000 首）、方剂现代应用数据库（9600 余种方剂的应用信息）、中国中药化学成分数据库（收录中药化学成分 3000 余种）等数据库。同时，为建立中医药一体化语言系统并解决系统集成中出现的语义问题，我们基于语义网技术搭建大规模的中医药领域本体——中医药学语言系统（TCMLS）。该本体包含了中医药领域的基本概念，并定义了概念之间的关系，基本上涵盖了中医药领域的大部分领域知识。

以上的这些中医药信息化工作，实现了海量中医药数据的整理、存储和共享，为利用知识发现技术，从这些海量数据中发现有用的知识，实现数据的有效利用，创造了有利的条件。在下文中，将介绍知识发现和数据挖掘的概念和核心技术，阐述知识发现在中医证候、中药药性与功效、中药化学成分及方剂配伍规律等领域的应用，讨论存在的问题和发展趋势。

6.2　知识发现和数据挖掘

知识发现的英文名为 knowledge discovery in database，简称 KDD，可被理解为"数据库中的知识发现"。1989 年 8 月，在美国底特律市召开的"第一届 KDD 国际学术会议"上首次正式提出了"KDD"一词，用于强调"一个数据驱动的探索过程，其最终结果应是'知识'"。1992 年，William J Frawley、Gregory Piatetsky-Shapiro 和 Christopher J

Matheus 把 KDD 定义为：从数据中抽取出隐含的、以前未知的和可能有用的信息的非平凡过程。

1996 年，Fayyad et al. 提出了一个 KDD 的过程，它由以下 9 个步骤组成。

（1）了解应用领域：了解领域相关知识和应用目标。

（2）创建目标数据集：选取合适的变量和记录作为目标数据集。

（3）数据清理和预处理：对于选择出的数据，消除噪声，将数据转变成"干净"的数据。

（4）数据规约和转换：根据目标对数据进行规约和转换，减少需要考虑的变量。

（5）选择数据挖掘功能：决定数据挖掘所产生的模型功能（如聚类、回归、分类等）。

（6）选择数据挖掘算法：选择合适的数据挖掘算法，根据目标选择合适的模型和参数。

（7）进行数据挖掘：进行实际的数据挖掘工作，根据目标进行分类、聚类、关联分析等。

（8）解释结果：以适当的可视化技术和知识表示技术，将模式以合适的形式提供给用户。

（9）应用知识：将挖掘的知识应用于实际，以指导决策。

Fayyad et al. 认为，整个 KDD 过程是一个循环迭代的过程。在这个过程的每一个阶段，若知识发现的结果与知识发现者的假设或预想不符，则需回退到以前的某个阶段，从那个阶段开始重新把 KDD 执行下去。

从 KDD 过程模型来讲，目前业界已经形成了 CRISP-DM（CRoss—industry standard process for data mining）标准。CRISP—DM 把数据挖掘的过程分为商业理解、数据理解、数据预处理、建模、评估和使用这 6 个反复迭代的过程。

十几年来，KDD 过程模型的发展和实施经验显示，以前的 KDD 重视算法而忽视用户需求。因此，未来的 KDD 将更为强调以用户为中心，重视集成性、迭代性和交互性。值得注意的是，现在的 KDD 任务通常会把大部分时间花在数据的预处理阶段，而不是数据挖掘阶段本身，这就要求未来的 KDD 对数据预处理提供更有效的支持。这些经验对中医药 KDD 的实施是很有参考意义的。

KDD 是和领域高度相关的。20 世纪 90 年代中后期的 KDD 工具并不面向某个特定的应用，而是提供了各种数据挖掘的算法，以适应不同的需要。到了 1999 年，人们发现即使是最好的数据挖掘工具集也只能适用于一部分商业问题。随之出现的是针对某个领域而开发的纵向数据挖掘解决方案，这符合 KDD 的领域相关性这一特点。图 6-1 为面向中医药领域的 KDD 过程模型。

从图 6-1 可以发现，KDD 算法只是应用于建模阶段的工具，要有效地利用 KDD 进行中医药知识发现，必须抓好 6 个阶段：①设定并明确中医药数据挖掘的目标；②对中医药数据加以充分理解；③对相关的中医药数据进行必要的预处理，使其符合 KDD 算法的要求；④选用合适的 KDD 方法进行数据建模；⑤对 KDD 算法实施的结果进行评估；⑥使用挖掘出的中医药知识，并通过使用的反馈指导下一步的数据挖掘。这 6 个阶段的顺序并不是很严格。在应用中，需要在不同阶段间回溯再前移。图中的箭头指出了各阶段间最重要和最常见的依赖关系，在 6 个阶段外的大圈表明 KDD 在本质上是一个循环的过程。这一中医药 KDD 过程模型为我们进行有效的中医药知识发现提供了指导。与此同时，传统的 KDD 方法和模型在中医药极其独特的数据特点面前，将面临新的发展机遇和挑战。

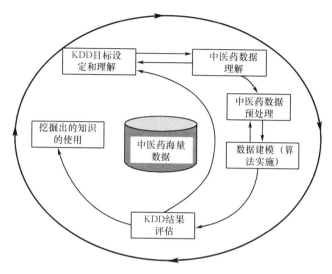

图 6-1　中医药 KDD 过程模型

　　与 KDD 具有密切关系的一个重要概念是数据挖掘。数据挖掘的概念是在 1995 年美国计算机年会（ACM）上提出的。Fayyad et al. 认为，数据挖掘是 KDD 过程中的核心环节，即通过使用各种数据分析和发现算法，在可接受的时间内产生模式的自动过程。许多人在使用过程中把数据挖掘和 KDD 看作同义词，不加以严格区分。所以，在大多数场合下，人们认为数据挖掘等同于 KDD，即从存放在数据库、数据仓库或其他信息库的大量数据中挖掘出有用的知识的过程。

　　从体系结构的发展趋势来看，数据挖掘将从与数据库/数据仓库无耦合、松耦合向紧耦合发展。而网络技术的发展为数据挖掘提供了新的计算环境，未来的数据挖掘面临的将是一个分散的、动态的、高数据量的网络环境。如何在新的计算环境下融合普适计算、本体论技术、万维网服务，实现高效的知识发现服务，将是未来数据挖掘面临的机遇和挑战。浙江大学 CCNT 实验室近几年来致力于将中医药数据从多库融合平台转为数据库网格平台、信息网格平台，为今后中医药网格数据挖掘体系结构研究奠定了基础。

　　数据挖掘的任务就是发现隐藏在数据中的有意义的模式，其可以发现的模式一般分为两大类：描述型（descriptive）模式和预测型（predictive）模式。描述型模式是对当前数据中存在的事实做规范描述，刻画当前数据的一般特性；预测型模式指用一些变量或数据库的若干已知字段预测其他感兴趣的变量或字段的未知的或未来的值。

　　根据模式特征不同，可将数据挖掘主要任务大致细分如下。

6.2.1　概念描述

　　对大量数据的集合进行概述性的总结，并获得简明准确的特征描述，这些特征式表达了该数据集的总体特征。例如，一个数据挖掘系统需要从某个学校职工数据库中，挖掘出该校讲师情况的概要总结，并给出讲师的概念描述。

6.2.2　区　分　规　则

对两类所分析的数据特点进行对比，并将对比结果做出概要性总结。两类被分析的数据集，一个被称为目标数据集；一个被称为对比数据集。如一个数据挖掘系统需要从某校职工数据库中，针对副教授情况（对比数据集），对讲师情况（目标数据集）进行对比概要总结，做出讲师对比副教授的概念描述。

6.2.3　频繁模式、关联/相关规则

频繁模式挖掘是数据挖掘的基本任务，也是关联规则挖掘，序列模式挖掘，序列中频繁事件挖掘，时间序列的周期挖掘等其他一系列挖掘任务的前提。提高频繁模式挖掘算法效率一直是人们感兴趣的研究课题。Apriori 算法和一些后续算法已较为有效地解决了这一问题。关联规则挖掘主要用于从大量数据中挖掘出有价值的数据项之间的相关关系。关联规则解决的常见问题如："如果一个消费者购买了产品 A，那么他有多大的机会购买产品 B"。

关联/相关分析用来发现一组项目之间的关联/相关关系，它们经常被表达为一组规则形式。一条形如 X⇒Y 的关联规则可以解释为：满足 X 的数据库元组也很可能会满足 Y，既在 X 发生的条件下 Y 发生的条件概率大于预先给定的某个参数。关联性分析广泛应用于交易数据分析，通过分析结果来指导销售、目录设计及其他市场决策的制订。关联性问题在数据挖掘研究中较为广泛深入，有大量文献致力于关联规则的研究。一条形如 X⇒Y 的相关规则可以解释为：X 发生的条件下 Y 发生的条件概率与 Y 发生的非条件概率之差大于预先给定的某个参数，即 Y 的发生与否严重受 X 发生与否的影响。相关关系分为正相关关系和负相关关系。

6.2.4　分　　类

分类就是构造一个分类函数（也称为分类模型），把具有某些特征的数据项映射到某个给定的类别上。该过程由两步构成：模型创建和模型使用。模型创建是指通过对训练数据集的学习来建立分类模型，模型使用是指使用分类模型对测试数据和新的数据进行分类。其中的训练数据集是带有类标号的，也就是说在分类之前，要划分的类别是已经确定的，所以分类有时也称为监督（supervised learning）学习。关于分类问题已经存在大量的研究。

6.2.5　聚　　类

聚类就是将数据项分组成多个类或簇，类之间的数据差别应尽可能大，类内的数据差

别应尽可能小，即为"最小化类间的相似性，最大化类内的相似性"原则。与分类分析不同，聚类分析输入的是一组未分类记录，并且这些记录应分成几类事先也不知道。它是一种不依赖于预先定义的类和带类标号的训练数据集的非监督学习（unsupervised learning）。聚类分析就是通过分析数据库中的记录数据，根据一定的分类规则，合理地划分记录集合，确定每个记录所在类别。它所采用的分类规则是由聚类分析工具决定的。聚类分析的方法很多，其中包括系统聚类法、分解法、加入法、动态聚类法、模糊聚类法、运筹方法等。采用不同的聚类方法，对于相同的记录集合可能有不同的划分结果。

6.2.6 预　　测

预测就是通过对数据的分析处理，使用一系列的现有数值来预测因变量未来的可能值或类别变量，一般是利用数理统计的方法。

此外，奇异点分析、模式的相似搜索、序列模式分析及时序分析等均是数据挖掘的重要任务。数据挖掘技术不断的成熟，数据挖掘在众多领域的应用也越来越广泛。从技术上讲，随着语义网和本体论技术的发展，未来的数据挖掘系统势必更好地与领域知识结合在一起。同时，P2P技术、Internet技术、网格计算（grid computing）、万维网服务技术的成熟会对数据挖掘系统的计算环境和服务模式产生重大影响，与这些技术的集成，网格数据挖掘研究将成为数据挖掘未来发展的重要方向。

6.3　对中医药数据预处理的探索

目前，KDD一个显著特性就是大部分时间都花在数据预处理阶段。对于中医药领域来讲，中医药学独树一帜的研究特色使其数据具备传统医学独有的知识（如中药复方、证候和证病相关知识等）。与现代生物医学相比，中医药学数据的自然语言特性更加明显而重要，几乎所有的信息都采用文本描述。同时，由于历史原因，中医药数据库中很多数据的字段有所缺失。因此，为有效利用KDD技术，必须对中医药数据进行必要的预处理工作。封毅等开展了中医药数据预处理的探索研究，主要包括中医方剂药物组成的结构化和方剂功效缺失值的填补。

6.3.1　药物组成的结构化

中药复方配伍规律和药性理论是中医药学实践经验的归纳和总结，具有科学性。鉴于复方药物组成的灵活性和动态性特点，几千年来积累了数十万首中药复方，并且在近年来建立了众多中医药复方数据库，这是中医药最为宝贵的资源和财富。然而，在现有的方剂数据库中，药物组成字段均以文本形式表达，里面混合了药名、剂量、单位，甚至炮制方法。典型的例了：祛风导痰汤的药物组成为"防风（去芦）1钱，南星（牛胆制）1钱，枳实1钱，茯苓（去皮）1钱，羌活1钱，白术（土炒）1钱5分，半夏1钱5分，甘草（炙）5分，橘皮（去白）1钱5分，生姜5片"。

药物组成是方剂配伍规律、药性理论研究的基础。因此，药物组成字段的结构化拆分就成为一个非常迫切的任务。2003年，封毅等开发了一个药物组成结构化系统，该系统读取指定方剂数据库的药物组成字段，将每个方剂的药物组成拆分成药名、剂量、单位，导入一张新表。同时，有些药物组成在描述剂量时包括上限和下限值，如蜜黄饮的药物组成："大黄末 10~15g，蜂蜜 30g"针对这个现象，我们在设计该系统时允许用户保留剂量的上下限，或者选择剂量上限和下限的平均值作为剂量值。此外，因为各个朝代的度量衡单位不同，增加"转换剂量"这个字段，把"两"、"钱"、"分"等方剂的剂量单位转为"克"。同时，系统允许用户自己定义拆分规则，从而增加了拆分的灵活性和可适应性。实验结果表明，该系统成功地完成了药物名称、剂量和单位的拆分，给后续的研究创造了有利条件。

6.3.2　功效缺失值的填补

一首方剂经过多种药物配伍后会产生奇特的功效，一些药物的功效加强了，一些药物的毒性减少了。方剂的功效不等于组成药物之功效的简单总和，而是通过组方药物配伍使其扬长避短产生的。方剂的功效字段有效地反映了中医的治法治则，是方剂组方的指导。但是，在研究方剂配伍规律时，我们发现方剂数据库中的功效字段有很大程度的缺失。例如，在有 85 988 条方剂的中医古代方剂数据库中，功效为空的方剂数有70 314条，高达 81.77%。因此，若想有效地利用方剂的功效信息，必须对功效的缺失值加以填补。2004年，吴朝晖和封毅使用 global closest fit 和 category closest fit 两种方法，基于药物组成的相似度对功效的缺失值进行了填补。

6.4　面向中医证候学的知识发现

证，是中医的核心概念之一，是疾病微观变化的动态反映，是对病变当前阶段机体整体反应状态的病位、病性等病理本质所做的概括。中医在证方面所积累的整体性诊疗经验，在当今主流医学开始注重系统疗法的趋势下，具有独特的意义。利用知识发现技术，对中医证候进行研究的代表性工作包括：Zhou et al. 对证候、基因关系的研究及 Zhang et al. 基于隐结构模型的中医证研究。

由于人体是一个高度秩序和复杂的生命系统，会在宏观和微观、整体和局部、功能和结构等互补性的多个方面表现出信息的相似性。证候作为一种综合性的人体功能态，有其物质功能网络和调控中心基础，而生命物质基因和蛋白质是一个整体的时空作用功能网络，结合两个方面的知识对人体生命系统进行研究是科学和有效的，将能为现代生命科学的研究提供思路和新的思维方式。基于这样的基本假设和思想，Zhou et al. 进行了证候分子生物学知识文本挖掘研究，通过结合中医药数据（中医药文献和文本型数据库）和现代生物医学数据（medline），采用文本挖掘的方法发现中医证候与分子生物学元素如基因、蛋白质之间的关系知识，并分别从中医证候和分子生物学两个方面考察对方，以产生对人体生命系统新的系统性认识和理解。这是借助计算机技术，利用中国传统中医药学进行现代生命科学研究的一种科学尝试，同时该方法也是现代生命科学的一种多学科研究途径。

中医证候的复杂性，导致中医辨证尚缺乏客观、定量的标准。对于基于辨证论治的中医药领域来说，这一缺乏定量标准的局面无疑将制约其发展，尤其在生物医学蓬勃发展的今天，利用知识发现技术，辅助建立中医辨证标准，对于促进中医药现代化发展，发挥中医药整体思维优势，具有十分重要的意义。张连文等将隐结构模型用于中医证候的研究。张连文等认为，中医辨证理论所描述的是一个把各式各样的症状联系起来的隐结构，而隐结构是不可能直接观测到的，这是中医辨证理论难以科学证实和科学定量化的根本原因。从这一角度出发，张连文等在中医药数据中采用机器学习方法构造隐结构模型，并用学习出来的隐结构模型来指导辨证。基于肾虚数据等的实验显示，隐结构法所得到的辨证结论与中医药专家的集体意见基本一致，从而反映了这一方法的有效性。

近年来，学术界对于中医证候的实质进行了一系列的探索性研究，其中一个新颖的方向是挖掘中医证候与分子生物学领域的实体（如基因和蛋白质等）之间的关联关系。2007年，周雪忠等基于中医药文献数据库与 MEDLINE 等数据集，通过文本挖掘方法构建了"功能性基因网络"。这一复杂网络由证候、疾病、基因等实体构成，支持科技人员通过中医证候来分析基因的功能。周雪忠等从文献中提取了证候-疾病关联和疾病-基因关联，最终建立了证候与基因的关联关系。这项工作的突破在于通过知识发现方法建立了中医证候学与基因学之间的联系。

周雪忠等还开发了一个文本挖掘系统 MeDisco/3S，它采用 Bubble-bootstrapping 和同现术语等文本挖掘方法，从中医药文献数据库及 MEDLINE 等数据库中挖掘出了大量、有意义的语义关系。这项研究的创见在于将证候的实质解释为"功能性基因网络"，这等于建立了中医证候与基因之间的潜在关联。如图 6-2 所示，中医证候学与现代科学之间存在的语义关系，主要包括中医证候与西医疾病之间的语义关系，西医疾病与基因之间的语义关系，以及证候与基因之间的语义关系。如果证候与基因之间的关系是成立的，那么就可以利用中医领域中积累的、大量的辨证论治的知识与经验，来分析基因的特性、基因网络及基因-蛋白质网络等。该模式的核心是通过中医证候-疾病关联及疾病-基因关联，推断出证候与基因之间的传递性关系。其具体实现过程如下。

（1）定位一系列可资利用的中医药领域和生物医学领域中的数据库。

（2）通过推理分析、关联规则和聚类分析等方法来从这些数据库中挖掘语义关系，将这些语义关系分别存于中医证候—疾病关联知识库，以及疾病—基因关联知识库。

（3）识别各种实体之间的等价性。

（4）基于证候—疾病关联和疾病—基因关联，建立证候与基因之间的传递性关系。

MeDisco/3S 还提供了一个万维网界面，它能够支持领域专家对各种关联知识（如证候—疾病关联，疾病—基因关联及证候—基因关联等）进行灵活地检索和分析，从而产生有待验证的科学假设。该系统在支持中西医结合研究和现代生物科学研究具有实际应用价值。

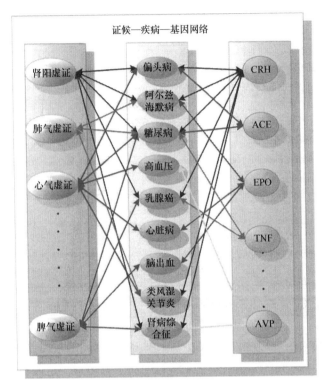
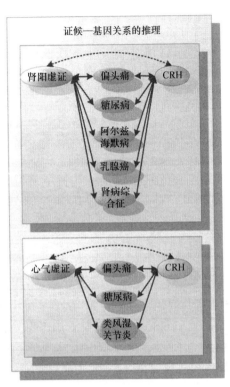

图 6-2　证候-疾病-基因关系网络及推理

6.5　面向方剂配伍规律研究的知识发现

面向中药方剂学的知识发现，旨在将以计算机化数据为载体的中药和方剂知识，与相关领域知识相结合，辅助药学家获得新颖的知识（包括关联关系、模式和规则等），从而指导方剂学研究和药物发现。几千年来的中医药实践，积累了数以万计的中药方剂。如何运用知识发现技术，从这些方剂中提取有价值的模式和知识，对于充分发挥中医联合用药的优势，促进中医药发展意义重大。近年来，中医药工作者对中药学知识进行系统整理，形成了许多中药科学数据库，这些专业数据库为面向中药领域的知识发现提供了数据来源。通过频繁模式和关联规则挖掘，可以从中发现药物的组配规律。例如，对方剂库进行挖掘，发现在很多（如 80 000多首中的 1474 首）方剂中都同时出现了人参、白术、茯苓这 3 味药，则可将"人参、白术、茯苓"作为一个药物组配的频繁模式。领域专家可以分析这些模式是否合理，并决定是否进行进一步的验证工作。

随着中医药信息化进程的推进，方剂数据经过中医学界及相关领域广大工作者的不懈努力，规范整理形成了几大方剂数据库。例如，中国中医科学院中医药信息研究所与浙江大学计算机学院 CCNT 实验室合作研制中国中医方剂数据库，就有古代方剂 8 万余首，现代方剂 9000 余首，中药成方制剂标准 4000 多首、OTC 方剂 2000 多首和新药品种 1899 首。另外，中国中医药数据库检索系统还提供了"方剂现代应用数据库"、"中药成方制剂标准数据库"等方剂类数据库。这些方剂数据库便是方剂数据挖掘的主要数据源。

方剂一般包括方名、处方来源、剂型、药物组成、功效、主治、用法用量、用药禁忌、不良反应、临床应用、药理作用、毒性实验、炮制加工等方面的信息，而药物组成、功效、主治是方剂的核心数据。如下是古代方剂大柴胡汤的信息。

案例（古代方剂大柴胡汤）

方名：大柴胡汤

药物组成：柴胡 3 两，黄芩 3 两，芍药 3 两，甘草（炙）3 两，半夏 2 两半（汤洗 7 次），大黄 2 两，枳实 1 两（麸炒，去瓤）

功效：疏利风热

主治：头痛，痰嗽，腹胀，以及里证未解。

方剂配伍规律研究的核心问题是研究药物的组配规律。中药复方的疗效基础不是单一组分的功效，而是方剂组分之间的相互作用。

方剂数据挖掘就是利用方剂数据库，从大量的方剂中抽取隐含、未知、有意义的药物组配模式。其结果将为中医方剂理论研究和中医临床用药研究提供重要模式参考。KDD 为方剂配伍理论研究，尤其是新药对、新药组发现研究提供一种新方法。对于方剂配伍规律的研究，其切入点在于药对，并扩展至高频用药组合。药对是方剂最小的组方单位，它构成简单，却具备了方剂的基本主治功能。药对虽然组合简单，但绝不是两味药的简单相加，而是在中医药理论指导下，针对病机的关键环节，以中药药性理论为基础，遵循方剂的配伍理论组合而成。方剂配伍规律的研究需在药对研究的基础上从简到繁进一步深化。高频用药组合分析是对药对分析的扩展，因为高频用药组合分析的不仅是两味药的组合（药对），还包括 3 味药、4 味药乃至更多味药的组合分析。

吴朝晖和他的研究小组从 2003 年开始基于"新药品种数据库"、"成方制剂标准数据库"、"中国方剂数据库"等数据库资源，采用频繁模式和关联规则等方法来研究方剂配伍规律，得到了一系列实验结果。他们采用频繁模式挖掘算法，从各种数据库中发现了一系列高频用药组合，其中，高频用药组合指的是由两味或两味以上中药构成的用药组合，组中所有的单味药同时在一个方剂中被使用，并且这样的方剂数占整个方剂数据库方剂总条数的 1% 以上。通过 Apriori 算法，发现中国方剂数据库高频用药组合共计 184 组；中药新药品种数据库高频用药组合共计 335 组；中药成方制剂标准数据库高频用药组合共计 257 组。通过对 3 个数据库高频用药组合的比较发现，三库中相同的高频用药组合共有 43 组（表 6-1），其中大部分是两味药组成的药对，但也发现了 3 组由 3 味药组成的组合（白术、茯苓、陈皮；当归、白术、茯苓；当归、白术、黄芪）。这些 3 味药组合出现的频率与常用药对出现的频率接近，具有参考和研究价值。

表 6-1　三库比较后相同的高频药组合

药物组合	药物组合	药物组合	药物组合
白芍、陈皮	半夏、陈皮	大黄、黄芩	茯苓、陈皮
白芍、茯苓	半夏、茯苓	当归、白芍	黄芩、黄连
白术、白芍	柴胡、白术	当归、白术	桔梗、陈皮
白术、陈皮	柴胡、黄芩	当归、白术、茯苓	桔梗、黄芩
白术、茯苓	陈皮、香附	当归、白术、黄芪	连翘、黄芩
白术、茯苓、陈皮	川芎、白芍	当归、白芷	人参、川芎
白术、黄芪	川芎、白芷	当归、柴胡	人参、当归
	川芎、柴胡	当归、茯苓	人参、茯苓
	川芎、当归	当归、黄芪	人参、黄芪
	川芎、茯苓	当归、肉桂	乳香、当归
	川芎、黄芪	当归、桃仁	乳香、没药
	川芎、香附	当归、枳壳	石膏、黄芩

如表 6-2 所示，他们还对高频用药组合与经验药对进行了对比分析。这里的经验药对是指在中国中药药对数据库中收录的药对。出现频次指的是高频用药组合在方剂数据库中使用了该组合的方剂条数。匹配药对指的是高频用药组合能够在经验药对中找到的用药组合。通过实验，在中国方剂数据库中共找到高频用药组合 184 组，其中 54 组能够在经验药对中找到，占总高频用药组合的 29.3%。从中可以发现，像当归、白术，人参、茯苓，当归、防风这样的药对组合并没有出现在经验药对里，而使用的次数却相当得多。统计结果表明，频次越高的高频用药组合与经验药对相匹配的可能性越大。通过对中药新药品种数据库高频用药组合与经验药对的比较，以及中药成方制剂标准数据库高频用药组合与经验药对比较发现这种规律更加明显。通过将高频用药组合与经验药对比较，能够发现新的药对，验证经验药对是否合理，以及怎样的组合容易被人发现而归结成为经验药对等。

表 6-2　高频用药组合与经验药对匹配情况（部分结果）

高频药对	匹配药对	出现频次	高频药对	匹配药对	出现频次	高频药对	匹配药对	出现频次
人参、白术	人参、白术	5127	当归、黄芪	当归、黄芪	2596	当归、木香		2004
当归、人参	当归、人参	4428	人参、白茯苓		2522	当归、人参、白术		1941
当归、川芎	当归、川芎	4062	白术、陈皮	白术、陈皮	2321	当归、茯苓		1909
当归、白术		3523	当归、白芍	当归、白芍	2210	当归、桂心		1906
人参、黄芪	人参、黄芪	3049	人参、防风		2142	黄芩、黄连	黄芩、黄连	1897
人参、茯苓		2853	防风、川芎		2127	木香、槟榔	木香、槟榔	1879
当归、防风		2760	人参、半夏	人参、半夏	2079	人参、干姜	人参、干姜	1876
白术、茯苓	白术、茯苓	2688	乳香、没药	乳香、没药	2076	人参、川芎		1855
防风、羌活	防风、羌活	2678	当归、黄芩		2025	人参、陈皮		1836

姚美村等运用关联规则发现方法，对治疗消渴病的中药复方配伍的科学内涵进行了探索性研究。以文献中收录的 106 首治疗消渴病的中药复方为对象，在单味药层次上进行了消渴病复方组成药味之间的关联模式研究。研究表明，不同中医专家在针对不同症状的治疗方法与对消渴病的认识和治疗原则基本一致。

李慧琴和蒋永光对慢性乙型肝炎近 10 年的有关资料进行整理，建立慢性乙型肝炎专病专方表（其中收录处方 879 首），从中发现了频繁出现的药物组合（如"黄芪，丹参，柴胡，白花蛇舌草，虎杖"、"黄芪，丹参，柴胡，白术"等），并进一步发现了慢性乙型肝炎用药的关联规则（如"丹参，虎杖，白术，党参 ⇒ 黄芪"、"黄芩、半夏 ⇒ 柴胡"等）。

陈波等从李东垣的《脾胃论》、《内外伤辨惑论》、《兰室秘藏》等著作中筛选出 550 余首脾胃方，收集了复方的方名、药物组成、剂量、主治证候、病机等信息；并采用关联规则发现方法对其配伍规律进行研究，得到诸如"柴胡，升麻，黄芪 ⇒ 当归"、"柴胡、防风 ⇒ 羌活"的关联规则。

蒋永光等运用频繁模式和关联规则方法，对《中医大辞典·方剂分册》中筛选出来的 1355 首脾胃方进行了分析，KDD 结果基本符合中医脾胃方组方用药的一般规律和特点。另一项基于脾胃方的关联规则挖掘来自 Li et al. 的研究，它在关联规则挖掘算法 NNF 中采用一种新的数据结构（indexed frequent pattern tree），从而提高了算法效率，但该研究并未提及所用到的数据集的大小。

领域专家的知识发现活动往往是案例驱动的。案例本身对数据挖掘提供了一系列的约束条件。例如，周忠眉以"功效为清热解毒"作为约束条件，筛选出 440 首具有清热解毒功效的方剂，从中发现了"板蓝根，金银花"这一频繁出现的药对。通过使用功效、药物等约束条件对方剂集合进行限制，领域专家可以更加有针对性地进行研究，并提高知识发现的效率。

考虑到大部分组方药物为天然药物，可以考虑将植物分类学知识引入方剂知识发现。基于这一思路，Zhou et al. 提出了方剂科属配伍的概念，并对 TCMLARS 数据库中共 18 213 条临床复方内容记录进行了药物组成和科属的高频分析。研究发现，临床复方普遍采用两个不同科属的同类功能药物组合，以达到增效互补之目的。

针对方剂数据的知识发现研究，可以辅助中医的辨证论治过程。在此，引述张晓杰为研究荨麻疹辨证论治规律而开展的一项知识发现研究，来加以解释。荨麻疹是一种临床很常见的皮肤黏膜过敏性疾病。张晓杰收集自汉代至今有文献记载的治疗荨麻疹的方剂共 185 首，将方剂数据录入 EXCEL 之中，采用 R 型（指标）聚类分析方法，对数据进行统计学分析，然后结合历代对荨麻疹的认识，运用中医药理论对结果进行分析。R 型聚类分析（clustering analysis）是一种基于相似性的聚类方法，它将相似程度大的对象聚合成较小的一类，将相似程度小的对象合成较大一类，最终形成一个由亲近至疏远的分类系统。如表 6-3 所示，该研究得到的结果是由配伍关系密切的药物组成的 12 个聚类方，它不是一个现成的方剂，而是在治疗上关系密切的药物组合体。

表6-3　张晓杰（2003）的荨麻疹辨证论治规律的聚类分析结果

编号	药物组合	功用	编号	药物组合	功用
C1	地黄、大枣、白芍、生姜、黄芪、桂枝	益气温阳、调和营卫	C7	白附子、羌活、槐蛾	祛风散寒、除湿通络
C2	川乌、当归、荆芥、薄荷	行气活血、祛风止痒	C8	半夏、苍术、麦芽、山药、扁豆皮、厚朴、香附、砂仁	健脾理气、燥湿化痰
C3	白鲜皮、乌梅、五味子、杏仁、柴胡、防风	养阴清热、宣肺祛风	C9	丹参、秦艽、人参、牛膝、白花蛇、雷丸	益气活血、祛风杀虫
C4	川芎、大黄、苦参	清热燥湿、行气活血	C10	肉苁蓉、独活	温肾助阳、祛风除湿
C5	白术、枳壳	健脾益气、理气疏风	C11	白蒺藜	祛风除湿、消肿止痒
C6	石膏、知母、麻黄、紫草、甘草、桂枝、地榆、黄芩	祛风清热、凉血解毒	C12	乌梢蛇、天麻、胆南星、五灵脂、茯苓、肉豆蔻、肉桂、阿胶、槟榔、全蝎	温中活血、养血祛风

　　上述知识发现研究大都没有考虑药物的剂量。究其原因，中医文献所记载的方剂，其药物剂量信息往往是模糊的（如"五~八钱"或"20~30g"），甚至是缺失的。要利用剂量信息进行方剂知识发现，存在一定的难度。一种基于剂量进行分析的思路是考虑方剂的药物配比。该方面的一项尝试性研究来自于向正贵，该研究对治疗心脏病方剂中的"丹参—三七"的配比关系进行了研究，实验发现该方剂中"丹参—三七"的最佳配比为10∶6。

　　商任翔采用潜在语义分析（latent semantic analysis，LSA）对中药处方数据进行建模，分析处方、方剂与中草药之间的关系。LSA在文档和单词之间引入一个隐含语义层，原有的文档-单词关系变成了文档-隐含语义-单词。它通过使用奇异值分解（SVD，singular value decomposition）来挖掘这个层隐含的关系。商任翔采用一种经过改进的LSA算法（被称为gibbs-latent dirichlet allocation算法），从中医药文献中挖掘出中药、处方、方剂之间的隐含主题关系。接下来，提出并实现中医药隐含语义的融合算法，将挖掘出的隐含语义关系与已有的中医药语义网络相融合。最后，使用可视化方法，将挖掘结果直观地展示给中药智能系统的用户，为中西医结合药物发现提供参考。

　　综上所述，这些研究大都选择某一专题（如脾胃方、治疗慢性乙型肝炎的方剂）开展方剂配伍规律的研究（如脾胃方、慢性乙型肝炎），其中所涉及的方剂从几百种到几千种不等。其优点是针对性较强，所发现的知识可直接用于相关科学研究，解决特定问题，但所挖掘的方剂数据集与商业数据挖掘中数以亿计的交易记录相比，数量极其有限，这可能会影响结果的统计学意义。另外，所发现的配伍规律虽然基本符合中医组方用药的一般规律和特点，但挖掘结果很可能是领域专家已经熟知的，其新颖性和启发性不强，只能起到验证的作用。

6.6　面向中药药性和功效的知识发现

　　中药兼具复杂的疗效和毒性作用，且大多是天然药物、化学成分复杂，因此中药的药性和功效研究是重要且困难的问题。中药药性理论是中医药理论体系中的重要内容。一般来说，药物具有两面性：一方面对某些疾病具有疗效；另一方面也会产生某些不良反应甚至毒性。由于中药大多是天然药物，化学成分复杂，因此其毒性研究更有必要。中药功效与其药性之间的关系是中药研究的重要方向，知识发现技术（包括统计分析、分类、聚类等）可在其中发挥作用。

陈晓亮和归筱铭对 3906 种中药的性味、归经、炮制、科属、药用部位、化学成分、药理作用 7 项与药性相关的因素，共 4 万余条资料，进行中药毒性相关因素分析。结果发现在性热的中药中具有毒性的占 59.6%，反映中药毒性与热性之间存在一定的相关性。毒性与某些中药植物科属也有关系：如在 108 味毛茛科中药中，具有不同程度毒性的占 42.6%；在所有毒性大的中药中，属于毛茛科的比例高达 29.7%。另外，随着药物毒性提高，其含生物碱类成分的百分比也相对提高；因此使用含有生物碱类药物时尤应引起重视。

杨国营从《中国药典》中找出性味、归经记载齐全的植物类中药共计 417 种；再从中选取具有降低血压药理作用的中药共计 101 种，对其四气、五味、归经和主要功能进行分析。结果显示，植物类降低血压中药以性辛者多、味苦者多，多归肝胆经，提示可依此类药的化学成分在植物中筛选有效的植物化学成分、药理活性。

姚美村等采用人工神经网络（ANN）和决策树等方法，将 54 种补虚药按照功效分为 4 类。该研究对中药药性采用了二值量化和多值量化两种方法，实验结果表明药性的不同量化方法对补虚药的功效归类预测有一定影响，多值量化比二值量化具有更为理想的判别结果。同时，在多值量化上，ANN 比决策树具有更高的准确率。

周鲁等对 28 种解表类中药进行聚类分析，虽然样本数量较小，但还是得到了某些与传统中医理论相同的结论。例如，辛凉解表药中的薄荷和菊花，葛根和升麻在药性上具有较高的等价性。

张菊英等对 1355 首脾胃方剂组方的中药从功效方面进行聚类，将其分为 46 类。每一类的组成药物间均有共同的功效，结合专业给予每个类别以一定的功效名称，以备进一步分析。例如，"清热解毒"类中包括金银花、大青叶、绿豆等 16 味中药；"清热泻火"类中包括黄柏、知母、黄芩等 5 味中药；"清热凉血"类中包括白茅根、地骨皮、鲜生地等 7 味中药；"清热燥湿"类中包括苦参、黄连、胡黄连等 7 味中药；"清热开窍"类中包括冰片、苏合香 2 味中药；"补肝肾"类中包括枸杞子、黑芝麻、益智仁等 11 味中药；"理气"类中包括木香、香附、青皮等 11 味中药。

何前锋等基于"中国中药数据库"中的中药数据，采用分层聚类算法，将功效相似的中药聚在一起。例如，"锯齿王"的功效为"止血、活血、清热解暑、消肿"，"独一味"的功效为"止血、消肿、活血、行瘀"，"小连翘"的功效为"止血、消肿、活血、解毒"。它们都有止血、消肿、活血等功效，因此被归为一类。又如，"开口箭"的功效为"止痛、消散瘀血、清热解毒、祛风胜湿"，"娃儿藤"的功效为"止痛、化痰止咳、祛风胜湿、解毒、消散瘀血"。它们都有止痛、消散瘀血、解毒、祛风胜湿等功效，因此被归为一类。这种基于功效的中药聚类分析，对于中医药性理论的研究、组方时替代药的选取、新方的设计及中药化学成分的研究，均具有一定的参考价值。

6.7 面向中药化学成分的知识发现

中医药工作者还开展了一系列与中药化学成分相关的知识发现研究。化学成分是中药发挥其疗效的物质基础。但由于中药的作用是多种有效成分共同作用的结果，传统针对单一化学成分的分析方法就不太适用。学者们开始探索运用知识发现方法，在化学元素层次对中药进行分析。

祁俊生等对 105 种植物类中药的 42 种微量元素测定数据用因子分析和聚类分析进行了多因素分析。结果显示一个 10 因子模型能合理解释这些微量元素间的相关关系，而 105 种中药根据微量元素聚成的类别，与以中药四性理论为依据的自然分类，体现了良好的一致性（准确率达 78.1%）。研究证明中药微量元素含量是决定中药四性的物质基础之一，揭示了微量元素含量和中药疗效之间存在的相关性。祁俊生针对微量元素与中药功效的关系进行了一项后续研究，将 10 味解表药聚成不同的功效组，其准确率达 90%，显示中药微量元素含量是决定中药功效的重要物质基础。

此外，现代指纹图谱（fingerprint）技术由于能同时考虑数以千计的化学成分，因此为知识发现提供了大量数据源。由于其专属性、完整性、稳定性和可量化性，指纹图谱技术已在中药材鉴别和质量控制等方面得到成功应用。在这里可以用到的知识发现技术包括 primary component analysis（PCA）、ANN、fuzzy clustering 等。这些方法的主要缺陷在于需要从原始数据中提取特征以形成特征空间，而指纹图谱数据的特征空间在离散化后往往大于 1000，而样本集又通常很小。在这一情况下，ANN 容易在小数据集上产生 overfitting 现象，而 PCA 方法又受限于离散化后的统计信息。为解决这一问题，Zhang et al. 提出了一种基于 nearest neighbor 和 genetic algorithm 的混合方法。在人参 HPLC 数据上的实验显示这一方法能有效识别来自不同采摘季节和不同产地的中药材。

陆爱军等以"中药化学数据库"作为数据源，对中药药效、植物科属、化学成分活性、中药提取物现代药理等数据进行了维间关联规则的挖掘，并找到了一些有意义的规则。例如，"M 胆碱受体拮抗剂——茄科"这条双向关联规则，显示 21.37% 的茄科中药含有具有 M 胆碱受体拮抗作用的化学成分，而 15.69% 的 M 胆碱受体拮抗剂源自于茄科植物。通过知识发现所获得的这些规则，对于药物发现（drug discovery）来说，具有重要的参考意义。

刘明魁提出了一种根据疾病的历史记录提取成分对应的疾病集合和频次及 TF-IDF 权重的计算方法。接着提出了中药成分之间的相似度计算的计算方法。刘明魁还改进了 K-medoids 算法，并分析了改进的 K-medoids 算法在中药成分聚类分析中的效果，最后给出了聚类分析的评价方法。刘明魁提出了一个结合特征选择和聚类分析算法两个步骤的方法，来挖掘中药成分之间的相似度和分类问题。在特征选择阶段，根据疾病的治疗记录得到每一个成分对应的疾病集合及频次，接着使用 TF-IDF 的计算方法来计算每一症候对每一个成分的权重。然后根据度量空间中相似度的计算方法来计算成分之间的相似度。最后根据成分之间的相似度进行聚类分析。病案数据表达了专家针对某一中医证候的治疗建议和记录，记录的数据格式如下：

$$\text{Record}：\{zh：\{cf_1, cf_2, \cdots, cf_m\}\}$$

这条记录表示：患者出现证候 zh，专家给出的治疗方案为 $\{cf_1, cf_2, \cdots, cf_m\}$ 组成的集合。病案数据集合的形式如下：

$$Record_i: \{zh_i: \{cf_{i1}, cf_{i2}, \cdots, cf_{im_i}\}\}, \quad 1 \leqslant i \leqslant n$$

其中 n 是记录的总条数，m_i 是第 i 条记录中方案中的成分总数。问题的定义是：基于这些记录，定义成分之间的相似度。刘明魁根据医案数据，计算出每个成分对应的证候集合及其频次。将成分对应的证候集合作为每个成分的特征。计算成分中每个证候的 TF-IDF 取值，作为衡量该证候对于该成分的重要性的权重。采用了广义的杰卡德系数的变种，来计算中药成分的相似度。最后，使用一种改进的 k-medoids 算法（一种类似于 k-means 的、基于质心的聚类方法），来分析中药成分的特征和相互关系，以及中药成分的分类。中药成分聚类分析的结果如图 6-3 所示。

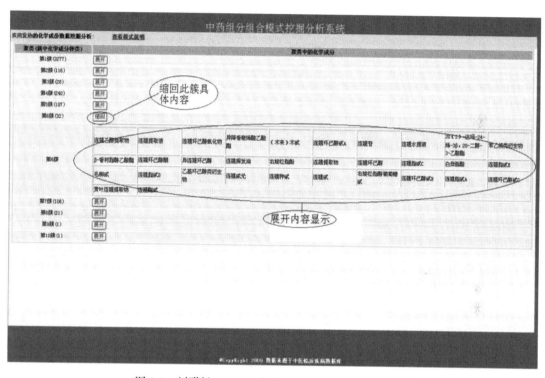

图6-3　刘明魁（2012）得出的中药成分聚类分析结果

刘明魁还提出一种基于中药成分 IDF 值的黑名单算法。并介绍基于中药成分 IDF 算法在中药成分分析研究中的应用。此算法在提高黑名单生成的自动化水平，提高黑名单的可解释性，降低数据量，以及减少冗余信息等方法取得了一定改进。

6.8　面向中医药领域的知识发现系统

近年来，已出现了一系列面向中医药领域的知识发现平台。四川大学的 DBKE（database and knowledge engineering）实验室开发了一套中医方剂数据挖掘系统 TCMiner，该系统包含了多种频繁模式、关联规则挖掘算法。Qiao et al. 开发了面向中医药领域的知识发现系统 KISTCM，它实现关系发现算法、基于神经网络的降维算法、基因表达编程（gene expression programming，GEP）等数据挖掘技术，用于分析证候和方剂之间的关系及中药药性。雷蕾等研制了面向中药新药研发的智能系统，该系统以知识密集型数据库为载体，将中西医知识相互融合，提供数据统计、数据分析、数据挖掘等计算机方法，辅助研究人员进行虚拟的知识发现实验。

6.8.1 DartSpora：中医药知识发现服务系统

陈华钧、吴毅挺、秘中凯等研制了中医药知识发现服务系统——DartSpora（亦称为Spora）。DartSpora 是基于语义网格技术研制的中医药知识发现系统，提供了高性能分布式数据挖掘能力，支持海量数据的数据挖掘与知识发现，旨在辅助知识分析人员从中医药知识资源中发现新知，从而支持中医药科学研究。DartSpora 系统主要包括数据挖掘服务系统及基于操作流的异步交互式知识发现管理平台。

DartSpora 的主要功能包括：①获得海量的数据和知识资源；②通过数据挖掘和演绎推理等方法，从已有资源中发现新颖的假设、证据和规则；③展示机器所发现的知识，使知识分析人员可以对其进行辨别、分析和取舍。DartSpora 帮助用户进行基于语义网的知识发现实验。它作用于中医药数据库集成平台的语义网层之上，并通过在集成平台上执行SPARQL 查询来获取 RDF 数据集。

在 DartSpora 系统中，知识发现过程被设计为使用 RapidMiner/Yale 平台的操作树。同时，DartSpora 的界面是基于 Google Web Toolkit 开发的，如图 6-4 所示。界面主要包括 4 个

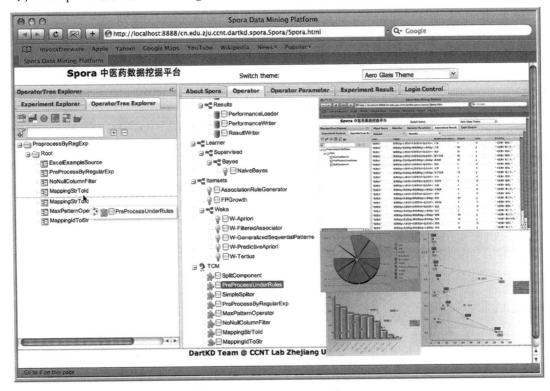

图 6-4　DartSpora 中医药知识发现服务系统界面

部分，分别是：①介绍和浏览窗——提供给用户对系统的介绍，并且以一个工作作为例子；②控制窗——可以帮助用户控制那些可见及可控的语义资源；③源代码窗——提供给用户浏览及编辑源代码文件和配置文件的功能；④结果展示窗——对语义图挖掘的结果通过交互表等方式进行可视化。

该系统的使用过程有以下几个步骤：①用户首先需要创建一个新的实验或者打开一个已存在的；②然后制订一个特定的知识挖掘过程，这个过程被定义为一个可定制的操作树；③最后执行这个过程并观察可视化过的结果。

采用该系统，在中医药数据规范化预处理、高频集算法、关联规则分析、中医药方剂挖掘等方面做了大量的试探性研究工作。该系统在中药方剂系统的科学解释、中药疗效与安全性分析、中药化学组分挖掘等案例中取得了良好的应用效果，在利用分子生物学研究中医药物成分和功能方面取得了具有启发性的结果。

6.8.2　基于 MapReduce 的中医药并行数据挖掘服务框架

随着中医药信息化的进一步深入，更广泛的中医药临床数据被规范化整理，使得中医药信息的数据量进一步膨胀，而单机版 DartSpora 对这种海量数据的数据挖掘处理开始有些力不从心，无法满足中医药研究的要求。为了满足中医药研究对更高性能计算能力的要求，刘洋提出了基于 MapReduce 的中医药并行数据挖掘服务框架。这种方法可以充分利用已有的高性能集群的计算能力，为 DartSpora 平台提供更强大的后台支撑。同时，这种服务方式又具有一定的通用性，可以为一些非领域内的挖掘要求服务。

在这个针对中医药研究的并行服务框架中，具体实现了以下内容：①设计并实现了可视化交互平台，以及可编程的万维网服务。②在并行框架集成的算法库中，具体开发了针对单图的频繁模式发现算法，并应用到中医方剂组成配伍的研究中；实现了简化点式互信息算法，并把其应用于中医临床数据。刘洋实现的并行服务框架分为交互层、功能层、资源层 3 层，下面进行具体介绍。

（1）交互层：是用户与并行挖掘平台沟通的渠道，交互层为用户提供两种访问方式：可视化交互平台和可编程访问的万维网服务。可视化交互平台是典型的万维网应用，它使用 AJAX 技术，结合 JSP 架构与 iavascfipt 语言，实现可视化管理平台，并使用 Flex 富客户端编程技术，对数据挖掘的结果进行更加形象的展示。在这个管理平台中，主要有算法管理、用户管理、算法应用、结果展示 4 个功能模块，使用户可以方便地与计算中心交互。可编程访问的万维网服务是指使用万维网服务技术把已有的数据挖掘算法包装成可编程访问的万维网服务，使第三方可以二次开发。

（2）功能层：这一层是整个框架的核心所在，它集成了对中医药数据进行挖掘的各种算法。在这一层，实现了一个基于 MapReduce 的并行数据挖掘算法库，其中集成了关联规则发现（PApriori）、聚类（k-means）、频繁模式发现（MRPF）等具体算法，可以对中医药数据进行多角度分析。并且，通过交互层，使用者还可以把各种新开发的算法提交到服务中心，使用集群的计算资源，完成自己的试验。

（3）资源层：这一层主要是对服务框架中支撑具体软件服务的底层硬件进行组织。通过配置 hadoop 开源软件，采用主（master）/从（slave）节点的方式管理集群的物理资源

（计算资源、存储资源），负责调度资源在用户之间的分配。

刘洋测试了 MRPF 和 PApriori 这两个算法，测试结果表明这两个算法有比较好的扩展性，突破了单节点计算方式的瓶颈，基本达到了预期效果。刘洋将该系统分别应用于中医药方剂组成配伍和中医药临床数据分析中，得到了一些有价值的结果。

首先，介绍系统在方剂组成配伍中的应用。"君臣佐使"是方剂的组成原则，是方剂整体功效的结构基础。然而常用的、最佳的药物配比结构有哪些，人们至今尚无从知晓。根据方剂配伍形成的图中，药物用点来表示的，配伍关系是以边来表示的，边的方向用来表示节点药物的位置次序高低。依据两个节点药物的位置次序的不同，它们之间的配伍关系也不相同。在表 6-4 中，从君臣佐使 4 类药物的划分标准出发，详尽分析了可能存在的各种配伍关系。

表 6-4　各种可能的配比关系

药物	配伍关系	药物	配伍关系
君，臣	君→臣	君，佐	君→佐
君，使	君→使	臣，佐	臣→佐
臣，使	臣→使	佐，使	佐→使

实验以上海科学技术出版社出版的《方剂学》为蓝本，选取当中"组成药物具有明确的君臣佐使配伍结构"的基本方作为可靠的数据来源，共 201 个基本方，构建单图。将 MRPF 算法应用到组图配伍方剂图中，得到的频繁模式如图 6-5 所示。这些发现对进一步研究方剂组成配伍有重要的价值。

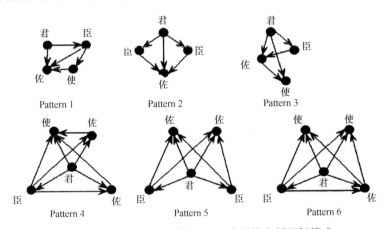

图 6-5　刘洋（2010）采用 MRPF 发现的方剂配伍模式

接下来，介绍该系统在中医临床文献数据中的应用。刘洋等通过对中医药期刊文献库中临床文献的筛选，获得了具有病证结合的中草药治疗的临床文献，然后通过加工平台抽取这些文献中的与疾病、证候、方药相关的有效信息数据，并进行规范化处理，建立病-证-药数据信息数据库。数据库中已经具备了《病位-中药表》、《病性-中药表》、《中医疾病-中药表》、《证候-中药表》4 张数据表，采用 PPMI 算法分别应用于这 4 张表，分别筛选出了表中最为密切的二元关联关系，其结果如表 6-5 所示（其中分别列出了 4 张的前 5

个最为密切的二元关联关系）。该方法有助于我们从大量的临床数据中挖掘中医经验性知识。

表 6-5　刘洋（2010）采用 PPMI 从中医临床文献数据中挖掘的结果

病位-中药表			病性-中药表		
病位	药物	PMI	病性	药物	PMI
肉	石灰	0.2	虫毒	铅丹	0.1
膈	淡豆豉	0.076 923	虫毒	松香	0.086 957
肉	麻油	0.071 429	失和	白屈菜	0.083 333
君火	刺猬皮	0.066 667	热毒	肿节风	0.083 333
鼻	苍耳	0.055 556	虫毒	硫黄	0.076 923
疾病-中药表			证候-中药表		
疾病名	药物	PMI	症候	药物	PMI
雷头风病	灯盏细辛	0.333 333	郁结	金钱白花蛇	0.25
烂眩风	柳枝	0.25	正虚邪实	八仙草	0.2
阴津亏损	山麦冬	0.25	肝不调	连钱草	0.2
顽癣	茅膏菜	0.25	脾不调	连钱草	0.2
风眩赤烂	柳枝	0.25	热毒瘀结	石灰	0.166 667

该框架已经具备了比较完善的交互访问结构，可以很好的管理用户访问，安全地执行用户提交的任务；并且可以动态更新功能系统，扩展数据挖掘的种类，在已经集成了并行挖掘算法的基础上，已经具备了向中医药提供服务的能力，并且已经有了初步的应用，在一定程度上满足了中医药研究中对高性能计算的要求。

6.8.3　面向中药方剂的数据挖掘系统

秘中凯在 DartSpora 平台的基础上，设计并开发了一个专门面向中药方剂的数据挖掘系统。该平台主要由以下几个系统组成。

（1）方剂选择系统：支持用户对任意的方剂数据进行查询选择；支持方剂字典及方剂数据集的更新和维护；提供友好的界面，方便用户浏览及维护数据。

（2）数据规范加工及预处理系统：支持用户对方剂数据库进行处理，生成方剂字典文件。方剂数据存在很多问题，这些问题有的具有一般性，因此可以提供一些通用的方法来加工规范。

（3）挖掘算法系统：该子系统提供数据挖掘的核心服务，根据挖掘算法的类别。

（4）后台管理系统：该子系统实现服务器端数据库维护，为客户端提供挖掘算法更新服务。它实现客户端挖掘程序同服务器端数据库数据同步通信，挖掘算法的更新通告，挖掘结论的共享分析。

该系统实现了如下的数据挖掘方法。

（1）高频分析：提供高频分析服务，包括药物高频分析、主治高频分析及治法治则高频分析。将高频分析的结果展现给用户，以供用户进一步分析数据。将用户认为有价值的结论保存，留待以后参考或者提交到服务器，由相关的专家系统讨论。

（2）关联规则分析：提供方剂各属性及属性之间的关联规则分析，将关联规则分析的结论展现给用户。其他功能同高频分析系统。

（3）聚类/分类分析：提供方剂的聚类/分类分析，可以按照方剂的组成、治法治则、功效等相关属性采用各种聚类/分类方法分析，提供聚类/分类分析前的数据过滤转换服务。其他功能同高频分析系统。

该系统还实现了挖掘算法性能评价的功能。当用户对方剂采用一定的挖掘算法分析时，系统会报告算法运行的时间及占用的空间。当用户自行开发算法时，用户按照系统嵌入算法的要求，完成相关的接口，则算法的评价系统将能够对算法的耗用时间、占用空间做出评价，并且与系统中其他算法相互比较。该平台已逐渐向网络环境移植，成为中医药网络平台上的一个服务，从而推动中药方剂领域的知识发现和利用。

6.9 总结与展望

中医药的信息化、数字化是一个长期、动态、有着广泛应用前景的过程。中医药行业急需高效的知识发现手段，从海量中医药数据中发现新颖的知识（模式与规则等），以辅助新药研发和临床决策等活动。中医药数据以定性表达为主，不利于数据挖掘等量化工具的直接应用。需要结合知识表达、逻辑推理与数据挖掘方法，研究适合中医药领域特点的知识发现方法。中医药知识发现已得到一些学者的重视。由于东西方语言、文化和知识方面的鸿沟依然存在，该领域的工作尚多由华人完成。近年来中医药 KDD 领域的探索证明，KDD 技术作为知识发现的手段，在推动中医药信息化的道路上是有所作为的。利用 KDD 方法进行中医药研究这　思路是必要的，也是被事实证明可行的。作为实现中医药跨越式发展的重要方法，KDD 技术在这一领域将得到越来越广泛的运用。

我们也应该看到，目前面向中医药的 KDD 研究所取得的成果只是初步的。由于人体是个非线性的复杂巨系统，因此将其作为研究对象的中医药需考虑各复杂因素的相互作用、动态平衡，其数据具有高度的个体性、动态性、多样性。这些特点导致传统的 KDD 方法在中医药领域应用时会遇到新的问题和挑战，这些问题需要在 KDD 中医药应用过程中加以解决。可以预见，通过不断的研究和发展，这些中医药领域的科学问题将逐步得到解决，作为领域高度相关的 KDD 技术也将在这一过程中得到推进和发展，一些新的模型和方法将陆续出现。未来的工作包括进一步设计适合于中医药特点的 KDD 算法和模型，针对中医药表达多样化的数据开发更为有效的数据预处理技术，并通过 KDD 网络服务的共享化推进中医药的广泛应用和理论创新。下面从中医方剂知识发现、中药知识发现、中医证候知识发现 3 个方面分别论述该方向的发展趋势。

在中医方剂知识发现方面，现有的研究已取得了较多进展。从方法来看，从频繁模式、关联规则等传统模型，到相关模式和图挖掘等新模型的引入，是方剂配伍关系知识发现的一大趋势。此外，对于中药剂量在方剂中的作用、剂量变化对症状和证候的影响等问题，值得运用知识发现技术进行进一步的研究。另外，方剂知识发现需要更多地结合功效、适应证、所治疾病、不良反应等因素进行探讨。

在中药知识发现方面，现有对中药毒性的研究已经取得了一定进展，但还需要进一步深入。由于中药炮制是改变药性、缓解毒性的重要途径，因此有必要运用知识发现技术对中药炮制进行相关分析和研究，而目前这方面的研究还相对较少。

在中药化学成分方面，现有的基于化学元素的研究有一定参考意义，但对于中药化学成分分析来说还远远不够。而指纹图谱技术由于其专属性、完整性、稳定性和可量化性，有望在中药化学成分分析中发挥更重要的作用。在基于指纹图谱数据的谱效关系（spectra-effect relationship）等问题上，需要运用知识发现技术探索中药活性成分与药效、药性的关系。此外，随着高质量中药三维化学结构数据库的建成，知识发现技术有望在先导化合物筛选方面发挥更大的作用。

在中医证候研究方面，现有的知识发现研究则相对较少。张连文等的中医隐结构模型研究，在建立客观化、定量化的中医辨证标准方面，迈出了重要的一步。可以预见，随着知识发现算法效率的提高和对中医辨证实质理解的加深，基于知识发现和机器学习技术的计算机辨证方法，将在中医证候研究中发挥更重要的作用。周雪忠等的基因—证候关系研究则将中医证候与现代生物医学相连接，进行了很有意义的交叉性探索。中医和现代生物医学各自以人体为对象进行的研究具有互补性。由于基于统一的研究对象，两者存在客观研究实体的交叉和重叠，如疾病现象就是两者的交叉点。在现在的功能基因组学时代，研究疾病状态和发病过程的基因型的变化规律，将是揭示基因组功能奥秘的关键，同时也给中医证候研究深入发展提供了思路和技术支撑。建立传统中医药学理论模型与分子生物学元素（基因、基因产物、蛋白质和细胞等）的关系，形成中医药分子生物学层次（微观层次）的新模型是促进中医药现代化研究的有益尝试。可以预见，随着中医与现代生物医学交叉的深入，这方面将出现更多突破性的研究，如将基于中医证候知识的分子生物学研究从基因层次扩展到蛋白质层次等。

参 考 文 献

陈波，蒋永光，胡波，等.2004.东垣脾胃方配伍规律之关联分析评述［J］.中医药学刊，22（4）：611-615.

陈华钧，于彤，顾珮嵚，等.2015.中医药知识发现服务［M］//崔蒙，吴朝晖，乔延江（主编）.中医药信息学［M］.北京：科学出版社，160-172.

陈晓亮，归筱铭.1995.中药药性多因素量化分析初探——毒性的相关因素［J］.福建中医学院学报，5（1）：27-30.

春乃芽.2007.利用 Excel 实现 R 型聚类分析［J］.物探与化探，31（4）：374-376.

封毅.2008.中医药知识发现可靠性研究［D］.杭州：浙江大学计算机科学与技术学院.

冯雪松，董鸿晔.2002.中药指纹图谱中的数据挖掘技术［J］.药学进展，26（4）：198-201.

何前锋，崔蒙，吴朝晖，等.2004.方剂中配伍知识的发现［J］.中国中医药信息杂志，11（7），655-658.

何前锋，周雪忠，周忠眉，等.2004.基于中药功效的聚类分析［J］.中国中医药信息杂志，11（6）：561-562.

蒋永光，李力，李认书，等.2003.中医脾胃方配伍规律的数据挖掘试验［J］.世界科学技术-中医药现代化，5（3）：33-37.

雷蕾，张慧敏，崔蒙，等.2008.中医药化学辅助研发系统的建设［J］.中国中医药信息杂志，15（8）：100-101.

李慧琴，蒋永光.2003.慢性乙型肝炎物配伍及其关联性辨析［J］.中医药学刊，21（4）：581-582.

刘明魁.2012.几种机器学习算法的改进及其在中药成分分析中的应用［D］.杭州：浙江大学计算机科学与技术学院.

刘洋.2010.基于 MapReduce 的中医药并行数据挖掘服务［D］.杭州：浙江大学计算机科学与技术学院.

陆爱军，刘冰，刘海波，等.2005.中药化学数据库关联规则的挖掘［J］.计算机与应用化学，22（2）：108-112.

秘中凯.2010.中医药数据挖掘平台与服务［D］.杭州：浙江大学计算机科学与技术学院.

祁俊生，徐辉碧，周井炎，等.1998.植物类中药中微量元素的因子分析和聚类分析［J］.分析化学，26（11）：

1309-1314.

祁俊生，徐辉碧，周井炎，等 . 2003. 解表植物类中药中微量元素与功效关系 ［J］. 计算机与应用化学，20（4）：449-452.

商任翔 . 2013. 基于主题模型的中医药隐含语义信息挖掘 ［D］. 杭州：浙江大学计算机科学与技术学院 .

吴朝晖，封毅 . 2005. 数据库中知识发现在中医药领域的若干探索（Ⅰ）［J］. 中国中医药信息杂志，12（10）：93-95.

吴朝晖，封毅 . 2005. 数据库中知识发现在中医药领域的若干探索（Ⅱ）［J］. 中国中医药信息杂志，12（11）：92-95.

吴毅挺 . 2008. DartSpora 数据挖掘平台的构建 ［D］. 杭州：浙江大学计算机科学与技术学院 .

向正贵 . 2003. 一种用于中药最优配方挖掘的 3-阶段选举筛选算法 ［J］. 软件学报，14（11）：1882-1890.

杨国营 . 2005. 对 417 种植物类药与其中 101 种降压中药药性的比率分析 ［J］. 河南中医学院学报，20（3）：22-23.

姚美村，艾路，袁月梅，等 . 2002. 消渴病复方配伍规律的关联规则分析 ［J］. 北京中医药大学学报，25（6）：48-50.

姚美村，张燕玲，袁月梅，等 . 2004. 中药药性量化方法对补虚药功效归类预测的研究 ［J］. 北京中医药大学学报，27（4）：7-9.

于彤，崔蒙，杨硕 . 2013. 中医药知识工程研究进展 ［C］. 中国中医科学院中医药信息研究所 2012 年学术年会论文集 .

于彤 . 2014. 基于语义网的中医药知识工程方法研究 ［R］. 博士后出站报告 .

张菊英，查干花，李力，等 . 2004. 脾胃方配伍规律统计方法探讨 ［J］. 四川中医，22（6），93-94.

张晓杰 . 2003. 荨麻疹辨证论治规律的聚类分析 ［J］. 山东中医杂志，22（12）：709-711.

周鲁，唐向阳，付超，等 . 2004. 解表类中药的模糊聚类分析 ［J］. 华西药学杂志，19（5）：339-341.

周忠眉 . 2006. 中医方剂数据挖掘模式和算法研究 ［D］. 杭州：浙江大学计算机科学与技术学院 .

Agrawal R, Faloutsos C, Swami A. 1993. Efficient similarity search in sequence databases ［J］. Foundations of Data Organization and algorithms, Lecture Notes in Computer Science, 730：69-84.

Agrawal R, Srikant R. 1994. Fast algorithms for mining association rules in large databases ［J］. In VLDB'94: Proceedings of the 20th International Conference on Very Large Data Bases, 7（3）：487-499.

Agrawal R, Srikant R. 1995. Mining sequential patterns ［J］. Proceedings of the Eleventh International Conference on Data Engineering, 3-14.

Box G E P, Jenkins G M, Reinsel G C. 2013. Time series analysis: forecasting and control ［J］. Wiley.

Fan Jianhua, Li Deyi. 1998. An overview of data mining and knowledge discovery. Journal of Computer Science and Technology, 13（4）：348-368.

Felicity George, Arno Knobbe. 1999. A parallel data mining architecture for massive data sets. Published.

Frawley W J, Piatetsky-Shapiro G, Matheus C J. 1992. Knowledge discovery in databases: an overview. AI Magazine, 13（3）：57-70.

Han J, Cheng H, Xin D, et al. 2007. Frequent pattern mining: current status and future directions ［J］. Data Mining and Knowledge Discovery, 15（1）：55-86.

Han J, Dong G, Yin Y. 1999. Efficient mining of partial periodic patterns in time series database ［C］. 15th International Conference on Data Engineering, 106-115.

Han J, Fu Y, Wang W. 1996. DBMiner: a system for mining knowledge in large relational databases ［C］. Proc. Intl. Conf. on Data Mining and Knowledge Discovery (KDD'96), 250-255.

Han J, Kamber M. 2006. Data mining: concepts and techniques (second edition). Morgan Kaufmann Publishers.

Mannila H, H Tolvonen, A 1 Verkamo. 1998. Discovery of frequent episodes in event sequences. Data Mining and Knowledge Discovery, 1（3）：259-289.

Knox E M, Ng R T. 1998. Algorithms for mining distance-based outliers in large datasets ［J］. Proceedings of the International Conference on Very Large Data Bases.

Li C, Tang C, Peng J, et al. 2004. TCMiner: a high performance data mining system for multi-dimensional data analysis of traditional Chinese medicine prescriptions ［C］. Conceptual Modeling for Advanced Application Domains, 246-257.

Li C，Tang C，Peng J，et al. 2005. NNF：an effective approach in medicine paring analysis of traditional chinese medicine prescriptions［C］. Database Systems for Advanced Applications，Springer Berlin/Heidelberg，3453：576-581.

Pei J，Han J，Mao R. 2000. CLOSET：An efficient algorithm for mining frequent closed ttemsets［J］. ACM SIGMOD Workshop on Research Issues in Data Mining and Knowledge Discovery，4（2）：21-30.

Qiao S，Tang C，Jin H，et al. 2010. KISTCM：knowledge discovery system for traditional Chinese medicine［J］. Applied Intelligence，32：346-363.

Rosa M，Giuseppe P，Stefano C. 1998. A tightly-coupled architecture for data mining［C］. Data Engineering，14th International Conference on，316-323.

U Fayyad，Ct Piatetsky-Shapiro，P Smyth. 1996. From Data mining to knowledge discovery in databases. AI Magazine，17（3）：37-54.

Weiss S M，Kulikowski C A. 1991. Computer systems that learn：classification and prediction methods from statistics，neural nets，machine learning and expert systems［M］. Morgan Kaufmann.

Yi Feng，Zliaolmi Wu，Huajun Chen，et al. 2008. Data quality in traditional chinese medicine. In：proceedings of BMEI 2008. International Conference on BioMedical Engineering and Informatics，1：255-259.

Zhang L，Zhao Y，Yang Z，et al. 2002. Classifier for Chinese traditional medicine with high-dimensional and small sample-size data. In：Proceedings of WCICA 2004，IEEE computer society，pp. 330-334.

Zhang N，Yuan S，Chen T，et al. 2008. Latent tree models and diagnosis in traditional Chinese medicine［J］. Artificial Intelligence in Medicine，42（3）：229-245.

Zhang N，Yuan S，Chen T，et al. 2008. Statistical validation of traditional Chinese medicine theories［J］. The Journal of alternative and Complementary Medicine，14（5），583-587.

Zhou X，Liu B，Wu Z，et al. 2007. Integrative mining of traditional Chinese medicine literature and MEDLINE for functional gene networks［J］. Artificial Intelligence in Medicine，41：87-104.

Zhou X，Liu B，Wu Z. 2005. Text mining for clinical Chinese herbal medical knowledge discovery［J］. Discovery Science，Springer Berlin/Heidelberg，pp. 396-398.

7　中医药语义网的构建与应用

语义网是万维网联盟提出并倡导使用的一项创新的万维网技术，其核心思想是在万维网上构建一个全球性的数据网络，用以实现更为智能的应用。万维网之父 Tim Berners-Lee 于 2001 年提出了语义网的理念，认为它将是一部人类与机器都能理解的"数据百科全书"，其中蕴含着极其丰富且相互关联的数据资源，能显著提升机器的数据处理能力。经过 10 余年的发展，语义网建设取得了长足发展，制订了 RDF、OWL、SPARQL 等一系列基础性规范，使语义网从一个构想发展为一套完整的技术体系。语义网在生物医学领域的本体工程、数据集成和知识管理中发挥了积极的作用。

中医药工作者已经认识到语义网的价值，并开展了将语义网应用于中医药领域的若干尝试，构建了中医药本体平台、中医药语义查询平台和中医药语义搜索平台等系统，在文化传承和医疗保健等方面产生了社会效益，取得了良好的示范性效果，并积累了宝贵的经验。现有工作表明语义网能够为中医药知识工程提供技术支撑和解决方案。然而现有工作仍主要属于简单应用或技术探索，尚未充分发挥语义网的全部潜能，需要建立一套基于语义网的数据处理方法学，消除语义网技术和中医药领域实际应用之间的隔阂，从而实现中医药数据的充分共享和深度利用。在本章中，讨论中医药语义网构建中涉及的本体构建和数据集成等核心问题，接下来介绍语义搜索、语义维基、决策支持、知识发现等中医药语义网的核心应用。

7.1　概　　述

"大数据"时代的来临，为我们重新思考中医药数据的本质，革新中医药数据处理方法，提供了宝贵的契机。中医药数据的核心是"知识密集性"数据。"大数据"时代的中医药数据处理方法，应侧重于解决知识建模、知识融合、知识服务等一系列与"知识"相关的问题。语义网技术发端于知识表示和推理领域的研究成果，又能解决数据集成与互联问题。它为构建中医药"大数据"并从中发现新颖知识，提供了理想的技术手段。

中医药科学数据库的建设和利用，是中医药信息处理过程中的核心环节。经过 30 多年的努力，中医药工作者已建成了大量的中医药科学数据库，内容涉及中医、中药、古籍、方剂、针灸等诸多领域。这些数据资源中蕴含着丰富的中医药知识遗产，为知识百科、知识检索、知识地图等知识服务提供数据支持，为中医药知识传承、临床实践和科学研究做出了重要贡献。然而，中医团体近 10 年来仍在沿用传统的数据处理技术，数据处理水平没有明显提高。该领域仍存在着数据库模式不合理、数据质量缺陷、数据管理手段相对落后等诸多问题，特别是数据资源无法在组织、地区及国际间的充分共享，形成所谓的"数据孤岛"现象，这已成为困扰中医药工作者多年的老大难问题。数据资源建设仍滞后于临床、科研发展的需要，制约中医药信息化事业的整体发展。

"大数据"时代的来临,为我们重新思考中医药数据的本质,革新中医药数据处理方法,提供了宝贵的契机。"大数据"的理念在于将各种相关的数据集关联起来,构成大型、全面的数据集合,从中发现新颖的知识。为建立一套既符合"大数据"理念,又适合中医药领域特点的信息处理方法,我们首先要从本质上理解中医药数据的结构和内容。中医典籍汗牛充栋,但与天文、地理、生物等以"大数据(big data)"为特征的学科相比,中医药领域产生的数据量仍然是"小巫见大巫"。中医药数据的数据量不是很大,但数据本身所包含的知识量很大,因此常被称为"知识密集型"的数据资源。中医药领域的数据不是单纯的观测数据,而是观测与体验相互融合的数据。中医药数据的生成模式与获取手段,决定其无法成为传统意义上的"大数据",而必然是"知识密集型"数据。

为处理中医药知识密集型数据,需要建立适合中医药领域特点的方法学体系。所谓中医药数据的"知识量很大",主要体现在其中蕴含着丰富的语义关系。若将这些语义关系抽取并融合起来,则构成了复杂语义网络,其节点数量相对而言不是很大,但具有复杂的结构。语义网络结构的复杂性,反映了数据中的知识含量。若能通过基于本体的方法来处理中医药数据,深度挖掘其中蕴含的语义关系,并基于语义网实现"知识密集型"数据资源的合理组织,则可在中医药数据资源利用中取得突破。

这套方法学的处理对象是中医药数据,但其最终目的则是对数据中蕴含的知识进行合理组织、系统保护和深度挖掘。中医药科学数据是中医药知识的密集型载体,中医药数据处理在本质上是对中医药知识的创造、维护、共享、融合和利用的持续过程,其中涉及知识建模、知识融合、知识服务等一系列与"知识"相关的方法。下面分别进行阐述。

7.1.1　基于本体的中医药知识建模方法

中医药知识体系与中华传统文化息息相关,具有鲜明的思想和语言特色,这决定了中医药知识建模的独特性。历代中医普遍采用"取象比类"等形象思维方法,导致中医药知识难以精确描述和定量刻画。中医药领域知识的复杂性、模糊性和争议性,向现有的知识表达与推理技术提出了严峻的挑战。可通过本体技术将中医药领域知识表示成计算机可读写、可处理的知识模型,从而系统梳理中医药知识体系,保护中医药知识遗产。可基于国际最新的本体表达框架,提出符合中医药特色的知识建模方法,对中医药的思维模式和知识体系进行分析与建模,研发面向中医药领域的示范性本体、知识库及相应的推理方法。

7.1.2　基于语义网的中医药数据集成与知识融合方法

中医药知识主要存储于关系型数据库中,这些数据库往往服务于特定的医疗和研究机构,无法被其他机构访问。中医药领域的数据整合工作长期停滞不前,形成了所谓的"数据孤岛"现象,造成中医药知识无法在组织和实践者之间充分共享。语义网的核心优势在于将数据结构和存储方式各异的数据转换为统一格式并重新发表，从而实现数据资源整合，构建全球数据网络。中医药科学数据库集成，是长期困扰中医药信息化建设的技术难题。

关联数据为实现中医药领域与相关领域的知识关联提供了数据和技术支持，有助于构建面向中医药领域的知识网络。在语义网的框架下，不仅能够实现中医疾病、中药、针灸、医案等中医药各门类数据资源的集成，而且能够进一步建立中西医之间的知识关联。可通过语义关系表达中医药和西医之间的结合点，从而实现这两个领域的知识资源的关联和融合，支持各种面向结合医学的知识共享、决策支持和知识发现应用。这套方法能使中医药知识接入全球互联的知识网络之中，在中西医结合医学中发挥更大的作用和影响力。

7.1.3　基于语义网的智能应用和知识服务方法

语义网不仅支持数据集成，而且为基于数据的知识服务提供了新方法。例如，"语义搜索"基于领域知识库实现智能的搜索功能，向用户提供准确的信息搜索结果；"语义查询"向用户提供简易、友好的查询构造界面，引导用户以交互的方式进行知识问答；"语义维基"向用户提供百科全书式的知识服务，支持知识资源的有序组织、有效管理和协作式加工。基于中医药数据的语义网应用系统能够面向临床决策、新药研发和电子教学提供知识服务，解决中医药知识共享与传播的问题，为中医药知识服务模式创新提供了有力的技术支持。

发展中医药知识服务是中医药信息化建设的核心任务。中医药知识服务的理论、模式与方法，也是中医药信息学的一个核心课题。目前，该领域的研究工作滞后于信息化建设的实践。语义网为中医药知识服务模式创新提供了强大的技术支持。语义网为知识服务系统提供了更强的数据集成能力，加强了领域知识在团体之间的共享和重用，有效支持整合性研究。近年来，在中医药领域开发了一系列基于语义网的智能应用系统，包括语义维基、语义搜索、语义推理、决策支持和知识发现等。这些系统以研究性原型系统为主，具有尝试性、演示性和研究性等特点，需要进一步完善基于语义网的数据处理方法学，建立成熟的语义网技术应用平台，从而实现中医药知识共享和深度智能应用。

7.2　语义网技术及其应用

如前文所述，知识获取是知识工程领域面临的一个瓶颈问题。近年来，人们将万维网视为解决"语义瓶颈"问题的潜在方法。万维网最初源于欧洲高能物理研究所（CERN）中的知识管理项目，由时任 CERN 软件工程师的蒂姆·伯纳斯-李（Tim Berners-Lee，简称 Tim BL）倡导和主持，旨在解决科技文档的发表与互联问题。经过短短 20 年的时间，Web 已经发展成为一个全球性的巨型文档互联系统，Tim BL 也被誉为万维网之父。

语义网（又称为语义万维网，英文：semantic web）是万维网联盟倡导的一种新的万维网技术。2001 年，Tim BL 在《科学美国人》上正式提出了语义网的构想，认为它将是一个机器可以理解的万维网，一个人机共享的信息空间。近年来，语义网技术的推广使用正在使万维网更加智能，从而过渡到万维网 3.0 的阶段。

语义网的本质特征之一是使用统一资源标识（URI）来指称各种事物。语义网的基本表示模型是资源描述框架（resource description framework，RDF）。一个 RDF 文件的基本组件是形如（主体，谓词，客体）的三元组，被称为 RDF 陈述（在一些语境下简称为陈述）。一组陈述的集合被称为 RDF 图。简单的说，将两个 RDF 图进行融合（merge）意味着求两个陈述集合的并集。由于 RDF 中使用了由 URI 标识的共享领域术语，所以 RDF 图的融合不会造成语义的丢失和扭曲。RDF 的这一技术特点决定了语义网在解决全球数据互联与集成方面的内在优势。

在 RDF 中所使用的共享领域术语是通过本体来定义的。本体为语义网的构建提供了标准化的领域术语系统，使得语义网上的数据具有规范的表达方式，便于数据资源的互联、共享与重用。基于领域本体，可以将领域知识表示为一组用语规范的 RDF 图，这就构成了一个可共享的 RDF 数据集。RDF 数据集可以被存储在一个领域知识库内，也可以在万维网上发表。

2006 年，Tim BL 等发起了关联数据（linked data）这一开放性的群体协作项目。它的目标是在万维网之上发表开放性的 RDF 数据集，并建立这些数据集之间的语义关联。正如当前的万维网通过超链接将文本互联起来，关联数据的核心特征，是通过语义链接（semantic link）将数据集互联起来。语义链接可以明确描述不同领域的概念之间的关系，辅助用户在不同的数据集之间进行连贯、概念层次上的浏览。近年来，互联数据迅速崛起，在积累海量数据的同时，也形成了一套成熟的技术体系。同时，互联数据在生物医学、电子政务和遗产保护等领域得到广泛应用，产生了积极的社会影响。

互联数据将催生并支撑在万维网上进行浏览、编辑和互动的机器，它们被称为智能代理（intelligent agent）。智能代理将在人类主人的指令下，代表主人在语义网上活动，辅助解决主人的各种问题。它们能够根据主人预设的命令、偏好和约束，搜寻相关重要的网络资源，揭示各种对象和事件之间错综复杂的关系，发现有意义的模式和规则。近年来基础科学的进展，尤其是描述逻辑和推理等领域的突破，使得在万维网上实现智能代理成为可能。

自 2001 年至今，语义网从一个构想发展成为一套相对完整的技术体系，且在语义推理、语义浏览、智能问答、语义搜索等一系列智能应用中发挥了作用。在可以预见的未来，语义网将在生物医学、文化遗产、电子政务和社交网络等领域得到进一步的应用。

如表 7-1 所示，语义网的标准化建设取得了长足的发展，制订了资源描述框架、万维网本体语言、SPARQL 查询语言、RIF 规则语言等基础性规范。另外，语义网工具亦如雨后春笋般涌现，包括大量的语义网 API、编辑工具、推理工具、语义浏览器、语义搜索引擎等。这些标准和工具使得语义网从一个构想发展成为一套相对完整的技术体系。

表 7-1　与语义网相关的主要万维网联盟规范列表

名称	描述	网址
Uniform Resource Identifiers（URI）	面向互联网的资源命名标准	http：//www.isi.edu/in-notes/rfc2396.txt
Resource Description Framework（RDF）	面向万维网的标准化数据格式，为描述万维网资源提供了基础性的框架	http：//www.w3.org/TR/rdf-concepts/.
RDF/XML	一种基于 XML 的 RDF 语法	http：//www.w3.org/TR/rdf-syntax-grammar/
Notation3（N3）	一种易于人类理解的 RDF 语法	http：//www.w3.org/TeamSubmission/n3/
Turtle	一种简单且易于人类理解的 RDF 语法	http：//www.w3.org/TeamSubmission/turtle/
SPARQL Query Language for RDF	面向 RDF 数据的查询语言，用于在万维网上实现数据服务	http：//www.w3.org/TR/rdf-sparql-query/
Rule Interchange Format（RIF）	为了在万维网之上交换领域规则提供了标准语言	http：//www.w3.org/2005/rules/wg/
Web Ontology Language（OWL）	为了描述在万维网上共享的领域本体提供了标准语言	http：//www.w3.org/TR/owl-semantics/8136A530
RDFa	一种在 HTML 中嵌入 RDF 片段的标准格式	http：//www.w3.org/TR/xhtml-rdfa-primer/

下面对主要的语义网技术进行介绍。

7.2.1　统一资源标识

语义网为各种事物分配全球唯一的标识，这套机制被称为"统一资源标识（即 unified resource identifier，URI）"。其中"资源"泛指在万维网上被唯一标识的事物。传统意义上的万维网资源，特指万维网上的信息资源（如网页等）。语义网扩展了"资源"这一概念的适用范围，使之不仅包括信息资源，还包括各种具体事物和抽象概念。在语义网上，每个离散实体，包括信息、知识、抽象概念等，都被赋予了 URI。

7.2.2　资源描述框架

资源描述框架（resource description framework，RDF）最初旨在面向万维网资源提供一个标准的元数据描述框架。随着语义网的发展，RDF 逐渐演变为整个数据万维网的基础性描述框架。使用 RDF 撰写的文档包含一组三元组（triple），其中每个三元组包含一个主体，一个谓词和一个客体。RDF 三元组又被称为 RDF 陈述（RDF statement），简称为陈述。如图 7-1 所示，每个陈述都可以被表达为一个带标签的有向图，其中主体和客体用于标注 2 个节点，谓词用于标注从主体节点到客体节点的一条有向边（或称有向弧）。

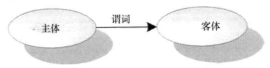

图 7-1　表示 RDF 陈述的有向图

RDF 的一项重要的技术特征是使用 URI reference 作为事物的全局唯一标识。RDF 陈述中也可以出现文字（literal）和空白节点（blank node）。RDF 陈述中 3 个部分的取值要求如下。

（1）主体，可以是一个 URI reference 或空白节点。

（2）谓词（或属性），是一个 URI reference。

（3）客体，可以是一个 URI reference、空白节点或文字。

RDF 陈述对应自然语言中的基本句法：主语—谓语—宾语结构。它可以表达的意义包括资源的类型、资源的属性值、资源之间的语义关系。一组陈述可以合在同一个有向图中表示，所以包含一组 RDF 陈述的文档又被称为 RDF 图（RDF graph）。RDF 图的核心特征是可融合性。大体上，只需将 2 个 RDF 图的陈述集合并，就可以完成图的融合（在融合中需要针对空白节点做特别的处理）。

RDF 的具体语法形式很多，包括 Notation 3（N3）、RDF/XML 和 TURTLE。N3 语言是由 Tim BL 等提出的 RDF 语法，易于书写和理解，在语义网技术文献中被广泛使用。本文余下的部分主要使用 N3 来描述 RDF 陈述。

RDF 将一组同类资源的集合定义为类，属于某个类的资源被称为该类的实例。值得注意的是，类本身也是一个资源（可以是 URI reference 或空白节点），可以通过 RDF 陈述来引用和描述一个类。

RDF schema（RDFS）用于描述 RDF 陈述中用到的词汇。RDFS 将这些词汇定义为类或属性，并指定类层次关系，属性层次关系，以及类与属性之间的语义关系。RDFS 为 RDF 提供了一个类型系统。在 RDFS 中，属性 rdf：type（使用 a 作为 rdf：type 的简写）用于声明一个资源的类型；属性 rdfs：subClassOf 和 rdfs：subPropertyOf 分别用来描述两个类和两个属性之间的属种关系；属性 rdfs：range 用来约束属性适用的客体的取值范围；属性 rdfs：domain 用来约束属性适用的主体的取值范围。

7.2.3 万维网本体语言

万维网本体是指能够在万维网上发布和交换的本体。与传统的万维网页面和万维网服务相比，万维网本体能够提供更为丰富的形式化语义信息。万维网本体便于机器更准确地理解真实世界。为了构建语义丰富且严谨的万维网本体，万维网联盟组织提出了万维网本体语言（Web Ontology Language，OWL）。OWL 与 RDFS 一起构成了正式描述 RDF 模型的机制。OWL 沿用了 RDF（S）中的一些表达方式，例如，rdfs：subClassOf 等，并提供了更加丰富的概念描述能力，以弥补 RDF（S）的不足。具体而言，OWL 主要补足了如下的概念描述能力。

（1）限制（restriction）：RDFS 中的 rdfs：range 定义了属性的广义取值范围；OWL 中的 owl：someValuesFrom 进一步定义了属性的狭义取值范围（local range of properties）。另外，基数限制（cardinality restriction）能够限制某个属性可取的相异值（distinct values）的数量。

（2）类的互斥性（disjointness of classes）：OWL 中的 owl：disjointWith 用来定义 2 个类是互斥的。其中，类 A 和 B 是互斥的，当且仅当任意一个 A 的实例不可能同时是 B 的实例。

（3）复杂类（complex classes）：OWL 支持通过类与类之间的逻辑组合来塑造更加复杂的类。例如，OWL 支持基本的集合操作符，包括并集、交集和补集，分别被命名为 owl：unionOf、owl：intersectionOf 和 owl：complementOf。

（4）属性特征（property characteristics）：OWL 能够定义属性的特征（characteristics），从而支持更加强大的推理机制。例如，可以利用 OWL 规定一个属性具有传递性（owl：TransitiveProperty）、对称性（owl：SymmetricProperty），或者是一个函数（owl：Functional-Property）。

使用这些 OWL 构件（construct），可以形式化地定义特定领域中事物之间的复杂关系，支持针对 RDF 数据的自动推理。OWL 及其实现技术，是语义网的支撑技术，它将促进语义网在万维网文档的展示、互联与搜索中发挥更大的作用。

7.2.4　SPARQL 查询语言

语义网的根本目的，是要通过明确、规范化的描述信息资源的语义，实现万维网资源的自动发现、数据的直接交换与服务的无缝集成，希望通过缩小人的认知域与计算机的处理域之间的距离，支持人们用直观的语义对信息资源在概念层次进行操作。为了实现这一目标，需要一种简单易懂的标准化查询语言。

SPARQL protocol and RDF query language（SPARQL 协议与 RDF 查询语言，SPARQL），是一种面向 RDF 数据模型的查询语言。SPARQL 是语义网团体公认的语义网的关键技术。它的作用相当于关系型数据库领域中的 SQL 技术。SQL 语言使数据库的使用者可以在概念层面上访问和管理数据库，屏蔽了数据库管理系统的实现差异，使数据库管理系统从数据库应用系统中分离出来，并产生了一个独立的软件工业部门。语义网团体希望 SPARQL 语言能够在数据万维网领域带来类似的革命。

SPARQL 在很大程度上决定了数据万维网的架构。万维网用户访问 SPARQL 客户端发出数据读写请求；SPARQL 客户端将其转化为 SPARQL 查询生成和结果展示的任务，与 SPARQL 端点（SPARQL endpoint）进行交互；SPARQL 端点通过 HTTP 协议来接受查询并返回结果。SPARQL 端点获得的 RDF 数据集可能来自数据万维网、本体知识库或关系型数据库等。其中，能够查询任意万维网上的 RDF 数据集的端点被称为通用端点（generic endpoint）；仅能访问特定 RDF 数据集（或能够翻译为 RDF 数据集的关系型数据库）的端点被称为专用端点（specific endpoint）。

SPARQL 查询目前尚不完善，语义网团体正在不断开发 SPARQL 的扩展功能，包括 path expression 和 aggregation function 等。尽管如此，SPARQL 的风格已经确立，并显示出了一些独特的优势。

第一，SPARQL 非常直观。SPARQL 的可视化比 OWL 更加简易；在许多案例中，SPARQL 比 SQL 更加直观。

第二，SPARQL 具有广域通用性。精心设计的 SPARQL 查询用到了领域团体共享的词汇，可以不做任何更改，查询万维网之上不同的 RDF 数据集。而 SQL 查询是和具体的数据库模式绑定的，不可能将针对某一数据库的 SQL 查询直接应用到另一个数据库。这是

SPARQL 相对于 SQL 的显著优势。SPARQL 的广域通用性，是语义网团体历经 10 年致力于数据规范化所取得的重要成果，证明了语义网的一些核心措施的合理性，并能够在可预见的将来为数据共享带来革命性的变化。

基于 SPARQL 的语义查询系统已被用于中医药知识的智能查询。盛浩开发了面向中医药领域的语义查询系统 DartQuery，向万维网用户提供简易、友好的查询构造界面，引导用户以交互的方式构造 SPARQL 查询。SPARQL 可被视为概念层次上的查询，结构简单、易于理解，这种中间查询模式能有效地屏蔽不同关系数据模式之间的结构差异，同时又富含语义，能清楚表达用户的查询意图。用户只需接触领域概念和术语，无需知晓数据的具体分布和存储方式；底层数据库在媒质和结构上的差异对用户是透明的。与传统的检索系统相比，语义查询系统能为用户解答更为复杂的问题，提供更为精确的结果。

7.2.5　语义网的实用工具

语义网的成功推广，离不开实用工具的支撑。如表 7-2 所示，语义网团体已开发了丰富的实现工具，用于读写、解析、处理 RDF 和 OWL 数据，执行 SPARQL 查询，以及语义推理等工作[1]。下面分 4 个方面进行介绍。

表 7-2　语义网主要实用工具列表

名称	类型	描述	网址
Jena	编程环境	面向 Java 语言的编程环境	http：//jena. sourceforge. net/
CWM	编程环境	面向 Python 语言的编程环境	http：//www. w3. org/2000/10/swap/doc/cwm. html
Triplify	数据发表	一个轻量级的数据"语义化"工具	http：//triplify. org/Overview
D2R Server	数据发表	基于关系型数据库实现 SPARQL 查询服务	http：//www. wiwiss. fu-berlin. de/suhl/bizer/d2r-server/
Sig. ma	语义浏览	实现关联数据的汇聚与综合性浏览	http：//sig. ma/
Tabulator	语义浏览	实现关联数据的浏览和编辑	http：//www. w3. org/2005/ajar/tab
Falcons	语义搜索	抓取互联数据，并提供面向实体的搜索服务	http：//ws. nju. edu. cn/falcons/
Sindice	语义搜索	基于海量语义索引的语义查询和搜索服务	http：//sindice. com/
SQUIN	语义搜索	面向关联数据的语义查询接口	http：//squin. sourceforge. net/
SWoogle	语义搜索	最早的语义网搜索引擎之一	http：//swoogle. umbc. edu/
Pellet	语义推理	基于 Java 语言实现的 OWL 2 推理机	http：//clarkparsia. com/pellet/
Racer	语义推理	最早的 DL 推理机之一，支持 OWL 和 SPARQL	http：//www. sts. tu-harburg. de/~r. f. moeller/racer/

7.2.5.1　编程框架

目前，已经出现了多种语义网的编程框架。例如，Jena 是基于 Java 开发的编程框架，

1　详见 http：//www. w3. org/2001/sw/wiki/Tools

它是可以免费下载的开源软件。Jena 提供了 RDF 数据的 API，用于将 RDF 文档或数据流解析为 Java 程序能够处理的数据结构，支持语义网应用。Jena 实现了专门存储 RDF 数据的数据库，以及 SPARQL 查询引擎。Jena 框架还提供了 RDFS、OWL DL 等多种万维网本体语言的 API，以及相对应的推理机。

7.2.5.2　数据发表工具

关系型数据库是数据管理的主流技术之一。语义网正在实现与关系型数据库的技术融合。语义网团体已开发了众多的工具和系统，将关系型数据库映射为 RDF 格式，在万维网上发布，从而实现多种异构数据库的语义集成[1]。其中常用的工具包括 Triplify 和 D2R Server 等。这些工具中具体的技术创新点包括全局对象 ID 处理、自动语义映射、数据冗余的处理、语义冲突检测等方面。当前，语义网团体已经成立了 RDB2RDF 小组，负责实现该领域的标准化[2]。

7.2.5.3　语义搜索引擎

语义搜索引擎是建立在 LOD 上的智能应用，它将用户需求表示为语义查询，在 LOD 环境中检索语义相关的信息资源。这些系统在关联数据的世界中扮演了类似于 Google 的角色。一个代表性的语义搜索系统是 Falcons，它在领域本体的驱动下，跟随 RDF 链接来获取 LOD 上的数据，将所获得的数据聚合起来，提供语义查询服务。此类系统采用各种语义技术来提高检索结果的相关性和用户的满意度。

7.2.5.4　语义浏览器

语义浏览器是面向关联数据的浏览器，能够同时为人类用户和智能客户端服务。例如，Tabulator 是通用的数据浏览/编辑器，为人类进入关联数据空间提供了入口。它提供"outline（总结）"和"table（表格）"两种浏览方式，协助用户访问万维网上的 RDF 数据。它具有两种实现方式：①作为 Firefox 的插件；②作为万维网应用。在浏览和编辑的基础上，Tabulator 还提供了针对 rdfs：subClassOf，rdfs：subPropertyOf 和 owl：sameAs 等 RDFS、OWL 标准词汇的推理功能。语义浏览技术是语义网团体研究的热点问题：关联数据是一个巨型的数据网络，如何在这个网络中捕捉与应用情境相关的信息子集，是语义浏览需要解决的核心问题。

7.2.6　语义网的主要应用

语义网技术的创新和完善，很大程度上是由具体应用驱动的。语义网技术已在电子商务、电子政务、电子科学、遗产保护、媒体、教育、地理等诸多领域成功应用，在此不能一一枚举。选择社会计算、电子科学和文化遗产保护 3 个重要且相关的领域，对语义网技术的应用进行介绍。

1　http：//www.w3.org/2005/Incubator/rdb2rdf/RDB2RDF_ SurveyReport.pdf

2　http：//www.w3.org/2005/Incubator/rdb2rdf/

7.2.6.1 语义网在社会计算中的应用

语义网可以辅助社会网络的建模与分析。2006 年，Aleman-Meza 等将 FOAF 社会图（由从万维网上抓取的大量 FOAF 简介融合而成的 RDF 图）与 DBLP 书目信息融合为一个表达社会网络的本体，并从中挖掘出学者之间的"认识（knows）"和"同作者（co-author）"两种社会关系。根据这些关系，机器可以自动推算出任意两位学者之间的利益相关程度。这种方法被用于学术会议管理系统中，探测评审与作者之间是否有利益冲突（conflict of interest），协助主办者分配文章的评审工作。这项工作证明：基于语义网可以挖掘潜在的社会关系，为工作搜寻、利益冲突评估、市场推广等活动提供支持。同时，如何保护个人隐私也成为语义网必须解决的问题。

7.2.6.2 语义网在电子科学中的应用

随着现代科学研究在规模和复杂性上的迅速增长，学者们对于跨文化的思想交流，跨组织的资源共享，以及跨学科的科研协作，都提出了更为迫切的需求。为满足这一需求，需要建立全球性的电子科学（e-science）环境，提供数据集成、知识共享、远程通信等技术手段，将全球的学者们结为一体化的合作网络。语义电子科学（semantic e-science，SES）环境是语义网技术与现有的电子科学解决方案相融合的产物。SES 提供了更强的知识融合和服务能力，使知识及其语义可以在不同的团体和应用之间共享和重用，更好地支持整合性的研究。SES 最典型的应用领域是生物医学。医学和生命科学等领域的研究团体，已经开展了一系列引入语义网的努力，包括构建生物医学本体，实现异构数据集成与检索，以及开展科学研究、医疗保健管理和药物发现等应用。语义网正在改变生物医学领域的知识和信息的发表方式，有助于改进工作流程，提高工作效率，对该领域的科学研究产生了重要的影响。

7.2.6.3 语义网在文化保护中的应用

众所周知，图书馆和博物馆历来是文化遗产保护的重镇。随着互联网的发展，数字博物馆和数字图书馆如雨后春笋般涌现，解决文化遗产的安全性和可及性等问题。这些领域正是语义网技术的用武之地。语义网技术在数字博物馆领域的典型应用之一是 MuseumFinland。它是互联网上发表芬兰博物馆展品资源的门户。MuseumFinland 针对领域需求，将多个语义网本体融合为一个面向博物馆展品集的共享领域本体，利用这个本体实现了分布于多个博物馆的异构资源的整合，并搭建了支持资源统一访问的门户。这个门户向访问者提供了基于内容的搜索和浏览服务。MuseumFinland 的架构特点是：在系统中设置了逻辑层，实现了底层数据（包括元数据和数据库模式）和上层的搜索/浏览服务的松耦合。

语义数字图书馆是将语义网技术引入数字图书馆领域的产物。语义数字图书馆基于共享领域本体（如都柏林核心等）实现文档元信息的表示、存储和查询，提供更有效率的文档检索和知识发现方法。语义网能够提高数字图书馆的灵活性和互操作性，并改进用户的满意度和学习效果。语义数字图书馆的典型应用之一是 JeromeDL[1]，它协助各种机构便捷

---

[1] http：//www.jeromedl.org/

地在万维网上发布文档，支持多种文档格式，实现文档元信息的存储和查询。

综上所述，语义网在许多领域中都取得了一系列成功的应用。当前的核心问题，是如何在其他领域及其他应用中推广这些成功。这就涉及资源的重用和最佳实践的普及。软件工程中常用的推广和重用策略包括文献、标准、开源软件和设计模式。语义网领域中已经存在了丰富的文献、开源软件和高质量的标准，在此不再赘述。

7.3 基于 OWL/RDF 构建中医药顶层本体

作为实现语义网的"基石"，本体是针对某个领域概念体系的精确规范，它明确定义了概念的语义及概念之间的关系。中医药领域本体的构建与发布，是发展中医药语义网的前提。于彤等采用 OWL/RDF 技术，根据"中医药学语言系统的语义网络框架"构建了中医药领域的顶层本体，并进一步实现了用于本体发布的网络服务。该本体对中医药领域最基本的语义类型和语义关系进行了精确描述，可被用于构建符合规范的术语系统和知识库，为发展中医药语义网奠定了基础。

7.3.1 中医药学语言系统的语义网络框架

近年来，本体因其强大的知识表示和推理能力，成为构建中医药术语系统的一项新兴技术。作为一项代表性工作，中医药学语言系统（traditional chinese medicine language system，TCMLS）是根据中医药领域的语言特点及学科体系特色，采用本体的设计理念和方法研制而成的大型术语系统。TCMLS 的语义网络框架（以下简称 TCMLS-SN）定义了中医药领域最基本的语义类型和语义关系，为 TCMLS 的构建提供了必要的参考和约束。

经过中医药工作者的反复论证与修改，TCMLS-SN 已于 2014 年 7 月成为 ISO 的一项正式的技术规范 "ISO/TS17938 Health informatics——Semantic network framework of traditional Chinese medicine language system（中医药学语言系统语义网络框架）"。它为 TCMLS 中的所有概念提供了一体化的概念框架，对于 TCMLS 的规范化和国际化具有重要意义。新兴的语义网技术为该规范的实施提供了理想的技术平台。下面讨论 ISO 技术规范在语义网环境中的实施方法，阐述本体的构建过程及配套的网络服务。

在这一 ISO 技术规范中，列举了中医药领域中的 96 种语义类型和 58 种语义关系，并对它们进行了定义和说明。其中，"中医药语义类型"是在语义层面上对中医药领域概念进行分类的语义类型系统，它为中医药领域概念提供了一个系统性的分类架构；"中医药语义关系"则是对中医药概念之间的语义相关性的表征，它用于将中医药领域概念关联起来，构成一张大型的复杂语义网络。ISO 技术规范为中医药术语系统的规范化加工和处理提供了依据，将在中医药术语系统的质量保证和国际推广工作中发挥关键作用。

在 ISO 技术规范发布之后，如何实施该技术规范成为一个重要的问题。在中医药领域，已建成了中医临床术语系统、中医古籍语言系统等许多大型的术语系统，它们都不完全符合 ISO 技术规范。为了实现这些系统的规范化，需要对它们进行审校和修订。单靠领域专家进行人工作业，工作量很大且难免出现疏漏，术语系统规范化的操作成本很高。若能基于机器推理等技术手段，实现半自动甚至自动化的规范性检测和规范化工具，辅助领域专家进行审校和修订工作，则可显著提升术语系统规范化的效率。本体能使计算机"理解"领域知识并具备一定的推理能力，为实现上述技术策略奠定了基础。

ISO 技术规范有利于中医药领域的术语系统的规范化，使术语系统可以彼此兼容。然而，ISO 技术规范以自然语言描述，机器无法直接识别和处理。为解决这个问题，可将 ISO 技术规范"翻译"为一个计算机可理解的顶层本体，再基于本体推理方法实现半自动的规范性检测机制，并将这套机制嵌入术语加工系统中发挥实际作用。基于本体的技术方案可提升术语审校工作的自动化水平，缩短术语系统的更新周期，提升术语系统之间的兼容性。

7.3.2　本体构建方法与过程

语义网为实现上述思路提供了理想的技术手段。OWL 是语义网中的一项核心技术，旨在构建内容丰富、逻辑严谨且能在万维网上共享的领域本体。在生物医学领域，将传统的本体或术语系统转换为 OWL 形式的本体并在语义网上发布，已成为本体工程的一个重要趋势。OWL 在中医药领域也得到了成功应用，为表达复杂的中医药知识体系提供了解决方案。语义网为本体工程提供了表示语言、编辑工具及强大的推理机制，能有效支持对本体进行一致性检测，减少本体的冗余，改进本体的质量。鉴于此，本研究采用语义网技术，根据 ISO 技术规范构建了中医药领域的顶层本体。该本体可被用于构建符合 ISO 技术规范的术语系统和知识库，为建立网络化的中医药术语服务平台奠定基础。

本体的构建实质上是针对中医药领域的概念化过程。采用 OWL 语言来构建中医药顶层本体，从而对 ISO 技术规范中规定的顶层概念模型进行形式化表达。通过与领域专家的交流与合作，获取 ISO 技术规范的确切解释和相关领域知识，解决本体构建中涉及的知识建模问题，从而建成符合 ISO 技术规范及中医药领域实际情况的顶层本体。

这个顶层本体对中医药领域中最基本的语义类型和语义关系进行定义、描述和限定。其中，语义类型对应于 OWL 语言中的类型；语义关系对应于 OWL 语言中的属性。该本体的主要内容包括：①对类型和属性进行定义和描述；②建立类型的层次结构，对类型之间的关系进行描述和限定；③明确属性之间的互逆关系，诠释属性的传递性、函数性、反函数性等性质；④对属性的定义域和值域进行约束。

本研究采用 Protégé 本体编辑工具构建这个顶层本体。Protégé 是一个被广泛使用的开源本体编辑工具，对 OWL 等语义网语言提供了完整的支持。如图 7-2 所示，采用 Protégé 本体编辑工具，将技术规范的核心内容都写入一个 OWL 本体之中。该过程的步骤如下。

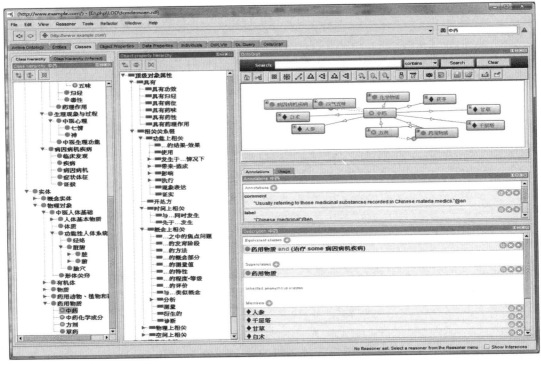

图 7-2　基于 Protégé 开发的中医药 OWL 本体

（1）将 ISO 规范中定义的语义类型加入 OWL 本体，并建立它们之间的层次关系。将"Syndrome（证候）"等语义类型声明为 OWL Class，并通过 SubClassOf 声明父子类关系。

（2）将 ISO 规范中定义的语义关系加入 OWL 本体，建立它们之间的层次关系。将"location of（位于…）"等语义关系定义为 ObjectProperty，并通过 SubPropertyOf 定义父子属性关系。

（3）按照 ISO 规范文本添加类型和属性的中、英文标签及说明。

（4）在语义类型之下建立实例（如"中药"下的"人参"），再使用本体中定义的语义关系将这些实例关联起来。

7.3.3　本体应用与本体服务

在本体建成后，由领域专家评估该顶层本体的逻辑严谨性，从而保证本体的质量。可用 Protégé 等工具对该本体进行浏览和编辑，查看类型、属性和实例的信息；可用 OntoGraf[1] 等本体可视化工具查看类型及实体之间的语义关系；也可用 Pellet 等推理机进行本体推理实验。可基于该本体，进行术语系统及领域知识库的加工工作，所得的系统将符合 ISO 规范。由于 ISO 规范的内容体现在了 OWL 本体中，Protégé 的工作机制就保证了数据的规范性。各方可基于该本体分别进行数据加工，并将做出的系统在网上发布。这些系

1　Sean Falconer. OntoGraf［EB/OL］. Stanford，California，USA：Stanford University，2010［2015 年 7 月 23 日］. http：// protegewiki. stanford. edu/wiki/OntoGraf.

统将彼此兼容，可被任何支持该 ISO 规范的程序"理解"和使用。

为促进 ISO 技术规范和本体的推广使用，采用 PHP 编程语言搭建了本体服务网站，部署于 Apache[1] 万维网服务器中。该网站包括内容概览、本体描述、更新和扩展、主要模块、相关标准、类和属性列表、例子、相关参考文献等内容，还实现了本体文件下载、语义类型展示、语义关系展示及实例展示等功能。下面进行具体介绍。

（1）语义类型展示：列出 ISO 技术规范中定义的语义类型，给出语义类型的中英文标签、中英文定义、中英文注释、父类、子类、实例等。

（2）语义关系展示：列出 ISO 技术规范中定义的语义关系，给出语义关系的中英文标签、中英文定义、中英文注释、父属性、子属性、定义域、值域等。

（3）实例展示：提供一个示例性知识库，它定义了四君子汤、人参、白术等一些实例，并描述了这些实例的中英文标签、类型、语义关系等信息，用于演示该本体的应用。

该网站面向中医药工作者及信息标准研制人员提供术语和本体的访问服务，便于用户浏览 TCMLS-SN 的内容，并获取中医药领域的顶层本体。任何人只要从网站上下载本体，用 Protégé 等工具打开，即可开始编辑符合 ISO 技术规范的语义数据；也可利用语义网上的其他工具来处理该本体，实施 ISO 技术规范。

7.3.4　小　　结

术语系统的研制是中医药信息标准化工作的重点之一。TCMLS 是采用本体方法构建大型术语系统的一个成功范例，其设计理念和方法具有国际推广价值。TCMLS 的语义网络框架已于 2014 年成为 ISO 的一项正式的技术规范。该技术规范不仅规范和支持了 TCMLS 的建设，还为中医药学术语系统和本体创建提供了语义标准，对中医药学术语信息的交换具有重要意义。如何在语义网环境中实施这一技术规范，成为一个重要的问题。本研究实质上是将 ISO 技术规范转换为可计算模型的过程，其结果是一个规范化的中医药顶层本体。该本体及与之配套的网络服务，为 ISO 规范的推广使用提供了一种便捷、可靠的方式。

7.4　基于本体的关系型数据库集成

中医药信息应用的一大特点，在于需要将许多数据库集成起来，支持中医药工作者开展多学科、多角度的综合性研究工作。中医药数据库具有数量众多、异构性强、高度分散、自治性高等特点，且各种数据应用的需求各异、个性化较强，因此数据库集成的难度很大。如何实现中医药数据库的集成访问，消除"信息孤岛"现象，是中医药信息学领域中的一个重要的技术问题。

语义网旨在解决万维网上的数据发布与互联问题，构建一个全球性的巨型数据网络，以支持更为智能的万维网应用。构建语义网的一个重要目的，在于实现关系型数据库在万维网上的直接发布，使之可被机器直接处理。语义网将是继关系型数据库之后，在数据管

1　The Apache Software Foundation. The Apache HTTP Server Project ［EB/OL］. Los Angeles，USA：The Apache Software Foundation，1999 ［2015 年 7 月 20 日］. http：//httpd. apache. org/.

理领域发生的又一场革命：正如关系型数据库大大提升了企业信息系统的智能水平，语义网将使整个地球变得更加智能。

可通过语义网的标准格式表示中医药数据，实现中医药数据资源的网上发布，以及中西医领域的数据互联。"开放性中药关联数据（LODD）"（补充全称或者是中文）是一个大型的国际合作项目，它旨在利用语义网技术框架，整合医药学数据资源，加速新药研发的进程。LODD 已将大量中医药知识发布在互联网上，其中记录了草药的知识（如化学成分、疗效等），以及疾病、基因、草药之间的关联关系。LODD 能辅助研究人员找出能够治疗某种疾病的草药，理解草药的性质和疗效，支持中药新药研发等应用。陈华钧等采用这一技术策略，研制了 DartGrid 这一异构数据库集成工具，实现了中医药异构数据库的语义集成，内容覆盖中医疾病、中药、方剂、针灸等几乎所有的中医药门类，面向中医团体提供丰富的知识内容和强大的检索功能。

7.4.1　语义图及语义查询举例介绍

如前文所述，语义网以 RDF 作为数据存储和查询的基础模型。在 RDF 中，数据被统一表示为形如主体-谓词-客体（subject-predicate-object）的三元组，即 RDF 陈述（statement）。一组 RDF 陈述可被表示为一个带标签的有向图，即 RDF 图。如图 7-3（a）所示的图 g 表示"人参为一种草药，性温、味甘，可治疗肾阳虚证"的事实。其中，带框的节点代表概念，带单引号的节点代表文字，有向边代表一条陈述。在图中：①陈述〈人参,rdf:type,草药〉、〈肾阳虚,rdf:type,证候〉分别表示"人参为一种草药"和"肾阳虚为一种证候"的事实，其中"rdf:type"（简写为"a"）是 RDF 标准中表示实例与类的隶属关系的属性；②陈述〈人参,味,'甘'〉和陈述〈人参,治疗,肾阳虚〉分别表示"人参味甘"和"人参治疗肾阳虚证"的事实；③陈述〈草药,rdfs:subClassOf,植物〉和〈草药,rdfs:subClassOf,药物〉表示"草药既为植物也为药物"的事实，其中属性"rdfs:subClassOf"表示"父子类关系"。

SPARQL 是语义网的标准查询语言。一个 SPARQL 语句实质上是一个泛化模式，用于在 RDF 图中搜索相匹配的实例。设用户关心"哪些草药用于治疗病位在肾脏的证候（如肾阳虚证）"，这一请求可以表示下面的 SPARQL 查询：

```
SELECT DISTINCT ?n,?f
WHERE
  {?h  rdf:type  :草药;  :治疗  ?s;  :名称  ?n;  :flavor  ?f.
   ?s  rdf:type  :证候;  :病位  '肾'.}
```

该查询的 WHERE 子句的模式如图 7-3（b）所示。其中? h 代表一个草药,?s 代表一个证候,?h 可以治疗?s,?s 的病位为'肾'，而?n 和?f 分别代表?h 的名称和味。该模式在图 g 中匹配的实例如图 7-3（c）所示，其中，映射函数为:?h = 人参,?s = 肾阳虚,?n = '人参',?f = '甘'，而 SELECT 子句指定用户关注的变量名?n 和?f，故而查询的最终结果为（'人参','甘'）。

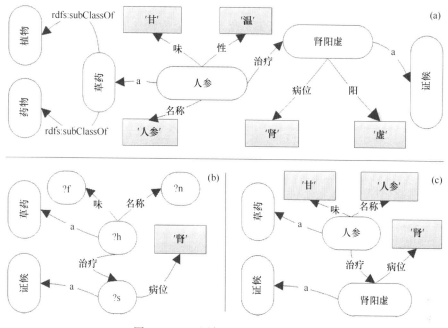

图 7-3　RDF 图与 SPARQL 查询实例

7.4.2　DartGrid 工具集

可基于语义网实现多个异构的关系型数据库的语义集成和统一查询方法。其核心思想是建立本体与关系型数据库之间的语义映射，其基本的原则包括：①本体中的类型对应关系型数据库中的表；②本体中的属性对应关系表中的某一列；③本体中的实例对应关系表中的某一行。通过映射方案，可以建立一个统一的本体与多个数据库之间的映射关系，映射文件将被用于实现数据库的集成查询。陈华钧等采用上述的技术路线，发明了语义映射、查询重写等方法，研制了 DartGrid 工具集，它能在 LOD 环境中实现分布、异构数据库资源的语义集成，为万维网用户提供统一的数据服务。

DartGrid 是面向语义融合的解决方案，其主要目标是将关系型数据库映射为虚拟的 RDF 数据集，可以通过 SPARQL 查询来访问。DartGrid 基于语义视图理论，以及语义映射、语义解析、查询重写等关键技术实现数据库的语义集成。DartGrid 的功能包括将关系型数据库映射为 RDF 数据，并且通过一个查询服务端口将映射后的数据发布于关联数据之上。DartGrid 包括两个主要的模块：①DartMapping 用于定义关系模式与本体之间的映射规则；②DartQuery 是一个查询重写引擎，它根据预先定义的映射规则，将 SPARQL 查询翻译为针对底层关系数据库的 SQL 查询。

DartMapping 是一个可视化的工具，它帮助用户以交互式的方式来定义关系模式与本体之间的映射规则。该工具将每一张表映射为共享领域本体之上的语义视图（semantic view）。数据库管理员可以通过 DartMapping 工具来编辑数据库表的语义视图。这一工具是基于 AJAX 技术路线开发的互动式万维网工具，它使用"拖拽（Drag & Drop）"等可视化功能来提供简洁、生动的用户体验。同时，它使用一些自动化手段来提高效率并减少错误：①基于从本体知识库中获得的语义关系来推断关系库表之间的潜在的 Join 关系；②根据关系模式中的主-外键关系，自动识别实体关系的语义；③基于实例之间的相似性来推断本体类与关系库表之间的匹配关系。生成的语义视图最终会被部署于一个规则库中，并指导查询引擎进行查询重写过程。

7.4.3　应用案例研究：中药数据库集成

近年来，中医药工作者大力开展中药领域的数据库建设，建成了"中国中药数据库"、"中药药理实验数据库"、"中药化学实验数据库"、"中国中药药对数据库"、"中国中药化学成分数据库"、"中国方剂数据库"等一系列内容丰富的数据库资源。若能将中药领域的数据库集成起来，则可进一步提升知识检索的完整性和数据分析的准确性，为研究学者提供更为广泛、全面的信息和知识。为此，我们将语义集成的技术框架应用于中药领域，构建了一个简单的中药领域本体，建立了本体与中药数据库之间的映射关系，实现了针对多个中药数据库的统一查询机制，从而为各种中药数据应用提供了一个统一的平台。下面进行具体介绍。

首先，构建了一个简单的中药领域顶层本体，作为实现中药数据库集成的基础。对中药数据库共建共享需求进行调查分析，依据中药相关各个数据库的特点，设计面向中药领域的、统一的规范化数据模型。根据这一模型，采用 OWL/RDF 语言构建了中药本体。如图 7-4 所示，它主要包括"中医疾病"、"方剂"、"中药"、"中药化学成分"、"医学专家"、"中医药文献"、"药理作用"、"化学实验"等基本的类型。鉴于方剂、中药、化学成分都属于药用物质，在本体中引入"药用物质"作为"方剂"、"中药"、"化学成分"等类型的共同父类。在本体中只需建立"药用物质"与其他类型之间的关系，其子类即可继承这些关系。因此，引入"药用物质"这一父类，实质上简化了本体的结构。在 UMLS 的语义网络中，定义了 54 种语义关系。在中药本体中，重用 UMLS 的语义关系在类型之间建立连接。例如，在"中药"和"方剂"之间，建立"... 成分（ingredient of）"关系；在"中药"和"中药化学成分"之间，建立"由 ... 组成（consists of）"关系；在"药用物质"和"中医疾病"之间建立"治疗（treats）"关系。另外，该本体重用了都柏林核心（DC）中的"主题"和创建者来定义"中医药文献"的属性。

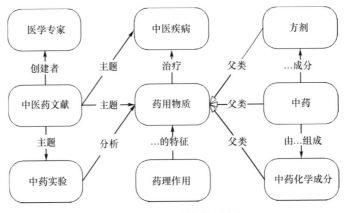

图 7-4　中药领域本体示意图

接下来，从中药领域的数据特点和实际需求出发，设计并实现专门面向中药领域的数据库集成框架，将多个已存、分布、自治、异构的中药数据库系统连接起来集中使用，为各种全局性应用提供统一的查询服务，实现中药领域数据共享和透明访问。这套机制向数据使用者屏蔽掉各种层次的数据异构性，使用户不必知道各物理数据库系统的结构组成、操作方法和部署方式，也不必自己去进行数据转换和结果汇总，只需通过简便的全局访问方法得到一个综合结果。目前的数据库集成方法有两类：物化方法和虚拟方法。这两种方法各有利弊，适用于不同的数据特点和查询应用需求。中药相关数据库源数目多、异构性强、自治性高、经常变化，且查询应用需求各异、个性化强，数据库集成的难度很大。鉴于此，拟从中药领域的数据特点和实际需求出发，综合采用物化方法和虚拟方法这两种方法，提出专门面向中药领域的数据库集成框架（图7-5），处理中药数据库集成中发生的各种复杂情况。在此框架中，①采用虚拟方法处理结构兼容性好、数据质量高、方便查询的数据库，通过中间件接收处理查询请求，对于查询请求可以根据相应的集成信息，将全局查询请求分解为多个局部查询请求进行处理；

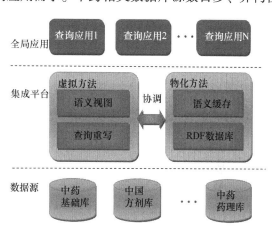

图 7-5　面向中药领域的数据库集成系统架构图

②对于数据库出现异构性特别强，数据质量特别差的时候，虚拟法无法实现数据集成，需要使用物化方法将数据库集合成数据仓库方便信息查询，并且在虚拟方法和物化方法之间建立协调机制，从而构成统一的中药数据库集成平台，面向各种全局应用提供查询服务。

如图 7-6 所示，采用基于语义网的关系型数据库集成方法，构建了中药数据库集成框

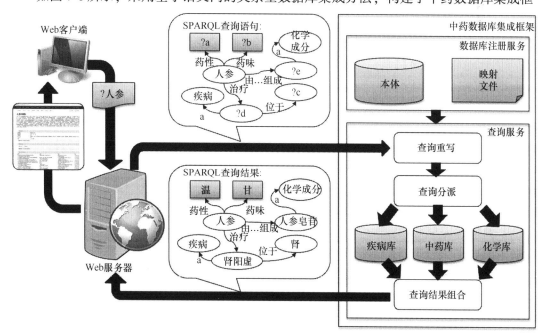

图 7-6　中药数据库的语义集成框架示意图

架。该系统的查询处理过程如下：当万维网服务器收到一条查询请求（如关于实体"人参"的信息）时，它会向查询服务器转交这一查询；查询服务器会根据数据库映射关系，将该语义查询重写为一系列针对底层数据库的 SQL 查询；查询分派器会将这些 SQL 数据分派给对应的数据库；查询结果组合器会将各个数据库返回的结果组合起来，返回给万维网服务器；最终万维网服务器会将查询结果呈现为一张网页，返回给客户端。

目前，该系统支持用户输入关键词进行检索，例如，用户输入关键词"大黄素"，则可检出数据库中与"大黄素"相关的实体。系统列出与用户输入的关键词相关的领域实体，点击链接可进入相关实体的信息页面。系统会将中药科技基础信息数据库、中药药理实验数据库等多个数据库中的实体信息进行集中展示，并标出了信息来源。用户可通过其中的超链接转到相关实体的信息展示页面。系统不仅展示实体的结构性信息，而且列出了实体的相关文献。例如，对于某个中药"大黄"，系统会给出对该中药进行实验的相关文献。该系统能够从整体上有效地组织和管理中药数据资源，为各种中药数据应用提供了一个统一的平台。

7.4.4 小   结

在中医药信息化建设过程中，先后构建起多个专业的数据库系统。由于各个数据库开发的时间、需求不同，以至于在各个单位，每个部门都建立了自己独立的、各个专业的主题数据库，这些专题数据库散在、分布式存在，形成了"信息孤岛"。从整体上有效地组织和管理这些数据，消除"信息孤岛"现象，就是数据集成需要解决的问题。本研究以面向中药领域的数据库作为研究对象，构建中药规范化数据模型，提出适用中医药数据结构与特点的数据集成方法，设计中药数据库集成框架，以期为中药领域研究学者提供更为广泛、潜在、隐含的信息知识，促进中医药信息事业发展。

7.5 中西医关联发现云平台

关联数据（linked data）的本质是将非结构化的超文本转化为结构化、语义化的数据互联网络，以便于机器可以理解和分析。关联数据将是未来智能化、个性化网络的一种重要表达手段。在 linked open data project（LOD）的带领下，大量的专业领域数据以术语库或者网络本体的形式被发布在互联网上，以供共享和互连。截至 2011 年 9 月，LOD 项目一共包含了 295 个数据集，310 亿条三元组和约 5 亿个关联关系。其中，生命科学领域的数据占到了 38.06% 的比重，并且从这些数据集链接到外部数据集的量是所有领域中最多的，达到了两亿条。

这些开放的链接数据为进一步的数据互连提供了可随时访问的数据源，可以用于各种应用领域的数据整合和数据挖掘。以近几年逐渐引起人们注意的"整合医学"为例，它以整合各个领域、层次的知识，以更系统、更全面的诊疗为目标，其中作为需要和主流医学相整合的补充替代医学在接受程度上远不如主流医学。其根本原因在于补充替代医学的知识体系和主流医学从基本原理和实施方法上都截然不同，而且不为人们所知。实际上，众多用于验证中医证候特性和中药的现代医学特性的现代生物学实验已经积累了一定数量的可信发现，如阴、阳两个概念，根据实验发现，与血液中的氧化和抗氧化作用相关。

采用关联数据技术把生命科学的大量开放链接数据和补充替代医学的知识关联起来，并提供数据源的可插拔接入和关联发现的即时计算，将成为整合医学研究的一个前沿手段。为解决中西医关联发现的技术问题，顾珮嵌等研发了一个基于开放语义互连数据关联的云计算平台。它将有可能解决如下问题：中医证的现代医学属性和概念，中药是如何通过生物途径影响并治愈疾病。这些关联的发现有助于中医学理论的科学定性及中西医结合研究的正确定位，使中医药现代化研究沿着正确的轨道前进，对于促进现代医学的进一步融合也具有指导作用。

7.5.1　开放链接数据

开放链接数据的核心思想是构建计算机可以解析并理解的语义数据网络，使互联网上的数据资源具有唯一标识，并使来自不同地理位置、不同格式、不同领域的数据通过此标识符的指向性链接被关联起来。

关联数据使超文本链接的文本网络演化为可以通过标识符进行存取和引用的数据资源网络。同时，由于这样的数据网络资源具有二元关系特征，对该数据网络进行关联搜索变得更为直接，实际上也符合用户的检索需求从链接到答案的转变。基于此，人类大脑中的常识和加工知识能像当今互联网上的网页一样，彼此互联，进而进行全知识、全领域的知识检索。

7.5.2　云计算技术

随着人类制造和消费数据能力的不断增长，人们对于大规模数据处理的需求日益旺盛，加上以往的单机环境已经无法满足现今动辄 TB、PB 级及以上数据量的计算任务，使云计算概念火速升温。虽然云计算的概念具有相对标准的定义但实际上经常将具有分布式计算能力、在集群环境下提供计算服务的平台称为云平台。

MapReduce 分布式编程框架，为大规模数据计算提供了非常便捷的计算迁移和计算扩展方案。其基本思想是把计算任务分为多个可以并行处理的子计算任务，由各个计算节点独立完成计算，并整合计算结果返回给用户。分布式计算方案可以用于解决随着数据规模增长而不再适用于单机计算的科学计算任务。以语义链接数据的推理为例，目前常用的推理机 Pellet、FaCT++、Jena 等都缺乏良好的可扩展性，对于多领域、多本体的大规模链接数据集无能为力。然而，语义数据的推理及关联计算，对于发现潜在的知识，提取用户关心的信息，都具有十分重要的意义。例如，生物医药工作者可以推理出药物的作用路径、基因关联或者代谢路径，从而辅助新药的发现和合成药物的开发。

将云计算方案用于解决由数据增长和数据整合需求带来的大规模数据计算任务，已经是势在必行。

7.5.3 中西医关联发现的研究

中医药积累了独特的观病、诊病、治病的一系列医学哲学，并以提取选用天然药物的中医药为其显著特征。目前中医诊疗方法和中医药在疑难杂症治疗和健康养生等领域正成为全世界患者会寻求的日常治疗手段。

尽管全世界的研究人员试图挖掘发现中医学的科学依据，中医研究人员和西方生物医学研究人员之间仍然缺乏彼此沟通了解的有效渠道。造成这个现状的原因来自多方面：其一，中医研究通常比较封闭，数据没有得到有效记录，缺乏文档电子化和信息公开；其二，关于中药和中医证候在生物系统中的基因、蛋白质、代谢路径等的研究很多，但是通常比较分散，缺乏有效的整合。

中西医的跨领域关联发现研究可以促使中医研究人员将中医药知识信息化，更重要的是，知识互联使得领域搜索从文本链接的时代进入到了语义链接的时代，改进了资源发现的效率。

在语义链接数据的基本描述框架中，属性代表了资源间或者资源与数值之间的二元关系。由这些属性关系串联起来的资源网络可以被看作是一张有向标记图，由具有二元关系的三元组语句组成。图中的每一条边代表了一条通过属性关系连接主体资源和客体资源的语句。

语义关系的关联发现的研究内容是，在一个语义链接数据图中，两个实体资源之间是否存在连接这两个资源的一条或多条由个三元组串联起来的关联属性链。为了挖掘任意两个资源之间的语义关联关系，需要寻找连接这两个资源间的可能的三元组关联路径序列。这样的关联发现问题通常可以通过语义查询语句的组合和语义推理技术来解决。

对于领域关联关系发现，难点在于，不同领域的关联数据集较为分散，而且数据规模巨大，因此计算框架除了具备可扩展性，还需要解决跨数据集的关联发现问题。为此提出了一种具有分布式计算能力的跨领域关联发现方法。

7.5.4 数 据 采 集

西方生物医药领域的开放数据集众多，包括高质量蛋白质数据库 Uniprot，被广泛使用的基因本体 GO 和美国国家生物技术信息中心的 Entrez Gene 数据库等。这些数据集蕴含着高质量的领域链接知识，并且在这些三元组链接图中包含着复杂的领域关联关系。为了研究中西医关联发现的需要，建立不同数据集资源之间的映射关系，将分离的数据集连接成一个巨大的链接数据云。

在链接数据云中，用来打通中医药知识和西方生物医药知识的数据集主要来自台湾大学的 TCMGeneDIT，它是一个提供中药方剂和基因、疾病、化学成分之间的关联关系的数据库。以这些已经建立关联的中西医关联关系为起点，可以把更多的中药及中医疾病、证候，连接到西医疾病、相关基因、相关蛋白质，以及疾病调控网络。例如，TCMDiseasome 就是通过资源映射以后得到的关联本体，表明在 TCMGeneDIT 中可以发现在疾病本体 Diseasome 中可以对应的西医疾病和药物组成等信息有 2699 条。在此基础上，同样也可以整合已经通过专家验证的纯中医药本体，如传统的中医药语言系统。

对于这些集成进来的数据集，统一给它们一个命名空间 http：//www.biotcm.org，后面跟着的字段用来区分来自于各个数据集中的资源，例如，同样的基因可以在 Uniprot 中存在，也可能在 Entrez Gene 中被找到。

7.5.5　分布式语义推理引擎

为了能够在由多个数据集构成的海量链接数据图上做关联关系发现，提出了一个分布式语义推理引擎，用于解决单机推理机无法胜任的大规模语义推理计算问题。为了提供更完整的关联路径查询结果，分布式语义推理引擎对原有的多来源本体进行格式转换和基于数据映射连接跨领域资源，并最终通过分布式推理框架进行数据整合，得到新的完整的链接数据图。

分布式语义推理引擎主要由 3 个模块构成：链接数据云、规则库和分布式推理框架。来自于异构环境的、海量的、不同领域、不同格式的语义链接数据经过 Apache Jena 等语义处理工具的处理，以三元组文件数据流的形式被导入到 HDFS 中，完成了数据云的转换。规则库的来源主要是两个部分，一部分是 RDF/OWL 所原生的逻辑推演规则；另一部分是领域关联规则。语义推理的目的是通过推理引擎的推理，从原始知识库出发得到符合事实规则的、更为完整的知识。海量跨领域知识通过关联规则将原本分离的领域数据链接起来，从而在整合的知识库上完成更智能的关联分析及数据挖掘。领域的关联规则通常是由领域专家根据客观规律或者领域共识来制订完成。分布式语义推理框架的核心是分离迭代计算大规模链接数据，以规则库中的规则为算子，经过多次调整算子和数据迭代之后得到最终计算结果。

分布式推理算法 MapReduce 的核心思想是，Map 操作把原始数据中的键值对映射成新的键值对，Reduce 操作化简中间数据，将共享相同键的键值对映射到同一个计算节点上去。算法描述详见文献。

7.5.6　跨领域知识检索

为了支持更有效的中西医关联知识检索，基于分布式推理引擎开发了中西医关联知识搜索引擎——BioTCM Cloud。目前已经整合了 35 个来自不同数据源的数据集，数据量为 15G，并在持续增长。以中西医关联发现为例，可以利用如下的推理规则来挖掘草药和基因的关系：（草药，治疗，疾病）；（疾病，常用药物，西药）；（药物，靶点为，靶点）；（靶点，对应，蛋白质）；（蛋白质，分类为，EntrezID）；（EntrezID，基因名，基因）。

通过分布式语义推理引擎，不同来源的知识可以被链接起来，以供跨领域的查询和关联发现。从系统功能层面来说，BioTCM Cloud 包含以下功能。

（1）术语检索：在首页及 Term Search 的输入框内可搜索任意中医药、疾病、基因、蛋白质的术语，在检索结果里会给出从相关本体或链接数据集中查询出来的概念属性，以及从其他相关本体中查询出来的信息。

（2）数据集：列出了已经被整合进来的链接数据集，其命名空间及映射数量。

（3）领域关联推理：包含两部分专用推理，一方面是搜索某个中医药，返回与之相关的西医知识；另一方面是搜索西药、基因、蛋白质或西医疾病，返回与之相关的中药。

（4）知识可视化：实现查询结果的图形化展示。

7.5.7　结论与展望

顾珮嵚等提出了一个用于中西医关联发现的云平台——BioTCM Cloud。该平台是构建在大量的开放链接数据的基础上，以及跨领域知识整合的需要。面对海量的链接数据，提出了基于 MapReduce 框架的分布式语义推理框架，用于解决基于领域规则的知识推理问题。以中医草药为案例，分布式语义推埋可以建立中医药和西医之间的关联，以促进中西医之间的沟通和数据共享。

通过 BioTCM Cloud 开放平台，希望促进医药信息学的研究人员将更多中医药的数据和知识信息化、语义化，并和其他领域的研究者通过数据共享和数据互联得以沟通，了解彼此的知识成果。对于平台的功能，还将继续丰富，增加数据集上传、用户纠错等功能，以建立良好的中西医知识社区。

7.6　中医药语义搜索

为解决中药新药研发中的信息集成和检索问题，设计并实现了语义搜索系统 TCM-Search。为实现分布式、异构数据库的语义集成和一致性访问，提出语义视图，来定义关系型数据库与领域本体之间的模式映射。该系统根据关系型数据库的语义视图，将用户提出的语义查询重写为结构查询语言（SQL）查询，再分派给各个关系型数据库，最终将查询结果进行语义封装。它还基于本体构建文本内容的语义索引，从而实现了基于概念的内容检索。这些本体驱动的方法，使该系统与关键词搜索系统相比，具有更高的查准率与查全率。该系统已成功部署，它基于一个大型中药领域本体，通过万维网方式为中药领域专家提供智能搜索服务。

7.6.1　背景概述

中药新药研发是中医药现代化工程中的重要组成部分。它旨在结合中华传统医药学与现代医药学的方法，分析中草药的药理作用、功效和化学成分等特征，并据此研制疗效更好、毒性作用更小的新药。作为一个知识密集型领域，中药新药研发对信息检索技术具有迫切的需求。在中医药信息化的建设中，积累了包括基础理论、中药和方剂、中药化学成分及临床试验等方面的信息资源，并建立了一系列的数据库查询和文本搜索系统。然而，现有系统存在两个主要问题：①无法实现分布式、异构信息资源在不同机构和专家之间的充分共享，造成信息孤岛现象；②基于关键词的搜索系统，无法利用各种信息资源之间的语义关联，来实现基于内容的文本检索。针对上述问题，提出通过构建领域本体来定义领域概念之间的语义关联，使用语义网技术解决异构数据集成和文本信息抽取等技术问题，从而面向该领域提供效果更好的智能搜索服务。

7.6.2　语义搜索技术

语义网是一个去中心化的互联信息空间，它基于本体提供机器可理解的智能数据资源，从而支持大量智能代理进行协作式问题求解和知识发现。语义搜索（semantic search）是建立在语义网上的智能应用，它将用户需求表示为语义查询，以本体驱动的方式在万维网环境中检索语义相关的信息资源。语义搜索系统采用语义信息抽取、语义索引、智能语义查询处理、语义关系发现及语义资源排序等一系列创新性方法，提高了检索结果的相关性和用户满意度。语义搜索技术特别适用于领域概念模型相对复杂的生物医学应用。例如：Mukherjea et al. 研制了一个面向医学领域，基于语义关联和语义排序等技术实现的医学知识产权搜索系统；Stephens et al. 研制了一个面向药物发现和安全性应用的数据库集成和综合查询系统；Gao et al. 则研制了一个面向脑科学领域的分布式语义集成与检索系统。然而，这些系统都集中于西方医药领域，而未涉及中医药领域。

为满足中医药领域的特定需求，陈华钧、付志宏、盛浩、杨克特、冯叶磊、于彤等研制了一个面向中医药的语义搜索系统 TCMSearch，它旨在利用一系列本体驱动的方法，来解决中医药信息检索中面临的问题。针对中医药领域信息的形式多样、管理分散、概念丰富和模式复杂等特点，提出在信息的语义提取、语义互联和语义融合的基础上实现智能检索服务的设计思路。从功能角度分析，TCMSearch 属于一种混合型的搜索系统，它融合了 2 类语义搜索系统的技术特征：①通过对结构性数据的自动浏览、注册、索引和评级，来支持各种智能查询应用；②基于本体对文本内容进行语义标注并建立语义索引，从而提高文本搜索的质量。该系统的技术贡献主要有以下 3 点。

（1）针对结构性信息，提出一种基于语义视图的查询重写方法，来支持分布式、异构数据库的语义集成和统一查询。

（2）针对文本信息，提出一种语义索引的构建方法，该方法基于本体从文本中提取概念实体和语义关联，利用基于语义图的索引结构加以维护，从而支持各种形式的文本内容检索。

（3）设计并实现了多样化的智能搜索服务，包括基于内容的搜索、智能语义查询、语义图浏览、相关概念推荐、按主题的信息综合等，并实现这些服务之间的灵活转换，使得用户可以围绕一个领域主题来进行高效而全面的信息检索。

7.6.3　系统的基本原理

当前万维网可视为由互相链接的信息资源（即记录）所构成的图，而语义网则是由互相联系的事物所构成的图。"文档图（graph of documents）"的节点代表各种记录，边代表记录之间的引用关系，该模型反映了信息的实际存储和互联的情况，这是信息技术人员所关心的；"事物图（graph of things）"的节点代表各种事物，而边代表语义关联，该模型反映领域事物之间错综复杂的逻辑关系，这是领域专家所关心的。语义搜索的作用，就是实现"文档图"和"事物图"之间的相互映射，语义映射过程包括以下 3 个主要任务。

（1）词汇-概念映射：领域专家可能用不同的词汇表达同一概念，或用同一词汇表达不同概念，所以词汇和概念之间存在多对多映射。

（2）记录-RDF 图映射：可以将每一个文档，根据其自身的语义转换为相应的陈述集，并以 RDF 图的形式加以表示和存储；也可以从 RDF 图之中出现的陈述回溯到该陈述来源的记录，作为该陈述的证据。

（3）关系模式-本体映射：中医药领域的结构性信息资源主要存储于一系列关系型数据库中。为了将关系型数据库转换为在语义网上可访问的智能数据资源，提出一种模式映射方法。该方法利用语义视图定义关系模式与本体之间的映射，并通过基于语义视图的查询重写，来实现关系数据的语义封装与融合。

TCMSearch 系统可以分为 3 层：①信息资源层，该层对应于文档图，提供了数据库、领域文献和万维网页面等信息资源；②语义映射层，该层包括语义搜索的核心功能，它从信息资源中提取语义信息，存入领域知识库中，并据此支持语义查询处理；③语义服务层，该层对应于事物图，它基于万维网环境向用户提供各种搜索服务，并通过人机互动的方式，根据用户请求来构造语义查询并显示搜索结果。

在语义映射层中，语义提取引擎工作于后台，用于实现从"文档图"到"事物图"的映射过程；语义查询引擎工作于前台，用于实现从"事物图"到"文档图"的映射过程；而领域知识库管理语义映射信息（包含领域本体、语义索引和语义视图）。语义映射方法分为两个部分：①针对结构性信息（主要为关系型数据库），基于本体来屏蔽数据模式的异构性，提供统一的语义查询服务；②针对非结构性信息（即文本记录），从文本中提取语义信息，存入语义索引中，从而支持基于内容的文本搜索。

7.6.4　基于语义视图的查询重写方法

陈华钧、盛浩等针对异构关系型数据库信息的语义集成问题，提出一种基于语义视图的查询重写方法，它的步骤如下。

步骤 1 定义语义视图：通过一个语义映射工具，建立关系与本体中类和属性的映射规则。

步骤 2 构造语义查询：通过一个查询构造器，根据用户输入的请求，自动构造通过本体表达的 Sparql 查询，作为与底层数据模式无关的中间查询。

步骤 3 查询重写与结果封装：通过一个查询重写引擎，将中间查询重写为针对底层数据模式的结构查询语言（SQL）查询，将 SQL 查询分派给对应数据库来完成实际的查询处理，并针对 SQL 查询的结果进行必要的语义封装与融合，从而获得最终的查询结果。

查询重写引擎根据语义映射规则，将 Sparql 查询语句解析为 SQL 查询语句，并生成 SQL 查询的执行计划。它包括：①查询解析器，它解析语义查询，生成以 SQL 查询表示的查询计划，其中描述了所要查询的数据的源数据库、关系名、数据列、查询条件及各个数据表之间的 Join 关系等；②查询执行器，它将 SQL 查询分发到不同的关系数据库中执行，并将 SQL 结果集包装为语义查询结果集。

7.6.5　基于领域本体的语义索引

杨克特、冯叶磊等实现了基于领域本体建立文献索引并实现语义搜索的方法。该系统基于本体对文本内容进行语义标注，并建立语义索引，从而提高文本搜索的质量。针对文本信息，提出一种语义索引的构建方法，该方法基于本体从文本中提取概念实体和语义关联，利用基于语义图的索引结构加以维护，从而支持各种形式的文本内容检索。传统的搜索系统一般基于关键词索引，它不能准确地体现用户请求与文本内容之间的语义相关性；而语义索引是针对文本中蕴含的语义信息所建立的索引，它能更好地体现文本之间的语义关联，并支持机器推理能力，从而提高搜索结果的查准率与查全率。针对非结构性数据，提出一种基于语义索引的内容检索方法。该方法的主要步骤如下。

步骤1 提取文本中的语义信息：对文本内容进行语义分词和语义分析，提取其中出现的一组资源及它们之间的语义关联，表示为一个 RDF 图，并通过机器推理方法来推断 RDF 图中蕴含的假设性语义关联。

步骤2 构建文本内容的语义索引：利用基于 RDF 图的索引结构，来维护从文本记录到其中出现的资源和陈述的匹配关系。

步骤3 基于内容匹配的文本检索：对于用户使用的特定查询词或短语，系统首先找出与之语义相关的资源，然后利用这些资源在索引中匹配相关的记录，并将结果集返回。

语义索引中定义了一系列从资源（包括概念或陈述）到文本记录的映射关系，从而反映了文本记录之间的语义关联。语义索引中包括：①词汇-记录矩阵，即从词汇到记录位置的映射；②概念-记录矩阵，即从概念到记录位置的映射；③陈述-记录矩阵，即从陈述到记录位置的映射。

语义索引能够支持更加强大的语义搜索。搜索结果既包含与用户输入的查询词匹配的文档，也包括与用户输入在语义上相关的文档。对于用户使用的一个特定查询词，系统也利用其他语义相关的资源进行查询，使得查全率得到提高；如果系统成功识别了一个特定查询词，则利用对应概念查询语义相关的记录（而不一定是词汇匹配的记录），使得查准率得到提高。

7.6.6　TCMSearch 的部署情况和应用效果

TCMSearch 系统采用面向语义服务的体系结构，将上述针对结构性和文本数据的两种方法集成在一个技术框架中，从而向领域专家提供统一、全面、个性化和多样性的信息搜索服务。TCMSearch 现已部署于中国中医科学院，正式投入使用并稳定运行，直接支持全国范围内的 40 余个中药领域机构的科学研究和新药开发。该系统基于一个中医药领域本体，整合了 70 余个大型的中医药数据库，覆盖了中药学的几乎所有门类，包括中医药文献数据库、方剂数据库、中药数据库、非处方药数据库、藏药数据库、中药化学成分数据库、医药产品数据库、新药品种数据库及临床医学数据库等。

如图 7-7 所示，TCMSearch 在数据集成的基础上，基于万维网界面提供各种交互式的信息检索服务。用户可以通过领域概念驱动的方式，在语义查询、搜索和浏览等检索模式

之间灵活转换，从而更加流畅而迅捷地获取相关信息。下面分别介绍 TCMSearch 所支持的
3 种主要的信息检索模式。

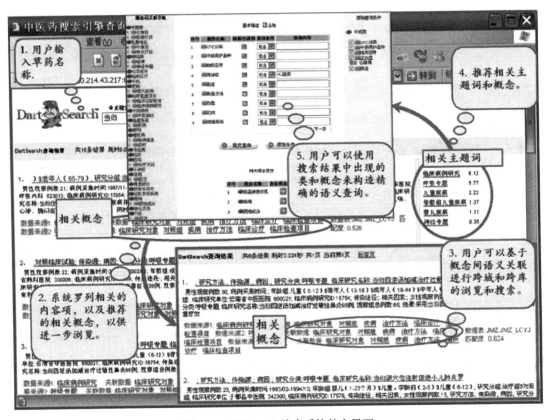

图 7-7　TCMSearch 搜索系统的主界面

（1）基于概念的内容搜索和浏览：如图 7-8 所示，该项服务采用搜索引擎的界面风
格，它通过一个文本输入框来接受用户的查询请求。当用户输入一个字符串后，系统首先
将字符串划分为查询词，然后根据本体来搜索与查询词相匹配的概念和陈述，并基于相关
资源集合，通过语义索引获得语义相关的结果集。系统将匹配的文本记录罗列在界面中
央，标注出记录中出现的概念，并将这些概念的类别和相关概念罗列在右侧。用户点击这
些概念时，将使系统产生新的检索过程，获取更多相关的信息。

（2）语义查询构造：如图 7-9 所示，该服务引导用户根据领域本体构造语义查询，从
而满足更加复杂和精确的检索需要。它支持针对单个概念的信息融合，以及多个概念之间
的关联查询。根据用户选择的初始概念类型，该界面能够基于本体自动生成查询条件输入
表单，引导用户构造查询的模式。在用户构造完成后，界面将生成一个查询语句，提交查
询处理引擎进行执行，并将返回结果以表格形式展示，用户同样可以点击表格中的概念来
获取更多相关的信息。

（3）知识地图：如图 7-10 所示，该服务将语义网数据以可视化语义图的方式展示，
其中节点代表概念，而边代表语义关联。用户可以通过该图来浏览领域概念，更加形象地
理解它们之间的关联，也可以选择其中的某个概念开始构造查询或搜索。这项服务使得用

户可以在概念层次上浏览领域信息资源，并发现各种概念或信息元素之间的潜在联系，从而增强了领域信息空间的联通性。

　　TCMSearch 系统已被用于一系列中西医结合药物发现的应用：结合系统生物学和中草药临床数据进行中草药疗效与安全性分析；基于中医药方剂数据，利用智能检索技术来分析方剂配伍规律；利用分子生物学研究中药成分和功效等。这些应用案例验证了 TCMSearch 的有效性和实用性。

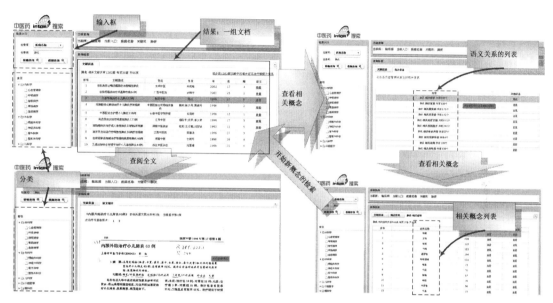

图 7-8　基于概念的内容搜索和浏览界面

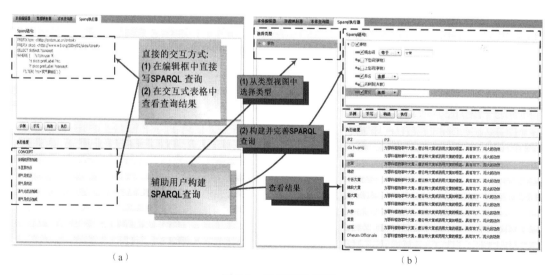

（a）　　　　　　　　　　　　　　　　　　　　（b）

图 7-9　语义查询界面

（a）自由形式的 SPARQL 查询工具；（b）辅助形式的 SPARQL 查询工具

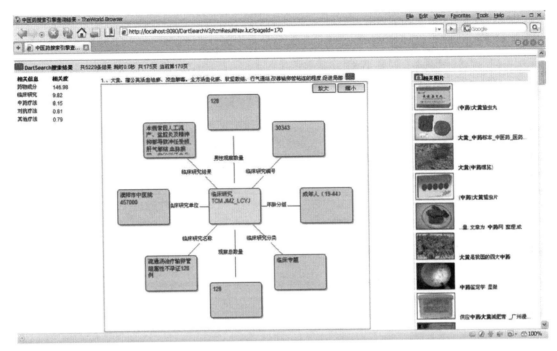

图 7-10　知识地图界面

7.6.7　小　　结

中药制造业的发展，依赖于中西医领域信息资源的整合与共享，语义网技术将在其中发挥重要的作用。本节介绍了一个实用的大型语义搜索平台 TCMSearch，支持中医药领域的分布式、异构数据库集成，为领域专家提供各种智能信息检索服务。它利用基于语义视图的查询重写、语义索引和智能搜索服务等创新技术，改进了该领域信息检索的性能和用户满意度。该系统已经成功部署，并服务于一系列中医药知识保护和利用的应用案例中。作为语义网在中医药领域的应用范例，TCMSearch 体现了语义网在跨域、跨文化、多学科的信息资源集成和检索上的技术优势；为共享和利用中医药知识遗产，促进中西方医药学的结合，推动中药制造业的发展做出了贡献。

7.7　中医药语义维基

语义维基是语义网技术与维基系统相结合的产物，它既保持了维基系统在社会化知识工程方面的优势，又强化了对结构性数据的支持。中医百科是通过语义维基技术构建的中医药知识共享网站，它基于中医药领域本体来整合中医药领域的知识与作品，向网络用户提供百科全书式的知识服务。本节对语义维基技术进行了简要介绍，并阐述了中医百科的后台技术、交互方式和交互方式，以期为中医药信息化领域的研究和开发人员提供参考。

7.7.1　语义维基技术

维基基于万维网的知识共享平台，能有效促进全球的中医专家开展知识共享和作品创作等活动，对于中医药知识遗产的保护具有很大的推动作用。传统的知识工程以小型团队为基础，采取封闭式的知识管理策略，在知识积累的效率和规模上都有很大的局限性。在网络时代，知识资源的总量迅速增长，且具有分布性和异构性等特征，这对于知识工程技术提出了更高的要求。传统的知识管理技术，在动态性和可扩展性等方面与实际情况相去甚远，无法满足网络环境下对知识共享的需求。

维基（wiki）是在网络时代中涌现的大众化知识工程技术。维基的典型案例包括 wikipedia 和 wikiquote 等网站，它们共同的特点是允许任意网络用户对任意页面进行创建和编辑。维基能够集思广益，突破了传统知识工程的知识获取瓶颈，在领域知识共享中取得了巨大成功。在生物医学领域中，维基已被应用于临床实践、医学教育和研究等领域，成为虚拟协作的有效方式。

随着维基技术的推广，当前万维网上出现了大量的维基系统。这些系统之间缺乏标准化的交互方式，导致知识无法在系统之间流动。另外，维基系统的内容以文本为主，为实现自动处理和机器推理等任务增加了难度。语义网能够解决上述两个问题，推动维基技术的进一步发展。语义网与维基相结合的产物被称为语义维基（semantic wiki），其代表性系统包括 Dbpedia、Semantic Mediawiki、KnowWE 等。其中，Semantic MediaWiki 是对 MediaWiki（它是 Wikipedia 的后台程序）的扩展；Dbpedia 则实现了从 Wikipedia 数据到语义万维网数据的转换。这些系统既保持了维基系统在社会化知识工程方面的优势，又强化了对结构性数据的支持，且能提供语义推理、语义搜索、语义查询等高级功能，因此更能满足生物医学等领域在知识管理与知识工程方面的业务需求。

7.7.2　DartWiki 技术

DartWiki 是一套基于 J2EE 的语义维基解决方案，它在数据万维网的基础上向网络用户提供知识共建与共享服务。DartWiki 实现了机器友好接口（machine-friendly interface）和人类友好接口（human-friendly interface）之间的对接，从而成为网络用户与数据万维网之间的中介。DartWiki 提供以下的数据万维网访问方式。

（1）语义查询：DartWiki 通过 SPARQL 端点（SPARQL endpoint）获取所需数据。所谓 SPARQL 端点，是指符合"SPARQL Protocol for RDF"这一标准的万维网服务，它支持客户端通过 SPARQL 查询来访问数据，查询结果以一种机器可处理的格式返回客户端。

（2）实体访问：客户端通过 HTTP GET 来提交某个实体的 URI，服务端返回有关该实体信息的 RDF 图。HTTP URI 在其中起到了双重作用，既可作为实体本身的标识符，又可作为实体信息的访问地址。

（3）转储文件（dump access）：通过 HTTP GET 获得整个知识库的转储文件，用于抽取、转化、装载等过程。

7.7.3　中医百科的交互方式

　　笔者通过原型系统、研讨会等形式，获取了领域专家对中医百科系统的需求，从而设计了中医百科的人机交互模式。通过基于原型系统的交互过程，可尽早发现领域问题、明确需求要点和设计原则。笔者借鉴已有的语义维基系统，融合各种维基系统和语义网应用系统的设计理念，构建了最初的中医百科原型系统；再通过一系列的迭代过程对该系统进行持续改进。在每一次迭代中，由目标用户对原型系统进行系统性的测试和评估，并由技术人员据此对原型系统进行改进。笔者还采用已有的 UI 设计模式，解决常见的设计问题，以提供优质的用户体验。

　　中医百科系统提供了"按作品访问"和"按概念访问"这两种主要的交互方式。在"按作品访问"的方式中，用户可以对各种作品进行检索和查看，并通过简洁的文字和逻辑陈述对作品进行语义标注。在"按概念访问"的方式中，用户可以对概念网络进行浏览，从中选择某个概念，进而转到这个概念的综合性页面对其进行查看和编辑。用户可以通过语义链接在这两种方式之间自然地进行切换。如图 7-11 所示，中医百科的用户可以通过以下的方式对中医领域概念进行定位、浏览和编辑。

　　（1）用户输入关键词，系统检索与该词汇相匹配的概念：若该词汇为某一概念的正名，则选定该概念；否则系统将列出与该词汇相关的所有概念，以供用户进一步选择。

　　（2）系统根据用户偏好，提供一组推荐性概念及层级性类目，以供用户选择概念。

　　（3）用户输入关键词，系统在知识库中检索与之相关的概念，将其列出以供用户选择。

　　（4）在概念被选定后，系统从各种知识资源中获取概念的各种信息（如正名、异名、定义、注释、相关概念等）并将其综合呈现在一张页面中。

　　（5）用户可将某个选定概念作为初始概念，通过语义链接在概念之间进行跳转，从而进行连贯的交互性概念浏览。

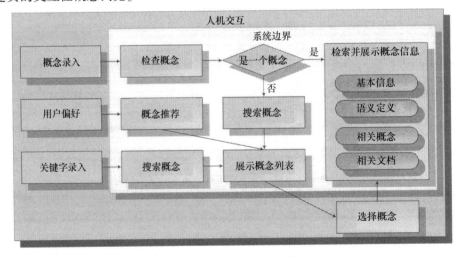

图 7-11　人机交互模式示意图

7.7.4　中医百科的用户界面

中医百科的用户界面旨在支持网络用户对中医药概念和作品进行交互式访问和编辑。该界面通过 Ajax 技术实现，并在后台与语义网门户连接。如图 7-12 所示，中医百科向网络用户提供了类似于 Wikipedia 的用户界面，其中包括以下的组件。

（1）输入框：接受用户输入的概念名称和关键词。

（2）功能性链接：提供概念的创建、浏览、编辑等功能的入口。

（3）精彩概念：根据内容质量和用户偏好，提供一组"精彩"的概念。

（4）分类浏览：提供概念的类目和次类目，以供用户进行分类浏览。

（5）工具性链接：提供语义网络分析、可视化和下载等工具的入口。

用户可通过输入框、概念链接和概念图等多种方式来指定概念，并进入概念信息的综合展示页面；也可使用语义链接在知识空间中进行浏览。例如，当用户输入"大黄"后，系统会提供一张用于去除歧义的页面，它列出一组与"大黄"相关的概念以供用户选择。用户在其中选择了"中药大黄"这一概念后，系统会提供一张关于大黄的综合性页面，内容包括正名、异名、定义、注释、相关概念、相关文献等。这些知识都标明了来源出处，以便用户追踪知识的源流。该用户界面为中医专家提供了全面、互联的数据视图，且向用户屏蔽了数据预处理、数据管理和数据集成等复杂任务。

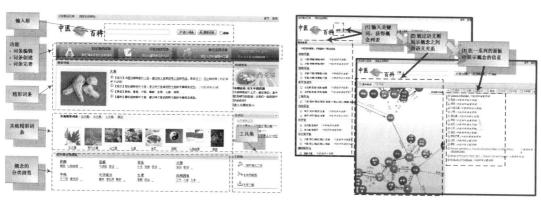

图 7-12　中医百科的界面

7.7.5　小　　结

中医百科系统基于语义维基技术实现了各种知识遗产与作品的整合，向中医专家提供全面、可靠的知识服务，以及作品录入、澄清作品意义、作品质量检查与改进等一系列工具。它还简化了中医药作品元信息的著录和维护，这对于全面、可靠的知识遗产保护至关重要。该系统能够鼓励领域专家参与知识共享活动之中，从而营造出一个围绕中医药文化遗产保护的虚拟社区。

7.8 基于中医药语义网的智能应用

语义网将是一个全球共享的智能信息空间，能实现各种数据资源的互联互通，支持机器推理、知识发现和智能问答等各种智能应用。在本节中，探讨在中医药领域中构建语义网基础设施，并在此基础上模拟中医思维的过程，挖掘中医医案中的知识，构建中医临床智能系统，从而支持中医科学研究和临床决策。

7.8.1 概　　述

信息系统能为医学决策提供医学知识和证据支持，在循证医学的实施和发展中发挥了重要的作用。Haynes R B 于 2006 年提出了一种用于对循证医学服务进行分类的"5S"模型，它包括研究、综述、摘要、总结、系统 5 个层次。其中，处于最高层次的"系统"，是指能对应用情景做出判断，按需提供知识服务，以支持临床决策的智能系统。这类系统能够将个体患者信息与相关研究的最佳证据相结合，根据患者的特征和具体情况，自动链接至相关的最佳证据，并提醒或告知医护人员治疗的关键所在。这些智能系统在后台需要知识库、推理机（即规则引擎）和知识发现等智能方法的支持。

在中医领域推广循证医学的理念，也同样需要智能系统的支持。中医学者从 20 世纪70 年代就开始尝试将名老中医的临床经验表示为计算机程序，从而使计算机具备专家水平的诊治能力。在中医诊疗技术现代化的背景下，研发智能化辅助诊疗系统成为中医药信息化建设的热点。如何通过计算机来模拟中医的思维过程，目前仍是中医知识工程研究的一个核心问题。中医专家头脑中的隐性知识在中医临床诊疗中起到了关键性的指导作用。为模拟中医思维，首先需要将中医头脑中的知识转换为计算机能够管理和处理的数据。也就是说，需要建立数字化的中医药领域知识模型，进而实现辅助中医诊疗的智能系统。

语义网技术为构建中医药智能系统提供了潜在的解决方案。为实现智能应用系统，需要计算机掌握尽可能丰富、全面的领域知识和数据资源。语义网具有强大的数据集成能力，能有效解决中医药领域的"数据孤岛"问题，建立中西医之间的知识关联，为构建中医药智能系统，实现知识服务模式创新提供有力的技术支持。为构建面向中医药领域的语义网基础设施，首先需要构建中医药领域本体，继而整合中医药领域知识和数据资源。在中医药语义网的基础上，可通过机器实现知识推理以模拟中医思维的过程，挖掘中医医案中的知识，构建中医临床智能系统，从而支持中医科学研究和临床决策。下面进行具体阐述。

7.8.2 基于中医药语义网的知识发现

如上文所述，中医团体在基于中医药数据的知识发现领域开展了大量的探索性工作，取得了初步的成功。但该领域中存在着许多长期未解的技术难题，包括：如何保证数据质量；如何有效处理中医药文本，从中提取语义信息；如何保证知识发现的可靠性，等等。特别是中医药领域的数据资源存在着独立封闭、零散分布、异质异构等问题，影响了知识发现的效果。中医药领域中积累的海量知识密集型数据并未得到充分利用，中医团体仍急需有效的知识发现手段，从海量的知识密集型数据中找出有意义的模式与规则。

影响知识发现效果的主要问题包括：①缺乏适合自身特点的知识建模方法；②数据资源存在质量缺陷，整合程度较低；③缺乏有效的知识共享与传播手段，知识资源过分闲置；④缺乏知识创造与发现的有效手段。本体和语义网为解决这些问题提供了有效的技术手段。LOD 可以更好地解决中医药领域的数据集成与互联问题，为知识发现提供了丰富的数据资源。例如，通过 LOD 可以构建更加全面、翔实的复杂网络，支持复杂网络分析与研究。另外，智能代理能协助领域专家在 LOD 数据上进行搜索和挖掘，以解决各种科学问题。这些因素决定了语义网在中医药知识发现方面的应用潜力。

于彤等提出了语义图挖掘（semantic graph mining）方法论，用于分析生物医学领域的各种复杂网络。该方法实质上是一种结合领域知识表示、机器推理和图挖掘的知识发现框架。该方法使用本体和语义图作为领域知识表示的主要手段，结合图挖掘和机器推理等方法来分析复杂网络，并挖掘有意义的模式和规则。语义图挖掘的主要方法包括复杂语义网络分析、语义关联发现与评级、频繁子图发现与解释、规则提取与评价等研究。拟在语义网的计算环境中，实现分布式、可扩展的语义图挖掘方法，用于分析中医药领域中的复杂网络。

作为一个应用实例，可通过语义网技术从海量医案数据中发现知识。中医医案记载了中医名家的宝贵经验，蕴含着丰富的中医临床知识。中医医案是分析中医临床用药规律的重要依据，极具研究价值和临床指导作用。可从中医专业期刊等各类文献中抽取医案，或通过临床数据采集系统对医案进行实时采集，从而构建中医医案数据库。通过使用科学的数据采集方法，并建立严格的数据审校制度，能够保证中医医案数据的准确性和可信性。大规模、高质量的中医医案数据，为知识发现提供了可靠的知识来源。

中医医案是中医经验性知识的核心载体，记载了症状、疾病、证候及临床用药等关键信息。通过大量医案的联合分析，往往能够揭示出各种临床现象之间的相关关系，以及中医专家的用药模式，但中医医案一般通过自由文本描述，临床信息的表述方式非常复杂，无法被常规的数据挖掘方法直接处理，这严重影响了医案知识发现的效果。因此，需要通过文本信息抽取方法，从医案中抽取关键性的特征信息，实现医案数据的结构化。

本体对领域术语进行了系统梳理和准确表达，提供文本挖掘所需的背景知识（如同义词、词汇语义类型等）。本体可被用于处理医案用语的复杂性，因此能在医案信息抽取发挥关键作用。可通过基于本体的文本挖掘方法，从中医文献中提取结构化、语义化的医案知识，以提升中医医案结构化加工的效率。

通过语义网技术，可以将分布于各种文献的医案知识集成在一起，构成中医临床事实的陈述集合，进而实现医案知识与相关中医药知识库的关联，将中医文献中的"知识碎片"拼接组合起来，整理和完善中医药领域知识体系。接下来，采用频繁模式、关联规则等方法，从医案知识中发现潜在、具有启发性的知识。医案挖掘所得到的知识及机器推理所得到的规则，可被存入中医药领域知识库中加以保存。

总之，经过医案知识提取、知识组合和知识发现等环节，可将中医文献资源转换为智能医案。智能医案及中医药领域知识库中的知识，可被导入推理机中以辅助医疗决策，或通过知识服务平台进行检索和浏览。

7.8.3 构建中医临床智能系统

面向中医临床实践的智能系统，旨在支持中医临床决策，促进循证医学在中医药领域的推广和实施。中医辨证是中医临床思维的核心环节，它是根据患者的一组可识别的病理特征（如症状、体征等）来判断证候的过程。中医辨证依靠的是中医药基础知识与临床经验的结合。与之对应，需要将计算机知识模型与海量临床数据相结合，以支持智能系统的实现。

中医临床智能系统是建立在临床知识库之上的应用，它的后台是一个规则引擎。该系统以临床知识库和海量临床数据作为知识来源，通过数据挖掘方法来发现医学证据和规则，对医学证据、指南和规则进行表示和管理，支持专家对知识的浏览和审查，并将医学规则导入规则引擎中辅助医疗决策。

为构建中医临床智能系统，首先要实现海量临床数据（如文献、病例等）的语义集成，构成临床事实的集合。继而，建立临床知识库，对医学语言、医学概念系统、医学证据、医学指南和规则进行形式化表示、专家审查及有效管理。临床知识库是与文献和病例相独立的知识服务，支持规则发现与规则推理，是决策支持系统的核心部件。接下来，基于临床数据和知识库，通过机器学习等方法实现规则的发现和验证。最后，实现推理机（即规则引擎），将医学知识和事实导入推理机中，从而辅助医疗决策。

中医临床智能系统根据用户输入及知识库中定义的事实和规则，推理出包含证候、治法和方剂等内容的推荐性诊疗方案。该系统的交互模式为：用户输入一系列的症状和体征，并提交；系统将推出的方案呈现给用户。系统将推理过程本身以图形化、交互式的方式展示出来，使用户了解机器推理的依据和过程，获取更充分的信息，从而做出更可靠的决策。

7.8.4 小　结

数千年来，中医思想和知识体系更多地体现为中医头脑中的隐性知识，在师徒的潜移默化中传承。在循证医学的背景下，中医界开始注意将隐性知识转换为医案、指南和规则等形式的显性知识，对医学证据进行系统整理以支持临床决策，并尝试在临床实践中使用智能辅助系统。语义网为构建中医药领域本体和知识库，实现面向中医临床的智能系统提供了基础设施，在中医药领域具有广阔的应用前景。在中医药语义网的基础上，能对中医药领域的复杂知识进行建模、浏览和处理，实现中医临床智能系统及中医医案知识发现等应用。这些智能应用能辅助中医药领域专家完成临床决策和知识发现等任务，促进中医药知识资源的利用及中医科学研究的发展。

7.9　结　论

近年来，中医药科学数据建设事业取得长足发展，积累了为数众多的数据资源。如何管理如此庞大的数据资源，如何解决"数据孤岛"问题实现数据整合，如何从海里数据中挖掘新颖的知识，如何实现基于数据的知识服务以满足中医专家和百姓的需求，都是中医药科学数据建设事业中需要考虑并解决的问题。"大数据"时代的来临，有望带来中医药数据处理方法的大变革，从根本上解决上述问题，推动中医药信息化事业的整体发展。

语义网是构建和分析中医药"大数据"的一项核心技术。自万维网之父蒂姆·伯纳斯·李于2001年提出语义网的概念以来，语义网技术在欧洲、美国等地取得迅速发展，得到IBM、Oracle等著名IT企业的鼎力支持，在生命科学、医疗保健和新药研发等领域取得了广泛应用。语义网在中医药领域中也得到了成功的应用，为知识建模、知识融合和知识发现提供了有效的技术手段。为此，针对中医药"知识密集性"数据的特点，建立了一套基于语义网的数据处理方法学。其中包括：①采用基于本体的知识建模方法，构建中医药领域本体和知识库，系统梳理中医药知识体系；②采用语义集成方法实现大量中医药数据库的有效整合，解决中医药"数据孤岛"问题；③采用语义搜索、语义查询、语义维基等方法提供知识服务，解决中医药知识传播问题。通过这套方法学，将能汇集中医药及相关学科的数据资源，挖掘数据中蕴含的潜在规律及知识点，发挥多学科研究成果对中医药发展的支撑作用。

参 考 文 献

陈华钧，姜晓红，吴朝晖.2011.DartGrid：支持中医药信息化的语义网格平台实现［J］.杭州：浙江大学出版社.

崔蒙，李海燕，雷蕾，等.2013."大数据"时代与中医药"知识密集型"数据［J］.中国中医药图书情报杂志，37（3）：1-3.

崔蒙，尹爱宁，范为宇，等.2006.中医药科学数据建设研究进展［J］.中国中医药信息杂志，13（11）：104-105.

董燕，朱玲，于彤，等.2014.中医临床术语研究现状与系统构建方法探讨［J］.国际中医中药杂志，36（11）：965-968.

冯叶磊.2011.基于稳语义的中医药文献搜索引擎［D］.杭州：浙江大学.

付志宏，陈华钧，于彤，等.2009.基于中医药集成知识库的智能搜索［J］.东南大学学报（英文版），25（4）：460-463.

顾珮嵚，吴朝晖，陈华钧，等.2014.基于Open Linked Data的中西医关联发现云平台［J］.中国数字医学，9（05）：88-92.

景鲲.2006.基于语义的中医药专家综合决策系统DartSurvey［D］.杭州：浙江大学.

刘丽红，于彤，李强，等.2013.基于语义web的中药数据库集成研究思路［J］.中国数字医学，8（8）：85-87.

盛浩.2011.基于超链数据的中医药语义查询系统［D］.杭州：浙江大学.

吴倩倩.2011.基于语义Web的智能问答系统的研究与实现［D］.北京：北京交通大学.

杨克特.2010.面向中医药的多元语义搜索引擎［D］.杭州：浙江大学.

于彤，陈华钧，李敬华.2013.面向中药新药研发的语义搜索系统［J］.中国医学创新，10（33）：152-154.

于彤，陈华钧，李敬华.2013.中医药语义维基系统研发［J］.中国医学创新，10（34）：143-144，145.

于彤，崔蒙，李海燕，等.2014.中医药语言系统的语义网络框架：一个面向中医药领域的规范化顶层本体［J］.中国数字医学，9（1）：44-47.

于彤，崔蒙，李海燕，等.2016.ISO技术规范"中医药学语言系统语义网络框架"的应用研究［J］.中国医药导报，13（4）：89-92.

于彤，崔蒙，李敬华.2013.语义Web在中医药领域的应用研究综述［J］.世界中医药，8（1）：107-109.

于彤，李敬华，张竹绿，等.2014.基于语义网的中医药数据处理方法研究思路［J］.中国医学创新，11（30）：133-135.

于彤，刘静，刘丽红，等.2015.面向中药数据库的语义集成框架［J］.中国数字医学，10（1）：78-80.

于彤，杨硕，贾李蓉，等.2014.基于OWL的中医证候知识建模方法研究［J］.中国数字医学，9（10）：76-78，81.

于彤，杨硕，李敬华，等.2015.论中医药语义网的智能应用［J］.中国中医药图书情报杂志，39（2）：5-8.

于彤，赵阳，崔蒙，等.2012.语义网技术在生物医学中的应用现状与发展趋势［J］.中国数字医学，7（10）：9-12.

于彤. 2011. 知识服务：语义 Web 在中医药领域的应用研究［D］. 杭州：浙江大学.

朱玲，尹爱宁，崔蒙，等. 2010. 中医古籍语言系统构建的关键问题与对策［J］. 中国中医药信息杂志，17（4）：98-99.

aleman-Meza B，Nagarajan M，Ramakrishman C，et al. 2006. Semantic analytics on social networks：experiences in addressing the problem of conflict of interest detection［C］. International Conference on World Wide Web，407-416.

allemang D，Hendler J. 2011. Semantic web for the working ontologist［M］. Elsvier.

Altmann U. 2005. Representation of medical informatics in the wikipedia and its perspectives［J］. Stud Health Technol Inform，116：755-760.

Baumeister J，Reutelshoefer J，Puppe F. 2011. KnowWE：a semantic wiki for knowledge engineering［J］. Applied Intelligence，35（3）：323-344.

Berners-Lee T，Chen Y，Chilton L，et al. 2006. Tabulator：exploring and analyzing linked data on the semantic web［C］. In：Proceedings of the 3rd International Semantic Web User Interaction Workshop.

Berners-Lee T，Hendler J，Lassila O. 2001. The semantic web［J］. Scientific American，284（5），28-37.

Bizer C，Lehmann J，Kobilarov G，et al. 2009. Dbpedia-a crystallization point for the web of data［J］. Journal of Web Semantics：Science，Services and Agents on the World Wide Web，7（3）：154-165.

Bodenreider O，Stevens R. 2006. Bio-ontologies：current trends and future directions［J］. Briefings in Bioinformatics，7：256-274.

Boulos M，Maramba I，Wheeler S. 2006. Wikis，blogs and podcasts：a new generation of Web-based tools for virtual collaborative clinical practice and education［J］. BMC Medical Education，6：41.

Chen H J，Chen X，Gu P Q，et al. 2014. OWL reasoning framework over big biological knowledge network［J］. BioMed Research International，vol. 2014，Article ID 272915，16 pages.

Chen H J，Yu T，Chen J Y. 2013. Semantic web meets integrative biology：a survey［J］. Briefings in Bioinformatics，Jan；14（1）：109-125.

Chen H J，Yu T，Qingzhao Zheng，et al. 2012. A multi-agent framework for mining semantic relations from linked data［J］. Journal of Zhejiang University-Science C，13（4）：295-307.

Chen H，Ding L，Wu Z，et al. 2009. Semantic web for integrated network analysis in biomedicine［J］. Briefings in Bioinformatics，10（2）：177-192.

Chen H，Mao Y，Zheng X，et al. 2007. Towards semantic e-science for traditional Chinese medicine［J］. BMC Bioinformatics，8（Suppl. 3）：S6.

Chen H，Wang J，Wu Z. 2008. A survey on semantic e-science applications［J］. Computing and Informatics，27（1）：5-20.

Cheng G，Qu Y. 2009. Searching linked objects with falcons：approach，implementation and evaluation［J］. International Journal on Semantic Web and Information Systems（IJSWIS），5（3）：49-70.

Cheung K，Yip K，Smith A，et al. 2005. YeastHub：a semantic web use case for integrating data in the life sciences domain［J］. Bioinformatics，Suppl 1：i85-96.

Corby O，Dieng R，Faron C，et al. 2006. Searching the semantic web：approximate query processing based on ontologies［J］. IEEE Intelligent Systems，21（1）：20-27.

Ding L，Finin T，Joshi A，et al. 2005. Search on the semantic web［J］. Computer，38（10）：62-69.

Gao Y，Kinoshita J，Wu E，et al. 2006. SWAN：a distributed knowledge infrastructure for alzheimer disease research［J］. Journal of Web Semantics，4（3）：222-228.

Haynes R B. 2006. Of studies，syntheses，synopses，summaries，and systems：the " 5S" evolution of information services for evidence-based healthcare decisions. Evid Based Med，11（6）：162-164.

Heath T，Bizer C. 2011. Linked data：evolving the web into a global data dpace［M］. Morgan & Claypool.

Hendler J. 2001. Agents and the semantic web［J］. IEEE Intelligent Systems，16（2）：30-37.

Hey T，Trefethen A. 2005. Cyberinfrastructure for e-science［J］. Science，308（5723）：817-821.

Hildebrand M，Ossenbruggen J R，Hardman L. 2007. An analysis of search-based user interaction on the semantic web［EB/OL］. REPORT INS-E0706，Centrum voor Wiskunde en Informatica.

Horrocks I. 2008. Ontologies and the semantic web［J］. Commun. ACM, 51（12）: 58-67.

Hyvonen E, Makela E, Salminen M, et al. 2005. MuseumFinland-Finnish museums on the semantic web［J］. Web Semant, 3（2-3）:224-241.

Knublauch H, Fergerson R W, Noy N F, et al. 2004. The protégé OWL plugin: an open development environment for semantic web applications［C］// McIlraith S A, Plexousakis D, Harmelen F. Third International Semantic Web Conference. Berlin Heidelberg: Springer, 229-243.

Krotzsch M, Vrandecic D, Volkel M, et al. 2007. Semantic wikipedia. Web Semantics: Science, Services and Agents on the World Wide Web, 5（4）: 251-261.

Kruk S, Mcdaniel B. 2009. Semantic digital libraries［M］. Springer.

Leuf B, Cunningham W. 2001. The wiki way: collaboration and sharing on the internet［J］. Addison-Wesley Professional.

Masinter L, Berners-Lee T, Fielding R. 2005. Uniform resource identifier（URI）: Generic syntax.

Mukherjea S, Bamba B, Kankar P. 2005. Information retrieval and knowledge discovery utilizing a bioMedical patent semantic web ［J］. IEEE Transactions on Knowledge and Data Engineering, 17（8）: 1099-1110.

Mukherjea S. 2005. Information retrieval and knowledge discovery utilizing a biomedical semantic web［J］. Brief Bioinform, 6: 252-262.

Sirin E, Parsia B, Grau B, et al. 2007. Pellet: A practical OWL-DL reasoned［J］. Web Semantics: science, services and agents on the World Wide Web, 5（2）: 51-53.

Stephens S, Morales A, Quinlan M. 2006. Applying semantic web technologies to drug safety determination［J］. IEEE Intelligent Systems, 21（1）: 82-86.

Suominen O, Hyvonen E, Vijanen K, et al. 2009. HealthFinland-a national semantic publishing network and portal for health information［J］. Web Semantics J, 7（4）: 287-297.

Tong Yu, Jing Liu, Shuo Yang, et al. 2005. Semantic web for knowledge integration between traditional Chinese medicine and biomedicine［C］//2015 7th International Conference on Information Technology in Medicine and Education（ITME 2015）, November 13-15, Huangshan, China: 229-233.

Wu Z H, Chen H J. 2012. From semantic grid to knowledge service cloud［J］. Journal of Zhejiang University-Science C, 13 （4）: 253-256.

Wu Z H, Yu T, Chen H J, et al. 2008. Semantic web development for traditional Chinese medicine. In proceedings of AAAI-08/ IAAI-08: The Twenty-Third AAAI Conference on Artificial Intelligence and The Twentieth Annual Conference on Innovative Applications of Artificial Intelligence, AAAI Press, Menlo Park, California: 1757-1762.

Wu Z H, Yu T, Chen H J. 2008. Information retrieval and knowledge discovery on the semantic web of traditional Chinese medicine. In proceedings of WWW'08: the 17th international conference on World Wide Web, 1085-1086. Published by the ACM Press, New York, NY, USA.

Yu T, Chen H J, Mi J H, et al. 2012. DartWiki: a semantic wiki for ontology-based knowledge integration in the biomedical domain［J］. Current Bioinformatics, 7（3）: 278-288.

Yu T, Cui M, Li H, et al. 2013. TCMSearch: an in-use semantic web infrastructure for traditional Chinese medicine. International Journal of Functional Informatics and Personalized Medicine, 4（2）: 103-125（23）.

Yu T, Dong Y, Zhu L, et al. 2015. The semantic web for complex network analysis in biomedical domain［C］// 2015 7th International Conference on Information Technology in Medicine and Education（ITME 2015）, Huangshan, China: 696-700.

8 中医药知识服务

中医药是中华传统文化的瑰宝。中医药传承的一个核心任务是中医药知识与经验的保护与传承。改革开放以来，中医药工作者开始利用数据库等信息技术来保存中医药知识遗产，并实现了一系列基于数据的知识服务系统和工具，以促进中医药知识遗产的共享与利用。目前，中医药信息资源建设取得长足发展，建立了内容丰富、规模巨大的中医药科学数据库群，初步形成了数字化的中医药知识体系。相比之下，知识服务体系的建设则相对滞后，影响了资源的利用效果。服务模式和应用方法的缺乏，成为当前中医药信息化事业面临的关键瓶颈问题。

为在中医药领域推广知识服务，促进中医药知识与经验的保护、传承与利用，浙江大学计算机科学与技术学院 CCNT 实验室和中国中医科学院中医药信息研究所合作开展了中医药知识服务模式和关键技术的研究，并实际搭建了一个面向中医药领域的知识服务平台。该平台为中医药领域知识的建模、组织、管理和应用提供了基础设施，是中医药知识服务的具体实现方式。该系统采用面向服务的体系结构（service-oriented architecture，SOA）构建，整合中医药领域的知识资源，实现了百科知识服务、知识搜索服务、知识发现服务、决策支持服务及 3D 虚拟社区等具体的知识服务模式。中医药知识服务平台面向中医专家、科研人员和社会大众提供知识服务，为中医药科学研究、临床实践和新药研发提供了有力支持。

本章在分析中医药领域需求的基础上，根据服务计算理论，阐述知识服务的概念、性质、价值和意义，介绍医学领域的知识服务平台，提出在语义网的"资源描述框架"之上构建"知识服务框架"的技术思路，进而阐述中医药知识服务平台的核心需求、技术特点、体系结构、实施策略和服务模式，评估知识服务在中医药领域的应用价值和发展潜力。

8.1 概　述

随着我国知识工程及数字图书馆建设的展开，知识服务已逐渐成为国内图书情报学的重要研究领域。知识服务被视作新世纪图书情报工作的生长点。知识服务在中医药领域具有广阔的应用前景。

知识服务，是指"服务者"和"客户"合作实施的，源于或依赖于知识的行动、工作或过程。知识服务是一种特殊的增值性服务，客户的收益体现在知识的增加，继而实现业务技能的提高或业务问题的解决等衍生性收益。知识服务的宗旨是通过及时、按需、系统性的服务，向客户提供有用的知识。知识服务主要具有无形性、系统性、个性化、交互性和智能性等特征。

8.1.1　无　形　性

知识服务本质上是无形且不可存储的工作、功能和过程。其源头是人类的隐性知识，最终作用于人的思想，引起隐性知识的增加。知识服务可以通过言传和意会来实现，也可以通过将隐性知识表达为有形的作品，在读者身上内化来实现。有形的作品是知识服务的一种提供方式，不是知识服务的本质。

8.1.2　系　统　性

知识服务的客户往往需要涵盖多种知识资源的综合性解决方案。只有建立一体化的知识服务平台，才能充分满足这个需求。在传统的知识管理模式中，客户需要在不同的知识产品和系统之间切换，搜寻所需的知识资源，这属于自助式服务。知识服务平台对已有的知识资源进行重组和整合，将繁琐的自助式服务转化为便捷的一站式服务，从而减轻客户在知识搜索方面的负担，使其专心处理核心业务。

8.1.3　个　性　化

每个人都是独立的个体，具有独一无二的个人经验，知识结构也不尽相同。知识服务系统也应具有较强的定制性，能理解客户需求并提供其所需的知识。服务的价值和质量在很大程度上取决于客户的兴趣、学习能力等个人因素。知识服务的个性化与知识产品的可复制性形成了鲜明的对比。

8.1.4　交　互　性

知识服务是知识提供者与客户之间的交互过程。知识提供者不可能单独创造价值，客户也是价值的创造者。在很多情况下，客户和服务者的角色甚至是模糊的。在师徒传承中，潜移默化的影响可能是双向的，正所谓"教学相长"。知识共享的实际过程往往反映出知识服务的对等性和互惠性。

8.1.5　智　能　性

基于计算机的知识存储技术，对于承载人类不断累积的显性知识具有重要意义。在很多情况下，人类可以通过个人设备随时、随地、按需地获得数字化的显性知识，省去到图书馆进行查阅的麻烦。知识的数字化还将带来的知识服务系统的智能化：通过使用智能推荐、智能搜索等智能方法，可改进知识服务系统的质量，提升知识服务的相关性和准确性，最终改善用户知识内化的效果。

知识服务在个人学习和组织知识管理之间找到了衔接点。知识的本性是个体性，它只能在个人身上激活。组织知识管理的全部运作，最终都要落实到针对个人的知识服务。个人知识管理和组织知识管理之间构成了一对矛盾：前者的重点是隐性知识，后者的重点是显性知识；前者强调个性化，后者强调普遍性；前者为个人利益服务，后者为集体利益服务；前者具有孤立性，后者具有系统性。知识服务有助于处理这对矛盾，促成两者之间的动态平衡。通过实施恰当的知识服务，能在组织中形成知识共享的激励机制，利用群体性智能弥补个体智能的局限性。

在中医药领域中，知识服务的主体包括：图书情报机构、领域专家、软件系统等；知识服务的客户包括中医专家、临床医师、知识分析师、科研人员和社会大众等；知识服务的内容涵盖中医理论、中医疾病、中药方剂、中医病案、中西医结合、新药发现等诸多领域。知识服务在科学研究、循证医学、养生保健、文献研究等方面，都具有广阔的应用前景。它能在中医药领域的许多核心工作中发挥积极的作用，包括：辨析中医思维方法，梳理中医基础理论，发掘中医药的应用价值；实现中医知识的数字化，整合中医药领域知识资源；促进中医药非物质文化遗产的保护和利用；促进中西医的学术交流和中西医结合研究，推动中医药国际化；发挥中医药特色与优势，面向全民提供多元化、安全、有效、个性化的医疗保健服务；面向文化产业、生物医学、临床实践和药物发现等多种领域提供中医药知识服务；支持中医药领域的知识普及、教育和研究等应用；在中医药信息学的范畴内，研究信息标准化、数据资源建设、知识发现等方面的重要课题。

8.2　面向循证医学的知识服务平台

现代医学图书馆的一项重要职能是为循证医学的发展提供实时、可靠的知识服务。近年来，在互联网上出现了 Clinical Evidence、DynaMed、Essential Evidence Plus、UpToDate 等一系列网站，它们利用数字图书馆所积累的海量数字资源，面向广大医师提供综合性的知识服务。医生和患者可以使用这些系统，根据自身需要和所关注的主题选择合适的知识服务，进而找到现有的最佳证据。基于循证医学的知识服务平台在国际上得到了医学工作者的广泛欢迎，成为临床决策中不可或缺的参考工具。在本节中，介绍国际上最流行的知识服务平台，分析它们的业务功能和技术特点，讨论它们在临床决策中发挥的作用。

8.2.1　循证医学与知识服务

近年来，循证医学（evidence-based medicine，EBM）正在成为主流。EBM 可被定义为"在医疗保健的决策中，以有意识、明确、严谨的方式使用现有的最佳证据"。在循证医学中，最可靠的证据来自于按照特定方法收集所有质量可靠的随机对照试验（randomized controlled trial，RCT）后所做的系统评价（systematic review，SR）。循证保健服务的成功倚重于最佳证据的可及性，这些证据应覆盖疾病的诊断、治疗、预防等方面，并与患者个人、群体和医疗资源的特点具有相关性。UpToDate 等使用的信息资源，能为医学决策提供证据支持，因此在 EBM 的实施和发展中发挥了重要的作用。

循证医学的资源按照精炼程度可以分为多个层次。Haynes R B 提出了一种用于对循证医学服务进行组织的 "4S" 模型，它包含 4 个层次（图 8-1）：将原始研究（original studies）作为最基层，针对证据的系统综述（syntheses）作为次基层，在其上层为对研究和综述的摘要（synopses），最顶层为循证信息系统（systems）。信息检索人员可以按从高层到底层的顺序利用这些资源进行信息检索。Haynes R B 在"4S"模型的基础上增加了"总结（summaries）"而构成了"5S"模型。"5S"模型自底向上分为 5 个层次：①研究（studies），在期刊中正式发表的原始性研究；②综述（syntheses），即系统评价，如Cochrane 系统评价；③摘要（synopses），单个研究或系统评价的简短描述；④总结（summaries），即临床主题的证据总结，它涵盖了与某健康状况相关的所有治疗选择，正如Clinical Evidence 和 PIER 中的内容；⑤系统（systems），将个体患者信息与相关研究的最佳证据相结合的决策支持系统，例如，电子病历根据个体患者的特征自动链接至当前与该患者具体情况相关的最佳证据，并提醒或告知医护人员治疗的关键所在。

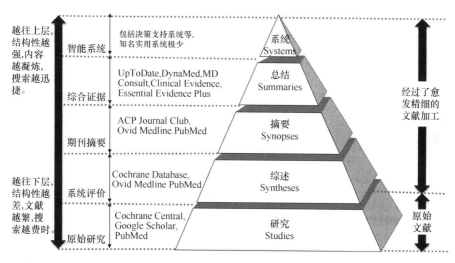

图 8-1　知识服务的"5S"（studies，syntheses，synopses，summaries，systems）模型

近年来，面向循证医学的知识库得到了迅速的发展。例如，国际上知名的 Cochrane 等资料库，为循证医学的发展提供了海量的文献或文摘型数据。随着互联网的发展和推广，国际上已将医学知识库转化为集问题求解、学生教育、患者交流为一体的综合性知识服务平台，对临床研究的发展、医疗水平的提高及医疗成本的降低起到了积极的作用。国际上诸如 Clinical Evidence、DynaMed、Essential Evidence Plus、MD Consult、UpToDate 等已经成为欧美各大医疗机构必备的知识服务平台。这些平台面向全球的广大医师提供实时、可靠的知识服务，为循证医学的实现奠定了信息和知识的基础。这些平台一般具有以下 4 个特点：权威性；最佳临床证据的精炼概况；定期更新；易于查询和阅读。它们能有效地满足医学工作者对医学证据和知识的需求，协助他们迅速解决临床问题，做出准确的临床决策。

8.2.2　国外循证医学知识服务平台

Slawson et al. 提出"任何信息源的效用都取决于它的相关性，并随着准确性提升而倍增，且随着信息获取工作量的增加而倍减"。因此，知识服务平台系统开发的目标是高相关性、高准确度和（用户的）低工作量。知识服务平台系统开发的原则还包括透明度和明确性，读者需要知道信息的来源和组合方式（Clinical Evidence. http：//clinicalevidence. bmj. com/）。目前，国际上已经出现了数十种面向循证医学的知识服务平台，它们一般由大量医学专家经过严格的编辑程序构建而成，将最前沿的医学知识整理汇编成基于循证的专业建议，以改进患者护理和医疗质量。下面介绍其中的一些代表性系统。

8.2.2.1 Clinical Evidence

Clinical Evidence（CE）（http：//clinicalevidence. bmj. com/）是一个面向循证医学的知识资源，它为常见的临床干预提供了最佳的医学证据，为医疗决策提供可靠的知识服务。Clinical Evidence 也发表经过同行评议的系统综述，但它已超出了传统期刊的范畴。该系统通过全面的文献搜索与评价，对关于预防和治疗的最新知识进行汇总，形成系统综述；它还将综述与面向循证医学的工具结合起来，从而提供最新、最相关的医学知识。该系统从高质量的系统性综述及随机对照试验中搜集了大量的医学证据，为570多种重要病症提供了3000多份即时性的总结报告，对各种预防、治疗和干预手段的利弊进行权威性的论述。Clinical Evidence 具有纸质（Clinical Evidence handbook）、掌上电脑（personal digital assistant，PDA）（中文解释或者英文全称）和在线3种版式，在世界范围内拥有数百万的用户。

8.2.2.2 DynaMed

DynaMed（http：//www. dynamed. com/home/）是一个临床决策支持工具，能为临床医师和其他医学工作者提供基于证据的临床参考意见。DynaMed 提供关于3200多个主题的综述，其中包含及时、准确的知识和信息，能回答临床实践中面临的大部分问题。这些综述由医生执笔；DynaMed 拥有一个高水平的编辑团队，他们每日都会检视500多种医学期刊的内容，评估每篇文章的临床意义和科学价值；继而从中提取新的医学证据并与已有内容合并，酌情修改结论。通过系统性的文献调研，最佳证据被融入 DynaMed 的内容之中。所得到的综述代表了最新医学证据的综合。

8.2.2.3 Essential Evidence Plus

Essential Evidence Plus（http：//www. essential-evidenceplus. com/）是一个面向循证医学的搜索引擎，它能够搜索 InfoPOEMs（从100多种期刊中提取的循证总结）、Cochrane、指南、临床决策规则等多种数据资源。该系统将9000种诊断信息整合入医护专业的临床工作流程中，包含13 000种主题总结、摘要、工具、影像等，涵盖了临床医生的日常情况、疾病及程序。该系统根据临床主题对这些资源中的信息进行分类，并根据数据信息类型（如诊断、治疗、预测等）、数据源、证据级别对搜索结果进行组织。

8.2.2.4 MD Consult

MD Consult（http：//www. mdconsult. com）将经典书籍、期刊和综述文章熔于一炉，并与严格的临床证据相结合，从而随时随地为网络用户提供迅捷、可信的答案。该系统具有可信赖的高质量内容：其内容是在领域专家、医生和知名编辑的严格监督下产生的；经过协作式编辑过程，每个主题的内容在发表前都通过至少4名专家的评审；所有内容都由相关领域专家进行不断更新，从而保证了内容的时效性和相关性。该系统还能够快速提供答案：经过两次点击，即可查阅简明、清晰的答案。

8.2.2.5　UpToDate

UpToDate（http：//www.uptodate.com）是一个循证医学知识服务平台及大型的医学虚拟社区，用于帮助医生做出准确的决策。该系统的内容由世界著名的 4800 位医师作者、编辑和审阅者经过严格的编辑程序构建而成，将最前沿的医学知识整理汇编成基于循证的专业建议，以改进患者护理和医疗质量。它能为医生、患者和教师提供基于证据和同行评议的信息，协助临床医生进行诊疗上的判断和决策。收录内容以主题综述（topic reviews）为单位，已收录 19 个专科领域、9500 多个临床问题综述。全部主题综述皆由 UpToDate 的主编和超过 4800 位的医师撰写，是由作者们浏览同行评审的期刊再加上专业经验和意见而成。通过 UpToDate，用户可以提问各种问题，获得临床知识并提高医疗保健水平。

8.2.3　小　　结

知识服务平台正对医疗保健产生革命性的影响，促成诊疗模式从经验医学到循证医学的转化。医学知识服务平台一般具有如下特点：①强调支持干预手段的最佳可得证据，重在为患者带来最佳结果；②知识和评论经常更新，反映医学研究的最新进展；③与其他循证医学资源结合，为医疗决策提供全面、准确的医疗知识；④每个建议都基于源自相关文献的证据，并具有实证力度评级；⑤提供基于万维网的知识服务，可透过台式机和移动设备进行访问。

在许多发达国家中，知识服务平台正成为卫生决策所依赖的重要工具，而我国尚未出现类似的系统。当前，国际知识服务平台的主流语言是英语，也出现了某些非英语的版本（如 Clinical Evidence 已有西班牙语、俄语、德语、匈牙利语和葡萄牙语的版本），但我国自主研发的中文知识服务平台尚不多见。我们需要借鉴 UpToDate 等相关系统开发的成功经验，结合我国医疗卫生领域的特点，开发面向循证的知识服务平台，以满足我国临床医生的信息需求，支持循证医学的发展。为此，在充分借鉴和利用现有工作的基础上，需要进一步研究如何从中医古籍中挖掘证据和知识，如何对中医临床证据进行分级和评价，以及如何对中医临床证据进行存储和管理等问题，同时需要研究中医专家的用户行为，设计中医证据获取的工作程序，从而提高知识服务的可信性和可用性。

8.3　中医药知识服务平台

中医药信息化面临的诸多问题，其根源在于缺乏一体化的电子科学基础设施，来整合各种计算和数据资源，向全行业提供全面的信息与知识服务。我们需要借鉴 UpToDate 等系统的成功经验，开发面向中医药领域的知识服务平台。为此，浙江大学计算机科学与技术学院 CCNT 实验室和中国中医科学院中医药信息研究所从 2003 年开始合作，综合运用语义网、网格、搜索和数据挖掘等前沿信息技术，搭建了一个面向中医药领域的知识服务平台。该平台针对中医药信息化中面临的核心问题，提供了新颖的电子科学解决方案，在传统文化传承、个体化医疗和大众健康等方面产生了社会效益。该项目中若干语义网应用的尝试，包括中医药本体平台、中医药语义查询平台和中医药语义搜索平台等，取得了良好的示范性效果,并积累了宝贵的经验。在此过程中,还成功地研发了语义网的解决方案 DartGrid,它能有效地整合大规模的异构数据,实现万维网环境下数据资源的语义集成、动态管理和分布式查询。

8.3.1 系统概述

中医药知识服务平台是一个开放性、多样性和动态性的虚拟空间,允许大量用户动态参与、建立信任关系、对话关系和合作关系,通过知识服务发表、交换和消费知识。如图 8-2 所示,中医药知识服务平台的发展策略为:以中医药本体为核心整合中医药知识资源,面向跨领域知识互联、支持多样性智能应用。在中医药领域专家的协作之下,对中医药领域知识进行深入辨别和分析,设计并构建中医药领域本体。以中医药本体为核心,整合中医药领域的核心知识资源,包括中医药术语系统、中医临床知识、中医药理论知识、中药方剂知识和中医疾病知识等。建立中医药知识体系与相关领域知识的关联。这些领域包括语言学、中国传统文化、其他传统医学、现代科学(如社会学、心理学、生物学和化学)和现代医学等。构建语义 wiki、语义搜索、知识地图等系统,面向中医药领域专家、临床医师、知识分析师、科研人员和社会大众等用户,提供知识共建、共享、发现和可视化等服务。该平台具有如下的特点。

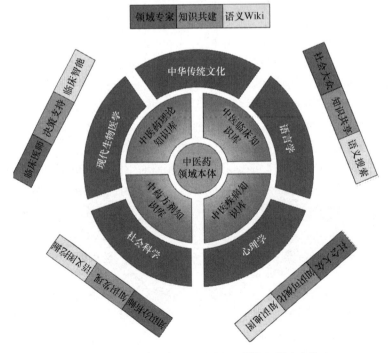

图 8-2　以领域本体为核心的中医药知识服务框架

(1)激励机制:平台应通过与服务内容相关的广告、互惠的知识服务及共享计算资源等形式为服务提供者做出利益的反馈,激励服务提供者参与未来的合作。

(2)互操作:平台应提供有关通信机制、语法和语义的规范,使得不同背景的代理可以进行互动。

（3）可扩展性：平台应提供必要的机制，实现计算力、通信和存储资源的优化配置，从而满足具体应用中对用户数量、数据量和计算量等方面日益增长的需求。

（4）非集中性：平台中没有一个特别的中心，所有的平台组件之间的关系都是对等的，非集中式有助于消除技术和社会瓶颈。非集中性的平台，一般具有可扩展性。同时，平台应提供分布式知识资源的集成与重用服务。

（5）可搜索性：平台应使得客户通过多种形式定位各种资源，包括知识资源、信息资源、相关领域专家等。

中医药知识服务平台现已投入使用并稳定运行，实现中医药知识资源的有效集成、综合管理和充分共享，面向全国 40 多家机构提供中医药知识服务，促进中西医领域专家之间的交流与合作，在临床决策、新药研发和电子教学等案例中发挥了重要作用。

8.3.2 体系结构

中医药知识服务平台采用面向服务的体系结构（service-oriented architecture，SOA）进行构建，具有松耦合、标准化、便于维护、易于扩展等优点。该平台在资源描述与聚合的基础上，实现可重用的服务组件，从而支持各种上层应用。如图 8-3 所示，该平台架构自底向上分为资源层、聚合层、服务层、应用层 4 个层级。

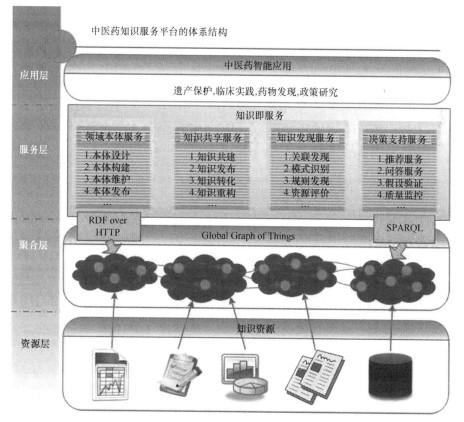

图 8-3　知识服务平台的体系结构

（1）资源层：中医药领域的知识资源分布于各种信息系统、文件系统及关系数据库中。如何实现这些资源的综合利用是一个难题。首先，这些资源日益呈现不同的数据格式，其中比较流行的有 XML、HTML、关系型数据、RDF 等，把多个来源的异构数据融合成具有全局特征的数据是巨大的技术挑战。其次，不同的数据源通常使用不同的实体标识、数据模式、服务接口和实现技术等，异构系统之间的互操作仍然是尚未完全解决的问题。最后，在语义层面上，某领域的多个数据源一般存在语义失配、语义冗余、语义裂缝、语义鸿沟等问题，无法完美地拼接为领域的全局视图。总之，在跨域的网络环境中，如何提供统一的语义描述框架，有效整合各种不同类型的知识资源，是需要解决的核心技术难题。

（2）聚合层：即关联数据，或 Tim BL 提出的 Graph Of Things。该层的核心任务是将各方提供的知识资源聚合起来，在虚拟社区中共享。语义网团体处理这一问题的基本思路是：选定一个共享的领域本体，将遗留的关系型数据库映射为符合这一本体的 RDF 数据，并以 RDF 数据的形式发布于关联数据之上，可以通过 HTTP 协议或 SPARQL 访问关联数据上提供的 RDF 数据。

（3）服务层：基于关联数据实现"知识即服务"的理念。服务层需要解决的核心任务，包括前文提到的本体设计和构建，知识的共享、管理和发现，以及决策支持等。该层采用基于多代理对话的知识创造和传播模型：通过"智能主体"（即代理）将知识模块与相关的智能行为封装起来，并建立代理之间的对话机制，在代理间对话中实现知识服务。该层包括 4 个子系统：本体共建平台基于万维网环境支持领域专家的协作式本体加工；知识共享平台向网络用户提供知识浏览、知识检索、知识问答等服务；知识发现系统，基于数据挖掘和语义推理等技术，辅助中医药学家获得新颖的知识；决策支持系统旨在对中医临床医师的问题求解提供可操作的知识，包括推荐方案、医学证据和相关病例等。

（4）应用层：在服务层之上，实现各种类型的智能应用。该层基于知识将领域专家、知识分析师和社会大众连接成虚拟组织。在虚拟组织中实现各种应用，包括：用于知识共建与共享的中医百科；用于文化传承的数字博物馆；用于公共卫生决策的临床智能系统，以及面向中药辅助研究的知识发现平台。这些应用最终将整合为面向中医药领域的 3D 虚拟社区。

8.3.3　服务模式

中医药作为一个知识密集型的领域，正是知识服务发挥作用的舞台。中医药知识服务平台是中医药知识服务的具体实现方式。该平台整合中医药理论知识、中医临床知识和中药方剂知识等中医药知识资源，为中医药领域专家和社会各界提供与中医药相关的综合性服务，为中医药领域知识的建模、组织、管理和应用提供了基础设施。下面介绍该平台实现的知识服务模式。

8.3.3.1　百科知识服务

互联网赋予人们在世界范围内协同编辑百科全书的可能性。维基是一种允许任意用户创建和编辑任意页面的网站。在中医药知识服务平台中，通过维基技术构建了中医药百科知识服务系统，它向领域专家提供了相关、可靠的知识遗产与作品，并且提供了录入作品、澄清作品意义、检查和改进作品质量的一系列工具。该系统能够鼓励领域专家参与中医知识共享活动，形成一个围绕中医药文化遗产保护的虚拟社区。

8.3.3.2 知识搜索服务

中医药知识资源具有形式多样、管理分散、概念丰富和模式复杂等特点，为中医药知识检索增加了难度。在中医药知识服务平台中实现了知识搜索服务系统，它采用一系列本体驱动的方法来解决中医药信息检索中面临的问题，满足中医药领域的特定需求。该系统基于本体对文本内容进行语义标注，并建立语义索引，从而提高文本搜索的质量。该系统实现了基于内容的搜索、智能查询、语义图浏览、相关概念推荐、按主题的信息综合等多种搜索功能，支持用户围绕某个主题进行高效而全面的信息检索。

8.3.3.3 知识发现服务

KDD 是从海量数据中获取有效、新颖、有潜在应用价值和最终可理解模式的过程。中医药知识发现服务系统提供了高性能分布式数据挖掘能力，旨在辅助知识分析人员从中医药知识资源中发现新知，从而支持中医药科学研究。该系统的主要功能包括：①获得海量的数据和知识资源；②通过数据挖掘和演绎推理等方法，从已有资源中发现新颖的假设、证据和规则；③展示机器所发现的知识，使知识分析人员可以对其进行辨别、分析和取舍。该系统在中药方剂系统的科学解释、中药疗效与安全性分析、中药化学组分挖掘等案例中取得了良好的应用效果。

8.3.3.4 决策支持服务

为发展循证医学，需要将电子病例、医学证据、医学指南等临床数据整合起来，面向中医药工作者提供决策支持服务。中医决策支持系统是中医药知识服务平台的子系统，旨在支持循证医学在中医药领域的推广和实施。该系统以海量临床数据（如电子病例）和临床知识库作为知识来源，支持专家对知识的浏览和审查，并将医学规则导入规则引擎中辅助医疗决策。决策支持系统基于规则引擎及临床知识库中定义的事实和规则，推理出包含证候、治法和方剂等内容的推荐性诊疗方案，支持中医药工作者进行临床决策。

8.3.4 小　结

我们设计并实现了基于互联网的中医药知识服务平台，该平台整合中医药知识资源，为中医药领域知识的建模、组织、管理和应用提供了基础设施，实现了面向大规模知识工程的百科知识服务、面向知识集成与综合检索的知识搜索服务、面向中医药科学研究与新药发现的知识发现服务、面向中医临床实践的决策支持服务等一系列知识服务，为医学研究、临床实践和新药研发提供了有力支持。

8.4　基于三维虚拟社区的知识服务

三维虚拟世界是一种新型的虚拟社区系统，它为中医药领域知识的获取、保护和共享提供了有效手段，为该领域的学术交流和医患互动提供了理想的平台。在本节中，介绍一个面向中医药领域的三维虚拟世界原型系统，它包括名医古镇、中医名家、名家医馆和中医学堂等核心组件，基于知识集成引擎面向网络用户提供中医药知识服务。

　　三维虚拟世界（three-dimensional virtual world）是一种在线社区，它通过计算机模拟的三维环境来支持网络用户的在线互动。网络用户一般以"虚拟人物（virtual people）"的形式在三维虚拟场景中出现，创造和使用各种物体，并与其他人物开展信息/知识的交流及物品的交换。近年来，随着互联网、三维动画、人工智能等技术的迅猛发展，三维虚拟世界技术日趋成熟。三维虚拟世界具有真实感强、互动性强、内容丰富等特点，因此吸引了众多网络用户的参与，其应用范围也在不断拓展。第二人生（second life）是三维虚拟世界的成功范例，人们可以自由参与其中，进行运动、娱乐、旅游等虚拟活动。三维虚拟世界也能支持医生与患者之间的互动，开创了医学知识服务的新途径。人类从现实世界向虚拟世界"移民"，已成为一个不可扭转的趋势。

　　三维虚拟世界为中医药知识的传承与创新提供了新颖的手段。中医药是世界上最为重要的传统医学体系之一，积累了丰富的知识和文化遗产。这些遗产不仅蕴含在医药学古籍之中，也体现为当代传承者的实践经验和隐性知识。三维虚拟世界可以吸引当代传承者的广泛参与，在交流与互动中不断激活和外化他们的隐性知识，并将其与中医药典籍知识关联起来，为医学文化史及相关的史学研究提供重要资源，促进中医药文化遗产的保护与传承。为此，王超等构建了一个基于知识集成引擎提供中医药知识服务的中医药三维虚拟社区（以下简称 TCM-3DVC）。TCM-3DVC 是一个以传授中医知识，弘扬中医文化为目的的三维虚拟世界原型系统，旨在实现中医药知识的具体化和社会化，吸引中医药相关人士（包括领域专家、科研人员和社会大众）的广泛参与，促进中医药领域的交流、合作和教育等活动，推动中医药信息化的发展（图 8-4）。

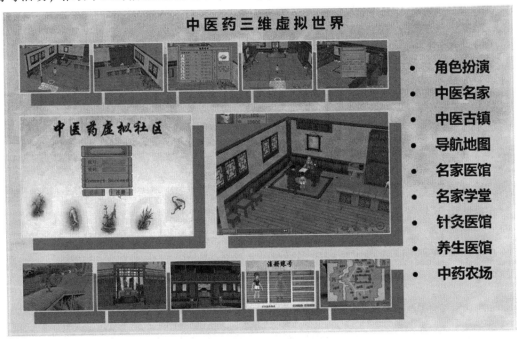

图 8-4　中医药三维虚拟社区

8.4.1 中医药三维虚拟社区

三维虚拟社区给人们带来了全新的感受和体验，用户可以在其中交流和互动，获得知识服务。智慧化是三维虚拟社区建设的重要趋势。虚拟世界与真实世界相比，区别是用几何对象替代了物理对象。虚拟世界的智慧化，取决于几何对象背后的语义描述。智能代理通过分析和分享对象的语义描述，在虚拟世界中提供多样、便捷、有效的智能服务。这些智能服务实现了中医药知识的有效获取和多样化展示（诸如中医辨证及中药处方模拟等），有助于中医药知识体系的系统化，促进中医药科研、教育和普及工作。

为实现这些智能服务，需要构建一个跨越时空的中医药知识网络，其中包含各种虚拟对象的语义描述，并实现知识资源的相互关联。该模型不仅捕捉某时、某地、某人的知识体系，而且跨越时空将各家学说相互关联、融为一体。它能够实现中医药学、传统文化和历史地理学的知识关联与融合，并刻画中医药文化的历史演进。为实现这样一个知识网络，需要对中医药学知识和典籍进行分析，考证中国历史上的医学事件，解析医学事件之间的因果关系，并建立医学事件与其他事件之间的联系。

构建 TCM-3DVC 的过程中使用了一系列信息技术，包括中医药古籍文献的数据预处理、多数据库的语义集成、基于时空坐标的知识表示、逻辑推理及数据挖掘等。TCM-3DVC 的架构分为以下 3 个层次。

（1）数据层：该层实现了中医药领域知识、用户基本资料及平台相关数据的管理与存储。通过知识集成引擎实现了文本、数据库和领域本体的集成，并通过网络服务实现了知识资源的统一访问。

（2）逻辑层：该层实现了中医药业务、平台交互、验证和用户管理等方面的逻辑运算，采用基于规则的推理引擎，实现疾病模型的动态推演功能，模拟中医辨证论治的基本过程。

（3）表现层：该层基于虚拟现实技术实现社区场景的搭建和人物角色的塑造。采用三维建模工具 3DMax 构建人物和场景的三维模型，采用三维模型整合工具 Virtools 实现各个三维模型的拼接，并引入事件触发代码以完善智能化交互，从而为用户提供生动、逼真的交互体验和丰富的中医药知识。

8.4.2　名医古镇

如图 8-5 所示，TCM-3DVC 的核心场景是"名医古镇"，它旨在重现中医实践历史原貌的超现实环境，其中包括名家医馆、中医学堂、中药农场及传统民居等虚拟场所，以及牌坊、道路、河流、植物等事物。名医古镇旨在重现名医所处时代的整体文化生态，包括建筑风格、医馆的室内设计（包括装潢、陈设等）、人物的位置和活动等。用户可以在小镇中自由行走，和其他用户互相交流，并进入各种医学馆所进行活动。名医古镇向网络用户呈现了历代名医的生活状况，为用户提供了一个知识共享和社会互动的开放性空间，增进了用户对知识遗产的理解和掌握。

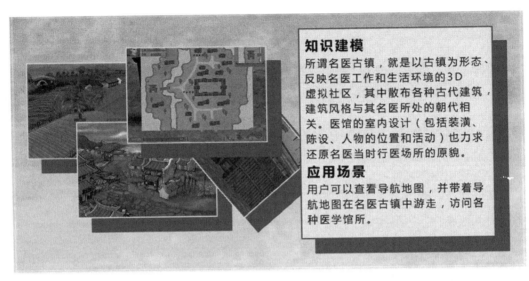

图 8-5　名医古镇案例描述

8.4.3　中医名家

　　古代名医的学术思想和实践方法，是中医医史文献研究的重要课题。如图 8-6 所示，"中医名家"这则案例旨在塑造古代名医（如李时珍、孙思邈、张仲景、华佗等）的虚拟形象，建立关于名医的知识模型，模拟名医的思维逻辑、语言特点及各种动作（如望、闻、问、切四诊，以及看书、开方等动作），使用户通过虚拟互动增进对名医的亲切感，并通过角色扮演等手段挖掘当代传承者关于名医的隐性知识。

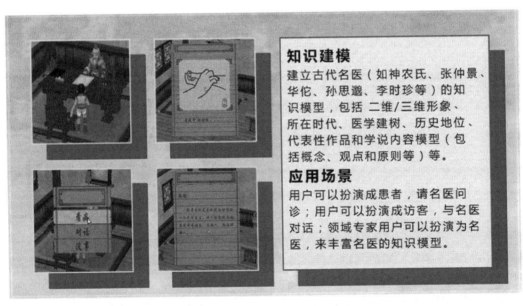

图 8-6　中医名家案例描述

8.4.4 名家医馆

如图 8-7 所示，TCM-3DVC 旨在基于古代名医的著作和相关的传统文化知识，重现古代名医的医馆及其所处的环境。名家医馆是坐落于名医小镇的建筑，为医家开展医学活动，提供了一个交流与互动的场所。例如，可以为"名医扁鹊"设立一个开放式的虚拟医馆，由扁鹊的形象来坐堂问诊。用户可以扮演成患者，请名医问诊：她可以陈述某种疾病的病情，名医根据个人知识与经验做出诊断、开出药方，并讲解病症、药材、体质及用药的机制。用户还可以扮演成访客，与名医对话，并通过问答的形式向名医请教中医药知识。领域专家可以扮演为名医，与患者和访客互动。在用户和名医的互动中，完成诸如物品传递、采药和炮制及名医推荐等任务，同时丰富名医的知识模型。为了创建可以进行对话的名医形象，需要建立古代名医的对话脚本，其内容为该角色创造的中医药知识，语言以文言为主，配合白话解释。

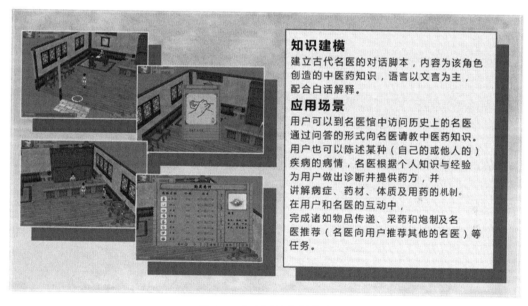

图 8-7　名家医馆案例描述

8.4.5 中医学堂

中医学堂旨在开展用户与历代名医之间的超时空对话，从而加深用户对中医知识的理解。如图 8-8 所示，中医学堂按照领域知识内容分为不同的学部，如药材部、养生部、经脉部、食疗部、针灸部等。各学部的教师形象来自中国古代名医。例如，在神农的学堂里，用户可以获得中药药性、炮制器具、生长环境等中药学知识。中医学堂能在虚拟世界中营造百家争鸣的氛围，帮助我们分析历代名医之间的认知共性和影响关系，理清中医药知识体系的发展脉络。

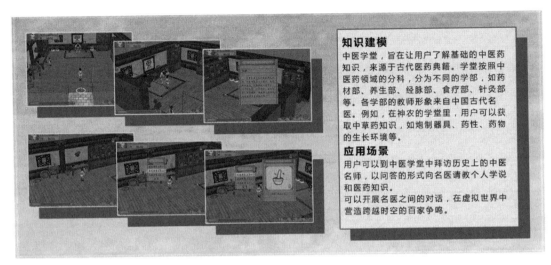

知识建模

中医学堂，旨在让用户了解基础的中医药知识，来源于古代医药典籍。学堂按照中医药领域的分科，分为不同的学部，如药材部、养生部、经脉部、食疗部、针灸部等。各学部的教师形象来自中国古代名医。例如，在神农的学堂里，用户可以获取中草药知识，如炮制器具、药性、药物的生长环境等。

应用场景

用户可以到中医学堂中拜访历史上的中医名师，以问答的形式向名医请教个人学说和医药知识。

可以开展名医之间的对话，在虚拟世界中营造跨越时空的百家争鸣。

图 8-8　中医学堂的案例描述

8.4.6　小　　结

三维虚拟世界是一种全新的社交网络形态，它能使用户在生动活泼的状况下获取和共享知识，具有寓教于乐的效果，因此是提供知识服务的一种有效方式。TCM-3DVC 是以中医药知识为背景，以人为核心，支持人机互动和人际互动的三维虚拟世界。它致力于通过领域专家和爱好者的在线互动，不断激活和外化中医专家及爱好者的隐性知识，丰富中医药知识网络，最终重现古代名医的生态环境，为医学文化史及相关的史学研究提供重要资源，促进医学文化史研究和文化遗产的保护与传承。

8.5　中医药知识服务案例研究

知识服务在中医药领域的应用范围已涵盖中医理论、中医临床、中药研发、中西医结合等诸多方面。知识服务在循证医学、证候研究、养生保健、特色疗法研究、中药研究等方面都得到了成功地运用，具有广阔的应用前景。下面介绍几项中医药知识服务的案例研究。

8.5.1　面向证候研究的知识服务

中医证候学是开展中医药知识工程研究的一个关键领域。证候是疾病某一发展阶段病因、病理、病位、病势的综合表现，辨证是中医学所独特的认识、诊断、治疗疾病的途径和方法。辨证论治是中医学的精髓，正确的辨证分型是中医临床取得疗效的关键。开发面向证候学领域的知识库和知识服务系统，不仅能够实现证候学知识体系的系统梳理和永久保存，而且能为中医临床决策提供信息技术支持。

为探索中医证候领域的知识建模方法和知识服务模式，于彤等初步建立了一个"中医证候知识库",并在此基础上开发了基于万维网的知识服务系统,该系统实现了知识检索、知识浏览、知识问答等功能,能支持中医证候学研究和临床决策等应用。本研究选取"中医脾系证候"作为目标领域,探索中医证候领域的知识建模方法,开展中医证候知识库构建的示范研究,演示中医证候知识库的潜在应用,探索知识服务的新颖模式。本研究依据中医文献、病案及网络上的信息资源,界定"中医脾系证候"的范围,搜集并筛选相关概念,梳理概念的层次结构和语义关系,构建示范性的本体知识库;继而开发了一个面向中医证候学研究的知识服务系统,支持领域专家共享中医证候知识,开展中医证候学研究。下面进行具体介绍。

本研究基于本体技术构建了一个示范性的"中医脾系证候知识库"(以下简称"Spleen")系统。Spleen 的分类体系如图 8-9(a)所示,其根节点是"事物",其下定义了"证候"、"疾病"、"症状"、"方剂"、"中药"等类型。在"证候"类型之下,以"八纲辨证"、"精气血津液辨证"、"脏腑辨证"和"经络辨证"等多种方式对证候概念进行了分类组织。为了精确描述证候的临床表现、治疗方法等知识,该本体还定义了相关的症状、疾病、中药和方剂等概念。

本研究提出了"上下位关系"、"现象表达"、"组成"、"治疗"、"证候调整"、"方剂调整"、"症状加(调整)"等一组语义关系,对 Spleen 中概念之间的关系进行系统性梳理与规范化表达。如图 8-9(b)所示,Spleen 通过这组语义关系将"证候"与其他的语义类型关联起来。中药和方剂主要是用来治疗方剂的,因此在"证候"与"中药"、"方剂"之间建立"被治疗"关系。证候在某种程度上具有"症候群"的含义,它可被视为由一组症状"组成"的。因此,在"证候"与"症状"之间建立"由……组成"关系。"疾病"是"证候"所表达出来的某种现象,它们之间是一种现象和本质的关系。因此,在"证候"与"疾病"之间建立"现象表达"关系。为了记录证候知识的来源,建立"证候"与"文献"之间的"来源于"关系。"来源于"关系也可被用于标注疾病、中药等其他领域实体的出处。Spleen 为概念添加文字属性,来表达概念的相关知识(如方剂的功效、性味、归经,以及疾病的病位、病因、病机、病性等),这丰富了 Spleen 的知识内容。

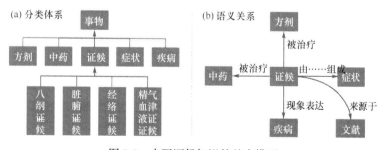

图 8-9 中医证候知识的基本模型

(a)分类体系;(b)语义关系

上述语义类型、语义关系和文字属性,为证候学知识建模提供了一个简单的框架。基于此框架,已录入概念 2710 个,其中证候有 265 个,证候加减 527 个,疾病 86 个,方剂 482 个,中药 385 个,症状 959 个;添加 8926 条文字信息及 10 471 条语义关系(于 2014

年1月24日统计）。

在 Spleen 知识库的基础上开发了一个知识服务系统，以万维网的方式向网络用户提供知识检索与展示、知识浏览与导航及知识问答等服务，下面分别进行介绍。

8.5.1.1 知识检索与展示

该系统实现了基于关键词的知识检索功能。如图 8-10 所示，用户可输入关键词——"肝气犯胃证"，系统将会提供"肝气犯胃证"等概念的基本信息，并推荐与"肝气犯胃证"相关的概念的链接。当用户点击这些概念的链接时，系统将引导到这些概念所对应的知识展示页面。系统以概念为单位对中医证候知识进行展示，它在一张页面中综合呈现某一概念的相关知识，并基于概念语义关系实现知识导航功能。例如，系统会针对"脾胃阴虚证"提供一张知识展示页面，展示"脾胃阴虚证"的中文正名、类型、来源等信息，基于"现象表达"关系导航到该证候相关的疾病，并基于"由……组成"关系导航到该证候相关的症状。

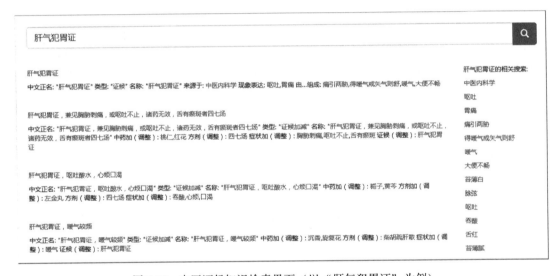

图 8-10　中医证候知识检索界面（以"肝气犯胃证"为例）

8.5.1.2 知识浏览与导航

系统实现了中医领域概念的分类导航界面。该界面提供一个类型列表，展示语义类型的名称及其实例数量；当用户选择某一类型时，系统列出该类型的实例。当用户点击某一概念的链接时，系统会导航到该概念的展示界面。

系统还实现了语义关系的导航界面。该界面列出知识库中的语义关系（如"由…组成"、"来源于"、"上位词"、"下位词"等）以供用户选择。如图 8-11 所示，当用户选择"由…组成"时，系统会分页显示知识库中所有的"由…组成"关系。用户还可以输入关键词对语义关系进行筛选。如当用户输入"香砂六君子汤"时，系统会列出所有包含"香砂六君子汤"的"由…组成"关系，用户即可了解到"香砂六君子汤"是由哪些中药组成的。若用户想了解"哪些药物治疗肝火犯胃证"，可在语义关系列表中选择"治疗"，并在搜索框中输入"肝火犯胃证"，系统则列出与"肝火犯胃证"有"治疗"关系的中药或方剂。

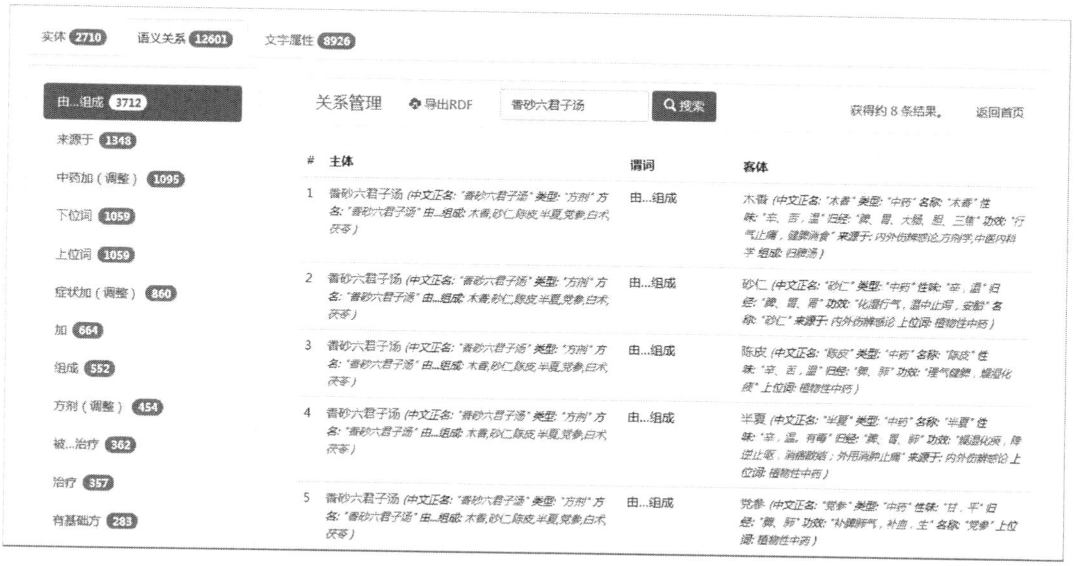

图 8-11 语义关系的导航界面（以"香砂六君子汤"的组成为例）

8.5.1.3 简单的知识问答

问答系统是知识库系统的一般交互方式，也是展示推理能力的一种常用方式。本项目构建了一个中医问答系统的雏形，它提供类似于搜索的界面，但"更加智能"：它不是提供成千上万的搜索结果，而是提供问题的答案和准确的知识。该系统实现了根据症状辨别证候，以及推荐处方等常见的问答形式。如图 8-12 所示，当用户输入证候"脾胃虚寒证"之后，系统会向用户推荐"小建中汤（来源于教材《方剂学》）"、"丁萸理中汤（来源于教材《中医儿科学》）"等方剂。系统还基于简单的间接关系推理来找出推荐方剂。例如，系统可根据"小建中汤加党参白术 治疗 腹痛"和"脾胃虚寒证 现象表达 腹痛"，推测出"小建中汤加党参白术"治疗"脾胃虚寒证"，并将"小建中汤加党参白术"作为推荐方剂提供给用户。用户点击"小建中汤加党参白术"信息右侧的"推理依据"，即可查看系统推荐意见背后的推理依据。目前，中医问答原型系统目前实现了以下 3 种用户场景。

（1）中医辨证场景：用户可输入一组症状（如口干、唇干、干呕、呃逆、面色潮红、皮肤干燥、大便干结等），系统从知识库中找出与这些症状最为匹配的证候（如脾胃阴虚证），并列出相关证候的简要信息。

（2）中医证候信息问答场景：用户输入证候（如"肝气犯胃证"），系统根据知识库向用户推荐合适的方剂。在方剂推荐中，系统可根据知识库处理"肝气犯胃证兼有胃痛"等各种证候加减变化的情况。系统还根据知识库向用户推荐与该证候相关的疾病。

（3）中医疾病信息问答场景：用户可输入疾病名称（如痰饮），系统基于知识库向用户推荐方剂（如苓桂术甘汤），并列出相关证候的简要信息。

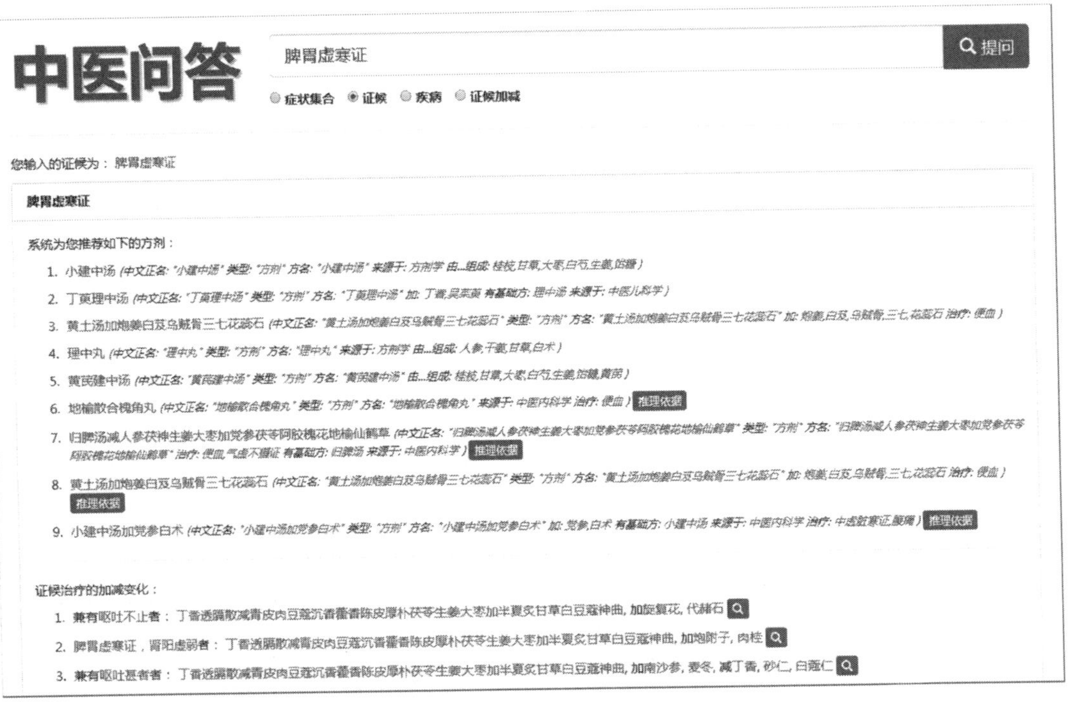

图 8-12 中医证候知识问答界面（以"脾胃虚寒证"为例）

中医证候学的知识体系博大精深，内涵丰富，为中医临床实践提供了重要的指导和依据。对证候进行深入研究，具有十分重要的理论意义和实用价值。基于知识库的知识服务系统，为中医证候学研究提供了新颖的信息技术手段。本研究采用本体技术初步建立了一个"中医证候知识库"，对中医证候的古今概念进行准确描述，并理顺概念之间的语义关系。在该知识库的基础上，开发了基于万维网的知识服务系统，该系统主要实现了如下 3 个方面的功能：①知识检索与展示，支持用户通过检索词检索知识库中关于某个概念的知识；②知识浏览与导航，支持分类导航、语义关系导航及概念之间的关联导航；③知识问答，支持辨证问答、证候信息问答和疾病信息问答，为临床决策提供支持。该系统初步验证了基于中医证候本体实现知识服务系统的可行性，对于在中医证候学领域推广知识服务具有借鉴意义。

8.5.2　面向中医循证的知识服务

近年来，在互联网上已出现了 UpToDate、MD Consult 和 DynaMed 等一系列医学知识服务平台。本节面向广大医师提供综合性的知识服务和现有的最佳证据，推动了循证医学的发展。这些国外的知识服务平台已得到广泛使用，而我国目前类似的知识服务平台尚不成熟，有关中医药循证临床综述数据库和知识服务平台的研发也属空白。于彤等研发了 TC-MKS 这一实验性的中医药知识服务平台，本节阐述了 TCMKS 的体系结构、数据模型、主要功能和技术特点，以期为中医药工作者在该领域中推广使用循证知识服务提供参考。

中医界存在着对循证知识服务平台的迫切需求。近年来，许多学者在中医药领域引入

"循证医学"的思想，以开展中医药临床试验、构建中医临床评价体系、研究中医证候，循证中医药临床研究的发展方兴未艾。在此背景下，中医临床人员也同样需要获得循证的临床信息，以解决临床研究和实践中面临的问题。

中医药领域具有显著的文化特色，循证中医药临床研究也具有独特的发展路径。因此，中医循证知识服务平台与一般的知识服务平台具有不同之处。在中医药领域，优秀的中医典籍占据着权威的地位，是中医临床实践的重要依据来源。如何从中医古籍文献中获取临床相关的最佳证据，是中医循证知识服务平台建设中需要解决的问题。我国中医界经过了 20 多年的数字化建设，初步实现了中医古籍的数字化和中医文献的结构化，积累丰富的中医药科学数据资源，建成了文献库、方剂库、药理库等一大批数据库，为中医循证知识服务平台的建设奠定了数据基础。

鉴于此，我们借鉴 UpToDate、DynaMed 等系统的成功经验，分析循证中医药临床研究的独特需求，结合中医中医药文献和数据的特点，研制了 TCMKS（traditional chinese medicine knowledge services）这一实验性的中医药知识服务平台。

TCMKS 的核心功能就是实现与主题相关的知识资源的整合，并辅助专家撰写主题综述。其中，主题是指"甲型病毒性肝炎"、"乙型病毒性肝炎"等用户关心的医学概念；知识资源包括与主题相关的科技文献及其摘要、博文、新闻、搜索结果等；综述（或称主题综述）是关于某个主题一篇综合性的文章，其格式为 HTML 文件（其中嵌入了相关图片，并含有指向其他知识资源的超链接）。该平台为浏览器/服务器架构的万维网应用程序，以万维网的方式提供服务，允许多个用户同时在线使用。领域专家可以通过注册成为该平台的用户（即会员）。平台用户分为读者、编审人员和超级管理员 3 类。其中，编审人员能对综述进行编辑、审校和发布；超级管理员具有添加、删除用户等超级权限，负责系统的后台管理工作；读者则具有综述和知识资源的检索、浏览、下载等权限。

该系统由"综述管理"、"知识图谱"、"网络服务"这 3 大部分构成。其中，① "综述管理"模块用于实现综述的创建、编审、管理和索引等功能；② "知识图谱"模块用于实现词表、数据库等结构性知识的融合和管理；③ "网络服务"模块用于实现综述和结构性知识的检索和浏览。系统通过抽取、转换、装载工具将词表和数据库中的结构性知识导入知识图谱之中，与综述之间建立知识关联。平台用户通过互联网来获取综述和知识服务，并查阅综述中引用的各种参考文献。

系统提供了一套完整的综述编审和管理工具，支持用户以万维网的方式完成综述的创建、编辑、审校、发布和更新的一整套流程。如图 8-13 所示，用户以"所见即所得"的方式，通过一个万维网编辑器完成综述的编辑和预览任务。其中，一篇综述围绕某个主题（如中医药防治乙型肝炎），从疾病基础、临床证据、中医药古代文献证据、最新治疗与研究进展、患者服务信息及最新动态等方面，为临床医务医务人员和患者提供最权威的信息与知识。综述内容以 HTML 格式直接存储于服务器上，以保证综述格式的规范性及数据安全。该系统提供了远程协作加工能力，支持来自不同单位、不同地点的领域专家同时编辑一篇综述。某位专家对综述内容的更新结果，可以即时显示在同作者的浏览器上，从而保证了协同编辑的流畅性。

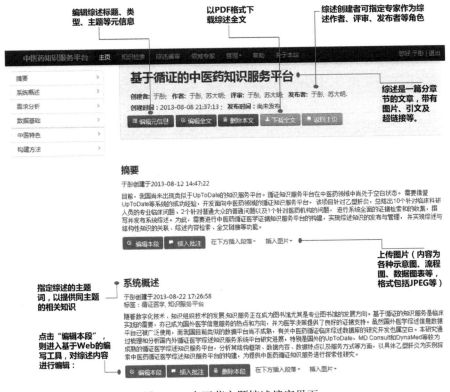

图 8-13　中医药主题综述编审界面

在综述编辑中，可以使用"#"对综述的各项主题进行标注，标注对象包括主题词、重要话题、图表引用、文献引用等。例如，通过"#慢性乙型肝炎#的发病呈世界性分布，是一种进展性疾病，如治疗不当，其产生的肝硬化、肝癌等后遗症危害更大"标注综述的主题词；通过"详见#表 1#"或"详见#图 1#"标注某一图表；"#于彤等 2012a#提出了某某模型……"标注某一参考文献。系统在综述展示的时候，将根据用户添加的主题标注来自动生成相关概念信息、图表和文献资源的超链接。

任何的系统用户都可以创建一篇新的综述。由综述的创建者来确定综述的题目、类别和主题内容，并指定综述的编辑、审校和发布人员。某位系统用户，若被指定为综述的编辑、审校人员，则在系统中具有了对该综述的编辑或审校权限；若被指定为综述的发布人员，则不仅具有编审权限，而且将视综述的完成情况来决定是否对综述进行发布（或取消发布）。在综述发布之后，系统用户即可浏览综述内容，或下载综述全文。综述创建者还有权决定是否删除这篇综述。系统会先将用户删除的综述放入回收站，再由用户进入回收站进行彻底删除，以减少误删事件的发生。

系统在支持用户进行综述编审的同时，也支持用户上传相关的知识资源（如文献、图片等）。系统包括一个知识资源管理模块，提供知识资源的上传、更新、维护、标引和删除等功能。用户可以在综述编辑的过程中，随时检索并插入知识资源的引用，从而简化了参考文献和图表的插入过程。

系统能向注册用户提供综述及相关知识资源的检索服务。用户在检索框中输入检索词后，系统将列出相关综述及其他的知识资源；用户可进一步浏览所关心的综述，并下载综述参考文献的原文。

系统还提供与综述主题相关的知识（这些知识来自中药库、方剂库等数据库）的展示功能。系统通过知识图谱来封装各种结构性知识。通过数据预处理程序预先将词表和关系型数据导成知识图谱。知识图谱可以表达为 RDF 图或一般的图结构。其优点是能够提高系统的通用性和性能，降低编程的复杂性。

系统通过万维网服务等方式，实现了外部系统中知识资源的访问。系统通过万方等文献库的万维网服务接口，获取了与综述主题相关的文献题录信息；系统还与 Wikipedia 等外部知识系统建立了连接，从而丰富了呈献给用户的知识内容。

在国际上，知识服务平台正成为卫生决策所依赖的重要工具。这些平台所使用的主流语言是英语，也出现了某些非英语的版本，但我国自主研发的中文知识服务平台尚不多见。我国中医界尚未出现类似的系统，对其背后的理念、方法和技术亦缺乏足够的了解。我们需要借鉴 UpToDate 等相关系统开发的成功经验，结合中医药领域的特点，开发基于循证的中医药知识服务平台，以填补中医界在这一方面的空白，满足国内外中医学者的信息需求，支持循证中医临床研究的发展。

为此，我们构建了 TCMKS 这一实验性的中医药知识服务平台，在此领域积累了一定的经验和技术。在未来的工作中，将进一步研究对中医临床证据进行分级和评价的方法，从中医古籍中挖掘证据和知识的方法，以及对中医临床证据进行存储和管理的知识库构建方法等；并进一步研究中医专家的用户行为，设计中医证据获取的工作程序，从而提高知识服务的可信性和可用性。同时，将加强相关的宣传和推广工作，推进知识服务平台技术在中医药领域的应用。

8.5.3　面向中医养生的知识服务

健康长寿是人类永恒的追求，百姓对专业化的中医养生知识服务存在着强烈的需求。为此，我们以中医养生作为示范领域，探索中医药知识服务的有效手段和服务模型。我们采用国际主流的互联网技术，搭建了中医养生知识服务平台，将中医养生的文献库和知识库向全社会开放，为中医药工作者和社会大众提供中医养生知识服务。中医养生知识服务平台汇集了关于中医养生原理、中医养生方法、中医体质、疾病等方面的知识，以及相关的中医养生文献和名医经验，实现了知识检索、知识导航、知识浏览、知识推荐、知识地图等多种服务方式，能够向网络用户提供养生文献阅读、养生知识浏览、个性化推荐及名医经验分享等服务。该平台包括知识加工平台、智能算法、中医养生文献、中医养生知识库、知识服务网站及万维网服务接口等组件，下面进行具体介绍。

8.5.3.1　知识检索服务

中医养生知识资源具有概念丰富、形式多样、分布广泛等特点，为知识检索增加了难度。本系统基于中医养生知识库，实现了基于内容的搜索、相关概念推荐、按主题的信息综合、分类导航和关联导航等多种检索功能，支持用户围绕某个主题进行高效而全面的知识检索。如图 8-14 所示，系统支持通过关键词对术语系统和知识库进行检索，查看相关的知识。用户可以浏览中医养生的思想、原则、方法，以及相关体质、疾病等概念的知识。例如，若用户输入"八段锦"（图 8-15），系统会展示"八段锦"的操作方法、禁忌、来源等信息，还会展示"八段锦"所针对的中医体质类型。另外，系统还会推荐"八段锦"的相关概念。

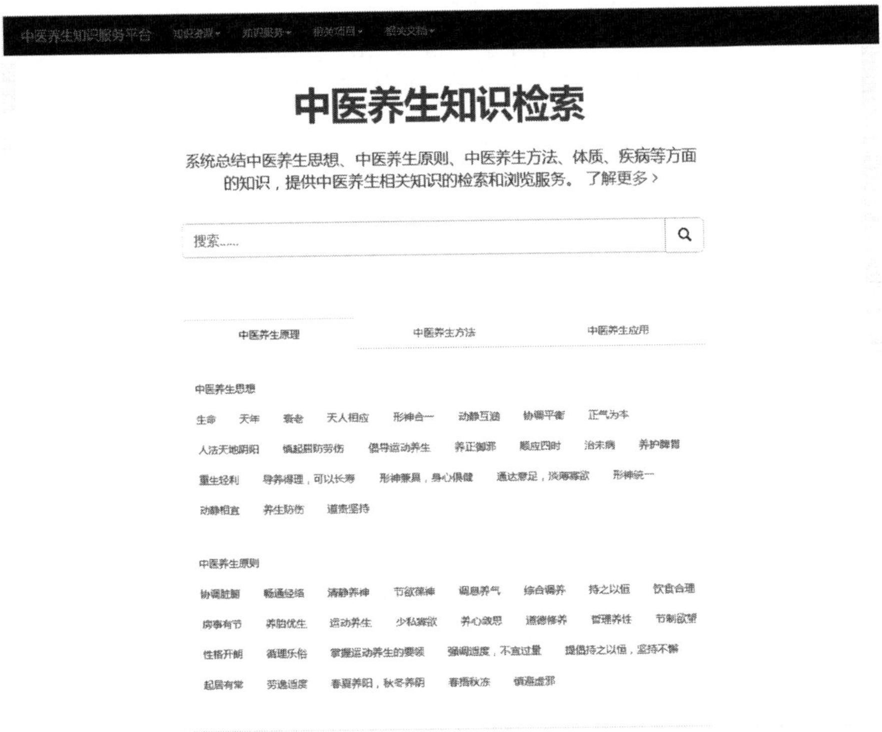

图 8-14　中医养生知识检索界面截图

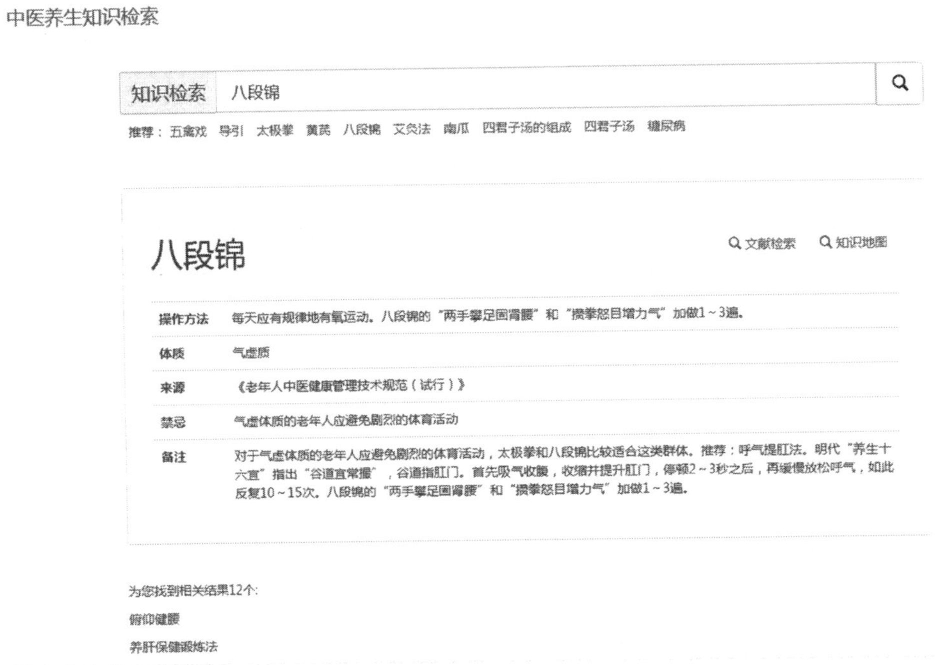

图 8-15　中医养生知识检索界面截图（以"八段锦"为例）

8.5.3.2 知识推荐服务

不同用户对中医养生知识的需求不尽相同，他们往往对与自身体质和健康状况相关的养生知识更感兴趣。因此，系统会根据用户的特点和偏好，向其提供个性化的知识推荐服务，从而更好地满足用户的需要。例如，系统可根据用户的体质类型，向其推荐与该体质类型更为相关的知识；又如，若用户患有某种疾病，则系统也可优先提供该疾病相关知识。当用户访问系统时，系统会根据该用户的模型及系统自身的个性化服务逻辑，来决定针对该用户的知识服务的内容和方式。

8.5.3.3 知识地图服务

知识地图（knowledge map）系统，以交互式、可视化的方式展示中医养生领域中所有概念和知识点之间的语义关系，协助网络用户对中医养生领域的概念和知识体系进行全面、直观的浏览。通过知识地图，可系统梳理中医养生领域概念之间的关联关系，快速、生动、形象地呈现中医养生概念的组织结构和相关性。用户输入某个医学概念（如"糖尿病"），系统则输出以该概念为核心的关系图。例如，如图 8-16 所示的界面中展示了与"糖尿病"相关的养生方法，并介绍糖尿病的诊断要点、疾病治疗等信息。知识地图能增强中医养生知识之间的连通性，支持中医用户在概念层次上浏览领域知识，发现概念之间的潜在联系。

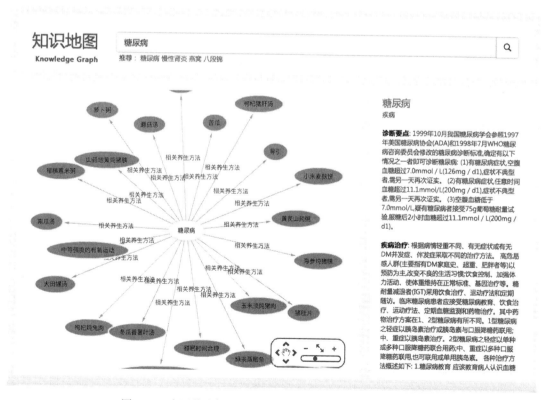

图 8-16 中医养生知识地图界面截图（以"糖尿病"为例）

综上所述，本研究在分析百姓中医养生需求的基础上，引入国际先进的互联网和万维网技术，借鉴相关知识服务平台的成功经验，设计中医养生知识服务模式，据此构建中医养生知识服务平台，实现中医药信息标准的高级检索、分类导航、图形化浏览和内容展示等功能。该平台已部署并投入使用，吸引了中医养生专家的参与和访问，初步形成了基于知识库的中医养生知识管理与服务体系。该平台能够提升中医养生知识访问的便捷性，促进中医养生知识的普及和传播，使中医在人民群众的养生保健中发挥更大的作用。在未来的研究中，拟进一步研发智能查询、关系推理、知识问答、知识发现等高级的智能方法，进一步提升平台的服务能力。

8.5.4 面向中药研发的知识服务

中医药制造是一个系统性的工程，它融合了原料来源、生产控制、质量检测、临床应用等多个步骤流程，是一个多步骤、多参数的前后紧密关联的大规模复杂系统。如果仅仅是每个流程独立工作，那么，我们很难从整体上提高中医药的制药效率，也很难从整体上降低中医药的制药成本。与国外的高效率、自动化生产、智能控制、多功能的制药流程相比，目前的制药生产流程还有局限性，有待利用先进的过程管理技术、复杂系统控制技术、人工智能技术进一步改进和提高，最终提高中医药制药生产的生产效率、降低生产成本、改善质量控制、形成先进的中药生产标准。

可以注意到，在生产控制和质量检测的每个不同的步骤和流程都会有大量的数据产生，而目前这些海量控制和检测数据大部分在产生后不久就被丢弃，没有被充分利用起来，而这些海量数据中隐含了大量的尚未被人们认识到的重要知识信息。与西药相比，中药的生产流程大多是根据经验和实验制订的，更加需要我们利用在生产控制和质量检测中获得的数据，用人工智能、机器学习、大数据处理等先进的信息技术加以挖掘和分析，获得其中的潜在规律，然后将这些规律应用到整个制药生产过程中，让不同的生产步骤和流程可以互相协作，形成中医药大系统生产控制策略。一方面找到中药生产的科学理论依据；另一方面改进和提高中药生产质量、提高中药生产效率、降低生活成本。进而形成先进的中药生产标准。

应该说，随着大数据时代的来临，对数据中隐含知识的挖掘已经成为了一个热点和研究趋势。为了使中药产业能够适应时代变化的需求、使中药产业能够迈进国际化，提升重要生产过程的信息化、模块化、智能化，节约生产成本并提高生产效率，获得最大化的盈利，中药制药过程也必须要自适应地改变以适应这种变化趋势。进而推动我国中医药生产技术的水平，有助于加快中医药产业现代化的发展。

当我们通过知识挖掘技术，找到大量数据背后隐含的信息和规律，我们便可以充分利用这些信息和规律，创建出一个全新的过程质量控制体系，用规律指导生产，达到产品生产过程的技术提升，保证中药药品质量的均一稳定。

图 8-17 所示的便是一个典型的利用知识挖掘信息来实施实时监控与反馈的系统示意图。在流水线生产过程中，当在线监测系统监测到某一项质量指标不符合标准的时候，便发出需要调整工艺参数的信号，而调整的依据则是根据之前挖掘出的质量指标和工艺参数之间的多对多的关系特征，给自动控制系统一个实时的反馈或者警告，指导自动控制系统

提升或者降低某个工艺参数，让自动控制系统智能的调节对应的工艺参数从而使得该质量指标达到标准。从某种意义上来说，这也是实现了真正意义上的生产过程自动化控制和实时在线质量检测。

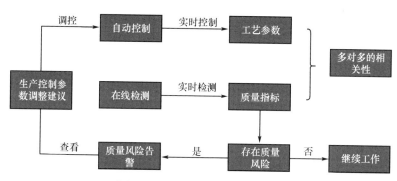

图 8-17　实时监控与反馈示意图

信息管理系统统一管理企业生产的各个环节，包括人员管理、仪器设备管理、厂房设施管理、物料管理、仓库管理、生产管理、质量管理、化验室管理及能耗管理系统；覆盖生产全过程的 9 大系统可以通过万维网访问方式，经统一认证和权限管理，录入、修改、查询、检索各部门和各生产质量控制各个环节的数据。而 PKS 系统从 9 大系统及原有的 ERP、OA，以及自动控制系统（DCS）、质量控制系统（PAT）及生产设施系统（ETS）设备采集数据、文件、实时生产数据等，进行流程控制，对各数据库进行更新、查询、检索、备份等管理操作。

数据挖掘辅助智能决策系统根据挖掘分析业务需求，在信息管理系统管理的数据库中选取和集成相关数据，形成数据挖掘用的数据仓库。系统提供数据抽取、统计引擎、数据挖掘引擎、数据可视化、模式评估、知识库管理、决策支持等模块，挖掘并形成知识存入知识库，并以万维网访问方式，提供统计分析、数据抽取、数据挖掘、生产质量监控反馈等应用服务。

面向中药生产的知识服务系统的整体架构如图 8-18 所示。面向中药生产的知识服务系统，除了基本的重要生产过程控制系统状态查询、生产统计分析外，体现知识服务的主要为数据挖掘与预测反馈。例如，面向生产过程控制的数据挖掘，可以包括单工段过程控制与中间体质量相关分析、多工段质量与过程控制相关性分析及 T 统计量分析和 Q 统计量分析等，其中单工段和多工段相关性分析主要是通过对生产工艺数据和生产质量数据建模分析，研究两者之间的相关性，为后期建模预测与反馈提供支持。T 统计量和 Q 统计量主要是对生产过程风险进行管控，保证产品质量及提高生产稳定性。

知识服务的另一个重要内容则是建模预测与安全预警与智能反馈，即通过统计分析模块得出的一些生产数据信息和数据挖掘模块建立的知识服务体系，通过在生产前输入生产控制参数，预测生产结果，并对生产工艺进行调整，并且在生产过程中及时发现问题，提早预报生产风险等。

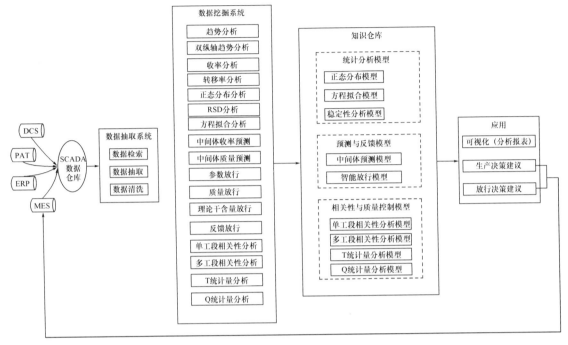

图 8-18　面向中药生产的知识服务系统的整体架构设计

在中药领域发展知识服务，需要解决的核心问题是"信息孤岛"现象。在中医药信息化建设过程中，先后构建起多个专业的数据库系统。由于各个数据库开发的时间、需求不同，以至于在各个单位，每个部门都建立了自己独立、各个专业的主题数据库，这些专题数据库分布式存在，形成了"信息孤岛"。从整体上有效地组织和管理这些数据，消除"信息孤岛"现象，就是数据集成需要解决的问题。如第 7 章所述，于彤等以面向中药领域的数据库作为研究对象，构建规范化数据模型，提出适用中医药数据结构与特点的数据集成方法，设计中药数据库集成框架，以期为中药领域研究学者提供更为广泛、潜在、隐含的信息知识，促进中医药信息事业发展。

这项研究对中药领域的数据库资源进行调研、分析、比较与集成，构建了一个专门面向中药领域的数据库集成框架——Herbnet，该框架整合了中药、方剂、疾病、中药化学成分等方面的知识及相关的文献题录信息，并在各类数据之间建立最大程度的有效关联。在中药数据库集成框架的基础上搭建了知识服务系统，向中医药工作者提供中药知识的综合性检索与展示服务。目前，该系统实现了中药基础信息数据库、中药药理实验数据库、中药化学实验数据库、中国方剂数据库等数据库的集成，面向网络用户提供相关数据库中信息的综合性检索。该系统主要提供以下检索服务。

（1）中药化学成分信息检索：用户输入某个化学成分名称，可以检索到该化学成分的属性信息，如化学名称、品名、中英文名称、化学号、分子式、分子量、植物来源、熔点、旋光度、理化性质、药化作用、临床信息、毒性、不良反应等；也可以关联到包含该化学成分的中药、方剂，该化学成分的药理作用、相关化学实验等。

（2）中药信息检索：用户输入某个中药名称，可以检索到中药的属性信息，如品种、来源、科属、药性、药味、归经、功效、主治、药物配伍、用法用量、用药禁忌、不良反应及治疗、炮制方法等，也可以关联到该中药的化学成分、药理作用、相关化学实验、相关方剂等。

（3）方剂信息检索：用户输入某个方剂名称，可以检索到方剂的名称、药物组成、药理活性等信息，也可以关联到该方剂包含的单味药和化学成分，以及方剂作为实验对象的化学实验信息等。

（4）化学实验方法信息检索：输入某个化学实验方法名称，可检索到相关化学实验的实验对象，如方剂、中药及其化学成分等。

下面结合系统截图介绍系统的功能特点和使用方法。如图 8-19 所示，系统支持网络用户对 Herbnet 的知识网络进行检索和导航。系统共设置"中药"、"方剂"、"疾病"、"中药化学成分"、"化学实验方法"、"药理作用"6 个主要的检索入口。用户从每个检索入口进入之后，都可以进行 Herbnet 中互联信息的展示与查询。系统标明了概念信息的数据库来源和文献来源，使用户明确信息来源的可靠性。

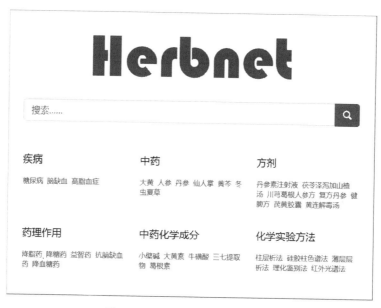

图 8-19　Herbnet 的数据检索主页

系统支持用户对 Herbnet 中的概念实体进行检索。如图 8-20 所示，用户输入检索词后，系统会列出与用户输入的关键词相关的领域实体，点击链接则可进入相关实体的信息页面。系统将多个数据库中关于某个概念的信息进行综合展示，并标出了信息来源。这些信息来自"中药科技基础信息数据库"、"中国中药数据库"、"中药药理实验数据库"、"中药化学实验数据库"、"中国中药药对数据库"、"中国中药化学成分数据库"、"中国方剂数据库"等。系统将概念信息分成"基本信息"、"详细信息"、"相关关系"3 个标签页分别展示：①在"基本信息"页中，简要显示该概念的核心信息；②在"详细信息"页中，对该概念的信息进行全面的展示；③在"相关关系"页中，展示概念之间的相关关系。

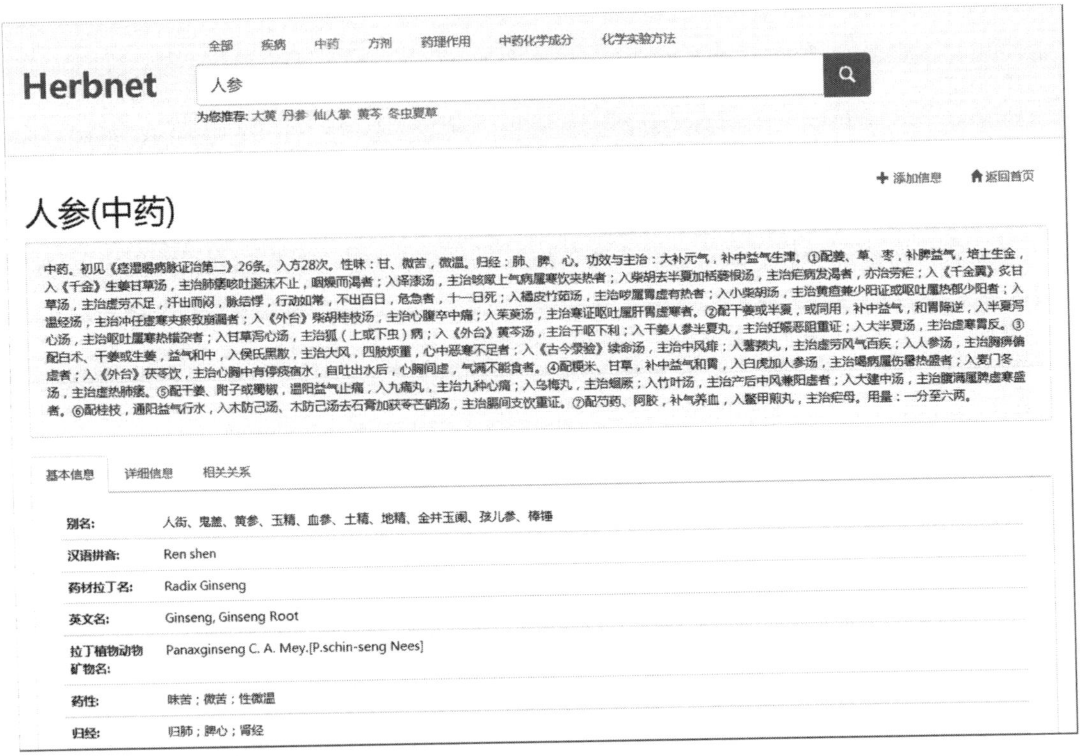

图 8-20　中药知识检索界面（以"人参"为例）

　　系统将各个数据库中的概念相关关系汇集起来进行展示。例如：用户可从中药关联到该中药的化学成分、药理作用；从中药化学成分关联到包含该化学成分的中药、方剂；从方剂关联到所包含的中药等。用户可通过相关概念的超链接，跳转到相关概念的信息展示页面。这项功能将概念信息界面相互关联起来，构成相互连通的知识网络，可支持用户对中药领域的知识体系进行连贯、便捷地浏览。系统在展示概念信息的同时，也列出实体的相关文献。例如，对于某个中药"大黄"，系统会给出对该中药进行实验的相关文献。系统基于文献标注方法，建立了中药领域概念实体与文献及其作者之间的关联，并对所展示的概念实体信息标注文献来源，使用户明确信息来源的可靠性，并能够对相关文献进行进一步的分析。

8.6　小　　结

　　中医药知识服务是中医药信息化建设的核心任务，也是中医药信息学的核心课题。中医药领域与医疗保健、文化、教育、培训、信息服务等现代服务业领域都密切相关。中医药现代化的方向是融入现代服务业的体系之中，成为凸显中华文化特色的服务产业。作为具有中国特色的现代服务业，中医药将成为华人学者在服务计算领域的潜在突破口。我们设计并实现了基于互联网的中医药知识服务平台，建立一个面向中医药知识服务的 3D 虚拟社区，并开展了面向中医临床、中医养生、中药研发等领域的应用研究。该平台为中医药领域专家和社会各界提供与中医药知识资源相关的综合性服务，是服务科学的典型应用案例，也是语义网等新兴技术的用武之地，为中医药知识遗产的传承和利用做出了贡献。

参 考 文 献

陈华钧，姜晓红，吴朝晖．2011. DartGrid：支持中医药信息化的语义网格平台实现［J］．杭州：浙江大学出版社．

陈建龙，王建冬，胡磊，等．2010. 一论知识服务的概念内涵——基于产业实践视角的考察［J］．图书情报知识，（3）：11-16.

高博，崔蒙，杨硕，等．2012. 基于数据的中医药知识服务研究［J］．图书情报工作，56（9）：5-9.

何坤振．2001. 知识服务——新世纪高校图书情报工作的生长点［J］．南通工学院学报，17（4）：87-89.

刘建平．2007. 传统医学证据体的构成及证据分级的建议［J］．中国中西医结合杂志，27（12）：1061-1065.

刘建平．2007. 循证医学与中医疗效评价［J］．中医杂志，48（1）：26-28.

刘毅．2010. 中医古籍数字化与知识挖掘［J］．图书馆工作与研究，（12）：92-94.

柳长华．2004. 基于知识元的中医古籍计算机知识表示方法［C］．医论集粹．133-139.

史楠楠，王思成，韩学杰，等．2011. 证据分级体系的演进及其对中医临床实践指南的启示［J］．北京中医药大学学报，34（2）：87-91，94.

王超．2012. 基于知识集成引擎的中医药知识服务社区［D］．杭州：浙江大学．

王蕊，于彤，符永驰，等．2015. 中医特色疗法知识地图的初步构建与研究［J］．中国数字医学，10（9）：86-88.

吴朝晖，陈华钧．2008. 语义网格：模型、方法与应用［M］．杭州：浙江大学出版社．

杨威，张宇鹏，孙明杰，等．2006. 中医理论是传统医药文化的精髓——关于中医药申报世界非物质文化遗产保护的思考［J］．中国中医基础医学杂志，12（7）：481-482.

于彤，陈华钧，王超．2013. 中医药三维虚拟世界构建研究［J］．中国数字医学，8（10）：73-75.

于彤，崔蒙，高宏杰，等．2016. 中医养生知识管理的现状和发展思路［J］．中国数字医学，11（4）：73-75.

于彤，崔蒙，毛郁欣，等．2016. 基于移动互联网的中医养生知识服务研究［J］．中国数字医学，11（2）：29-30，45.

于彤，李敬华，于琦，等．2016. 中医养生知识服务平台构建研究［C］//栗征．第三届中国中医药民族医药信息大会召开．中医药管理杂志，（16）．

于彤，李敬华，于琦．2014. 中医药知识服务研究概述［C］//樊丹．第一届中国中医药信息大会．中医药管理杂志，（12）．

于彤，刘静，刘丽红，等．2015. 面向中药数据库的语义集成框架［J］．中国数字医学，10（1）：78-80.

于彤，苏大明，尹仁芳，等．2014. 中医药知识服务平台构建研究［J］．中国医学创新，11（15）：120-123.

于彤，杨硕，贾李蓉，等．2014. 面向中医证候学研究的知识服务系统研发［J］．中国医学创新，11（21）：120-123.

于彤，于琦，李敬华，等．2015. 知识服务及其在中医药领域的应用［J］．中国数字医学，10（8）：33-35.

于彤，张竹绿，贾李蓉．2014. 面向循证医学的知识服务平台概述［J］．中国中医药图书情报杂志，38（4）：55-57.

于彤．2011. 知识服务：语义 Web 在中医药领域的应用研究［D］．杭州：浙江大学．

张鸣明，邓可刚，刘鸣，等．2000. Cochrane 图书馆——循证医学的重要资料库［J］．华西医学，15（1）：12-13.

Alper B S. 2003. Practical evidence-based internet resources［J］. Family practice management，10（7）：49-52.

Bishop J. 2009. Enhancing the understanding of genres of web-based communities：the role of the ecological cognition framework［J］. International Journal of Web-Based Communities，5（1），4-17.

Boulos M N，Hetherington L，Wheeler S. 2007. Second life：an overview of the potential of 3-D virtual worlds in medical and health education［J］. Health Info Libr J，24（4）：233-245.

Bruns A. 2008. Blogs，wikipedia，second life，and beyond：from production to produsage［M］. Peter Lang Pub Incorporated.

Castronova E. 2001. Virtual worlds：a first-hand account of market and society on the cyberian frontier［J］. The Gruter Institute Working Papers on Laws，Economics，and Evolutionary Biology.

Cook A D. 2009. A case study of the manifestations and significance of social presence in a multi-user virtual environment［D］. University of Saskatchewan.

Haynes R B. 2001. Of studies，syntheses，synopses，and systems：the "4S" evolution of services for finding current best evidence. ACP J Club，134（2）：A11-3.

Haynes R B. 2006. Of studies，syntheses，synopses，summaries，and systems：the "5S" evolution of information services for evidence-based healthcare decisions. Evid Based Med, 11（6）：162-164.

Hilton A, Beresford D, Gentils T, et al. 1999. Virtual people：capturing human models to populate virtual worlds［C］. in International Conference on Computer Animation, pp. 174-185.

Slawson D C, Shaughnessy A F, Bennett J H. 1994. Becoming a medical information master：feeling good about not knowing everything. J Fam Pract, 38：505-513.